医学免疫学实验指导

主 编 张 涛

副主编 梁立春 商 宇

编 委（按姓名汉语拼音排序）

官 杰（齐齐哈尔医学院）

梁立春（佳木斯大学）

柳朝阳（佳木斯大学）

商 宇（佳木斯大学）

邵长利（佳木斯大学）

王建杰（佳木斯大学）

王 琪（齐齐哈尔医学院）

徐秀芳（佳木斯大学）

闫冬梅（佳木斯大学）

张 贺（齐齐哈尔医学院）

张 涛（佳木斯大学）

北京大学医学出版社

YIXUE MIANYIXUE SHIYAN ZHIDAO

图书在版编目（CIP）数据

医学免疫学实验指导 / 张涛主编. — 北京：北京
大学医学出版社，2023.7
ISBN 978-7-5659-2953-3

Ⅰ.①医⋯　Ⅱ.①张⋯　Ⅲ.①医学–免疫学–实验–
医学院校–教学参考资料　Ⅳ.①R392-33

中国国家版本馆CIP数据核字（2023）第129837号

医学免疫学实验指导

主　　编：张　涛
出版发行：北京大学医学出版社
地　　址：（100191）北京市海淀区学院路 38 号　北京大学医学部院内
电　　话：发行部 010-82802230；图书邮购 010-82802495
网　　址：http：//www.pumpress.com.cn
E-mail：booksale@bjmu.edu.cn
印　　刷：北京溢漾印刷有限公司
经　　销：新华书店
责任编辑：王孟通　　责任校对：靳新强　　责任印制：李　啸
开　　本：787 mm×1092 mm　1/16　印张：16　字数：400 千字
版　　次：2023 年 7 月第 1 版　2023 年 7 月第 1 次印刷
书　　号：ISBN 978-7-5659-2953-3
定　　价：46.00 元

前　言

医学免疫学是生命科学和医学领域中一门重要的基础性、前沿性和支撑性学科，具有完整的理论体系与极具应用价值的技术体系。免疫学实验技术是检验医学、制药工程等专业的基本实验手段，同时还是医学、生物学等诸多学科的重要研究工具。医学免疫学实验技术是本科层次医学类各专业学生必修的实验课程，同时也是医学、生物学等专业硕士研究生的选修课程。在免疫学科学问题不断获得突破与新型免疫学技术不断涌现的形势下，为适应高等医学院校基础医学实验教学改革和创新创业发展的态势，我们与兄弟院校通力合作编写了这本实验指导。

本书主要面向的是本科与研究生层次医学类各专业学生。因此，我们在编写过程中特别强调实验项目的选择与安排要有利于学生对医学免疫学基本原理和基本理论的掌握。我们希望通过理论与实践的结合，能够让学生由浅入深、由虚入实、循序渐进地理解和掌握医学免疫学知识；力图精益求精，对于每一个实验项目，都反复斟酌与考量，力求做到知识的介绍要凝练流畅，技术的讲解要简洁明晰。

本书根据医学免疫学基本知识及其所涉及的实验共分 11 章与 3 个附录，基本涵盖了大部分经典免疫学实验技术，同时也包括一些新型免疫学技术。因此，本书不仅适合医学院校临床医学等专业本科生与研究生作为教材使用，同时也可供相关专业的科研、教学和技术人员作为参考书使用。

本书的出版是所有编者通力合作的结果，在此向所有编者及给予我们指导的专家致以衷心的感谢。由于编者水平有限，经验不足，本书中不当之处在所难免，恳请各位同行专家及使用本书的各位师生提出宝贵意见，使其日臻完善。

佳木斯大学

张　涛

目 录

第一章

免疫组织器官及其相关实验

免疫系统（immune system）的主要功能是对"自己"和"非己"物质的识别及应答。免疫系统由免疫器官、免疫细胞和免疫分子构成，是个体执行免疫功能的物质基础（表 1-1）。

表 1-1　免疫系统的组成与功能

组成			功能
免疫器官	中枢	胸腺	T 细胞分化、发育、成熟的场所
		骨髓	各种血细胞和免疫细胞发生及成熟的场所
	外周	淋巴结	T、B 细胞定居；免疫应答；过滤作用
		脾	T、B 细胞定居；免疫应答；过滤作用；合成某些活性物质
		黏膜相关淋巴组织	参与黏膜局部免疫应答；产生分泌型 IgA
免疫细胞	造血干细胞		产生红细胞及免疫细胞
	淋巴细胞		介导细胞免疫和体液免疫
	抗原提呈细胞		捕获、处理并提呈抗原
	其他免疫细胞		
免疫分子	抗体，补体，细胞因子，MHC 分子，CD 分子等		参与各种免疫反应

第一节　中枢与外周免疫器官

免疫器官（immune organ）按其发生和功能不同，分为中枢免疫器官和外周免疫器官，二者通过血液循环及淋巴循环互相联系。

一、中枢免疫器官

中枢免疫器官（central immune organ）包括骨髓（bone marrow）和胸腺（thymus），是人类和其他哺乳类动物免疫细胞发生、分化、发育和成熟的场所。鸟类的中枢免疫器官除骨髓与胸腺外，还包括腔上囊。

（一）骨髓

1. 骨髓的结构　骨髓含有骨髓基质细胞、多能造血干细胞与丰富的毛细血管网，具有活跃的造血功能。骨髓基质细胞由网状细胞、成纤维细胞、血管内皮细胞、巨噬细胞和脂肪细胞等组成。造血干细胞是具有自我更新和多向分化潜能的造血前体细胞，在骨髓造血诱导微环境中可增殖分化为各种功能不同的血细胞和免疫细胞。

2. 骨髓的功能　骨髓是各类血细胞和免疫细胞发生的场所。多能造血干细胞首先分化为共同髓样前体和共同淋巴样前体。共同髓样前体分化发育为巨核细胞/红细胞前体和粒细胞/巨噬细胞前体，前者可进一步分化为红细胞与血小板，后者可进一步分化为中性粒细胞、嗜酸性粒细胞、嗜碱性粒细胞、单核细胞和肥大细胞。共同淋巴样前体在骨髓中分化为 B 细胞、祖 T 细胞（pro-T cell）、自然杀伤细胞等。

（二）胸腺

1. 胸腺的结构　胸腺被膜伸入实质形成的小梁可将胸腺分为若干小叶。胸腺小叶分为皮质和髓质，在皮质与髓质交界处富含血管。胸腺皮质还可分为浅皮质区与深皮质区。胸腺小叶内含胸腺上皮细胞、树突状细胞、巨噬细胞、成纤维细胞等胸腺基质细胞，以及分布于胸腺基质细胞中的胸腺细胞（T 细胞）。胸腺基质细胞与胸腺细胞外基质共同构成胸腺细胞发育的微环境。

2. 胸腺的功能　胸腺是 T 细胞分化、成熟的场所，有免疫调节功能，参与自身耐受的建立与维持。

二、外周免疫器官

外周免疫器官（peripheral immune organ）是成熟淋巴细胞定居的场所，也是淋巴细胞针对外来抗原刺激启动初次免疫应答的主要部位。外周免疫器官包括淋巴结、脾和黏膜相关淋巴组织。

（一）淋巴结

淋巴结（lymph node）广泛分布于全身非黏膜部位的淋巴通道汇集处。身体浅表部位（如颈部、腋窝、腹股沟）的淋巴结和内脏器官门部附近的淋巴结（如肠系膜淋巴结）是易受病原微生物和其他抗原性异物侵入的部位。

1. 淋巴结的结构　是由结缔组织被膜包裹的实质性器官。淋巴结实质分为皮质区和髓质区。

2. 淋巴结的功能

（1）淋巴结是 T 细胞和 B 细胞定居的场所：T 细胞占 75%，B 细胞占 25%。

（2）淋巴结是免疫应答发生的场所。

（3）参与淋巴细胞再循环：淋巴结中的高内皮细胞小静脉（high endothelial venule，HEV）是血管内 T、B 细胞进入淋巴结的重要途径。

（4）过滤作用：淋巴结是淋巴液的净化器。

（二）脾

脾（spleen）是人体最大的外周免疫器官。

1. 脾的结构　脾也是实质性器官，其主要组成部分为红髓、白髓与位于两者交界处的边缘区（marginal zone）。

2. 脾的功能

（1）脾是 T 细胞和 B 细胞定居的场所：B 细胞占 60%，T 细胞占 40%。

（2）脾是免疫应答发生的场所。

（3）脾可以合成某些生物活性物质。

（三）黏膜相关淋巴组织

黏膜相关淋巴组织（mucosal-associated lymphoid tissue，MALT）是发生黏膜免疫应答的主要场所，在黏膜抗感染免疫防御中具有重要作用。MALT 又称黏膜免疫系统（mucosal immune system，MIS），主要指呼吸道、肠道及泌尿生殖道黏膜固有层和上皮细胞下散在的无被膜淋巴组织，以及某些带有生发中心的器官化的淋巴组织，如扁桃体、小肠的派尔集合淋巴结及阑尾。

（商　宇）

第二节　免疫细胞的分离实验

◆ 实验一　外周血血细胞的分离 ◆

血细胞由红细胞、白细胞、血小板等组成。白细胞包括粒细胞、淋巴细胞、单个核细胞等。血细胞的分离是很多实验的基础步骤。这里主要讨论人外周血白细胞的分离，主要包括中性粒细胞（neutrophil）、嗜酸性粒细胞、淋巴细胞（lymphocyte）、单核细胞（monocyte）的分离。

一、外周血白细胞的分离

【实验目的】

1. 掌握白细胞分离的基本原理及实验方法。

2. 了解白细胞分离的临床意义。

【实验原理】

常用于分离人外周血白细胞的分层液是密度为 1.077 ± 0.001 g/ml 的聚蔗糖（Ficoll）-泛影葡胺（Hypaque）液（又称为淋巴细胞分层液）。聚蔗糖是蔗糖的多聚体，呈中性，平均分子量为 400 000，密度为 1.2 g/ml，未超出正常生理性渗透压，也不穿过生物膜。红细胞、粒细胞比重大，离心后沉于管底；淋巴细胞和单个核细胞的比重小于或等于分层液密度，离心后漂浮于分层液的液面上，也可有少部分细胞悬浮在分层液中。

（一）中性粒细胞的分离

中性粒细胞的功能包括黏附、移动、吞噬杀菌等，是机体天然免疫力的重要组成部分。

1. Ficoll-Hypaque 密度梯度及红细胞裂解法

【实验材料】

（1）3.8% 或 5% 柠檬酸盐溶液。

（2）6% 右旋糖酐。

（3）淋巴细胞分层液（密度为 1.077 ± 0.001 g/ml）。

（4）0.155 mol/L NH_4Cl。

（5）含 0.25% 牛血清白蛋白的 Hanks' 平衡盐溶液（Hanks' balanced salt solution，HBSS）。

【实验方法】

（1）取一支 50 ml 聚乙烯管，无菌采集人外周静脉血，加 4.4 ml 3.8% 或 5% 柠檬酸盐溶液定容至 40 ml。室温下，4500 r/min 离心 20 min。

（2）吸出富含血小板的上清液，12 000 r/min 离心 15 min，制备无血小板血浆（platelet-poor plasma，PPP）。

（3）余下的沉降全血加入 5 ml 6% 右旋糖酐，并用生理盐水（0.9% Nacl 溶液）调节最终体积至 50 ml，轻轻充分混匀。室温沉降 30 min。

（4）吸出富含白细胞的上层液，4500 r/min 离心 6 min。

（5）沉淀的细胞用 8 ml PPP 生理盐水（1:4）重悬，并将悬液移到 15 ml 的离心管中。

（6）在细胞悬液上面加入 3 ml 淋巴细胞分层液，4500 r/min 室温离心 5 min。

（7）吸取富含中性粒细胞和红细胞层，用 0.155 mol/L NH_4Cl 重悬细胞，使红细胞裂解，然后中性粒细胞用含 0.25% 牛血清白蛋白的 HBSS（无钙）洗 2 次，并重悬于该平衡液。

【实验结果】

用此法可获得 95% 以上的中性粒细胞。

2. 不连续的密度梯度血浆——Percoll 离心法

【实验材料】

（1）Percoll（聚乙烯吡咯烷酮包被的硅胶悬液）。

（2）3.8% 或 5% 柠檬酸盐溶液。

（3）6% 右旋糖酐（dextran，用无菌生理盐水配制）。

（4）含糖的 Krebs-Ringer 磷酸葡萄糖缓冲液（Krebs-Ringer's phosphate dextrose，KRPD 缓冲液，pH 7.23）。

【实验方法】

（1）先制备 Percoll 储存液：Percoll 原液（100%）:生理盐水，体积比为 9:1。

（2）取一支 50 ml 聚乙烯管，无菌采集人外周静脉血，加 4.4 ml 3.8% 或 5% 柠檬酸盐溶液定容至 40 ml。上述全血在室温下，4500 r/min 离心 20 min。

（3）吸出富含血小板的上清液，12 000 r/min 离心 15 min，制备无血小板血浆。

（4）余下的沉降全血加入 5 ml 6% 右旋糖酐，并用生理盐水调节最终体积至 50 ml，轻轻充分混匀。室温沉降 30 min。

（5）吸出富含白细胞的上层液，4500 r/min 离心 6 min。

（6）沉淀的细胞用 2～3 ml PPP 重悬。

（7）在一支 15 ml 离心管中依次加入 42% Percoll 液 2 ml、51% Percoll 液 2 ml（均用 PPP 新鲜配制）、2～3 ml 细胞悬液，4500 r/min 离心 10 min。

（8）单个核细胞及部分血小板位于血浆与 42% Percoll 液之间，中性粒细胞位于 42% Percoll 液与 51% Percoll 液之间。血小板可通过 25% Percoll 液离心 5 min 去除，也可在原密度梯度中加入 25% Percoll 液一起离心去除。

（9）中性粒细胞层用 PPP 液洗 1 次，再用含糖的 KRPD 缓冲液（pH7.23）洗 1 次。

【实验结果】

用这种方法可获得 80% 中性粒细胞，纯度在 95% 以上。

3. "无 LPS" 方法

【实验材料】

（1）10% 柠檬酸钠。

（2）6% 右旋糖酐。

（3）0.2% NaCl。

（4）1.6% NaCl。

（5）KRPD 缓冲液。

【实验方法】

（1）无菌采集静脉血，用 10% 柠檬酸钠抗凝。

（2）抗凝血中加入 6% 右旋糖酐，比例为 3:1，室温静置 1 h。

（3）收集白细胞的血浆，4500 r/min，离心 10 min，去上清液。

（4）红细胞用低渗的 0.2% NaCl 裂解 15 s。

（5）立即加入 10 ml 1.6% NaCl（含右旋糖酐 2 mg/ml），离心。

（6）用 KRPD 缓冲液洗 2 次。

【实验结果】

此法得到中性粒细胞数的纯度为 80%～85%。

附：KRPD 缓冲液配制方法。

A 液：NaCl 7.5985 g；KCl 0.3727 g；CaCl$_2$ 0.1054 g，C$_6$H$_{12}$O$_6$·H$_2$O 0.9495 g，加双蒸水 100 ml 溶解。

B 液：NaH$_2$PO$_4$·2H$_2$O 0.2964 g，Na$_2$HPO$_4$·12H$_2$O 2.9011 g，加 100 ml 双蒸水溶解后加入 MgSO$_4$·7H$_2$O 0.3130 g，充分溶解。

将 A、B 液混合，用双蒸水将体积调节至 990 ml 左右，用 1 mol/L NaOH 或 1 mol/L HCl 调节 pH 值至 7.2 ~ 7.4，定容至 1000 ml。

（二）嗜碱性粒细胞的分离（Percoll 密度梯度离心分离法）

正常人血液中，嗜碱性粒细胞是数量最少的一种白细胞（2.8×10^4 个 /ml），所以也是最难分离、提纯的细胞。以下介绍两种方法，分离速度快，并能减少对嗜碱性粒细胞的刺激和组胺的释放。

【实验材料】

1. Percoll 液。

2. HBSS（无 Ca^{2+}、Mg^{2+}）。

3. 4- 羟乙基哌嗪乙磺酸缓冲液（HEPES 缓冲液，0.25 mmol/L）。

4. HCl（1 mol/L）。

5. 瑞特 - 吉姆萨（Wright-Giemsa）染液。

【实验方法】

1. Percoll 混悬液的配制　Percoll 液 90 ml，HBSS 9 ml，HEPES 缓冲液（0.25 mmol/L）1 ml（pH 7.3），HCl（1 mol/L）0.4 ml 调节至 pH 7.4。

2. 制备 Percoll 密度梯度分层液（表 1-2）。

表 1-2　Percoll 密度梯度配制

密度（g/ml）	Percoll 液 /HBSS（ml/ml）
1.070	24：20
1.079	27：15.9
1.088	23：10

上述分层液在临用前配制，同时应小心，不能使各层混合。

3. 加分层液的顺序　底层先加 4 ml 密度为 1.088 g/ml 的 Percoll 液，第二层加 1.079 g/ml Percoll 液 4 ml，最上层加 3 ml 1.070 g/ml 的 Percoll 液，制成 3 个 Percoll 密度梯度管，用于分离嗜碱性粒细胞。

4. 将新鲜的抗凝血（用 0.1 mol/L EDTA pH 7.7 抗凝）按等体积加于 Percoll 密度梯度分层液上，室温下 1200 r/min 离心 25 min。

5. 将每一细胞层分别吸出，各置于 1 支试管内，加无 Ca^{2+}、Mg^{2+} 的 HBSS 在 4 ℃下洗涤 3 次，每次 1200 r/min，离心 10 min，弃去上清液。

6. 将分别得到的各层细胞涂片，固定后用瑞特 - 吉姆萨染液染色。

【实验结果】

在显微镜下检查嗜碱性粒细胞（大多数在中间层，但不同个体嗜碱性粒细胞的密度不同，因此也可能会出现在其他细胞层），嗜碱性粒细胞染成紫红色。

（三）淋巴细胞的分离（Ficoll 密度梯度离心法）

【实验材料】

1. 无菌肝素以生理盐水配制成 125～250 U/ml 的无菌溶液，置于 4 ℃下保存备用。

2. HBSS。

3. Ficoll 分离液。

【实验方法】

1. 肝素抗凝静脉血，用 HBSS 约等体积或 2 倍体积稀释。

2. 用滴管缓慢将稀释的肝素抗凝静脉血加到 Ficoll 分离液上，动作要轻、缓，血液层和 Ficoll 分离液层的界面要清，Ficoll 分离液和稀释后的血的体积比可以达到 1∶4。

3. 2000 r/min，离心 20 min。

4. 离心后吸取中间的白色云雾状狭窄带（注意不要吸到 Ficoll 层），置于另一支试管中。

5. 加入尽可能多的 HBSS 洗涤吸取的细胞，1600 r/min，离心 8 min，洗 2 次。

【实验结果】

细胞计数。

【注意事项】

将细胞以一定的浓度接种到培养板中，加入营养液培养。分离时特别要注意：Ficoll 和 HBSS 以及营养液使用之前要 37 ℃预热；血液层和 Ficoll 分离液层的界面清晰；Ficoll 分离液离心温度为 25 ℃，不能使用离心机上的停止功能。

（四）单个核细胞的分离

【实验材料】

1. 淋巴细胞分离液。

2. RPMI-1640 培养液。

3. 瑞特染液。

【实验方法】

1. 将用等体积生理盐水稀释的抗凝血，加入塑料离心管中的淋巴细胞分离液表面，以 2700 r/min 离心 25 min，收集单个核细胞。

2. 用含有 10% 小牛血清的 RPMI-1640 培养液悬浮细胞，置于 6 cm×6 cm 玻璃培养皿中，在 5% CO_2、37 ℃下孵育 2 h，收集贴壁的单个核细胞。

3. 用含 0.2% 白蛋白的 RPMI-1640 培养液悬浮单个核细胞，瑞特染色计数单个核细胞＞95%，调整细胞密度为 $4×10^6$ 个 /ml。

4. 将细胞悬液加入 24 孔培养板中，在 5% CO_2，37 ℃下培养 24 h，离心，收集上清液，冻存于 –70 ℃冰箱中备用。

【实验结果】

细胞培养前后用台盼蓝染色法测定细胞存活率。

（五）血小板的分离

【实验材料】

1. 2% EDTA 抗凝剂。

2. 含 1 g/L 牛血清白蛋白（bovine serum albumin，BSA）的 HEPES 缓冲液缓冲的 Tyrode 溶液。

3. TEN（Tris-EDTA-NaCl）缓冲液（0.05 mol/L Tris-盐酸，0.15 mol/L NaCl，6 mmol/L EDTA，pH7.4）。

4. 1 mmol/L 苯甲基磺酰氟（phenylmethylsulfonyl fluoride，PMSF），1% 的 TritonX-100。

【实验方法】

1. 取用 2% EDTA（1∶9）抗凝新鲜血，经 600 r/min 离心 10 min，获得富血小板血浆（platelet-rich plasma，PRP）。

2. 经含 1 g/L 牛血清白蛋白的 HEPES 缓冲的 Tyrode 溶液平衡的琼脂糖凝胶（sepharose）凝胶柱分离纯化后得血小板沉淀。

3. 用 TEN 缓冲液洗涤 3 次，最后血小板悬浮于 TEN 缓冲液中，调血小板密度为 1×10^9 个 /ml。

4. 加入终浓度为 1 mmol/L 苯甲基磺酰氟和 1% 的 Triton X-100，置于 4 ℃冰箱过夜。次日 15 000 r/min 离心 15 min，取上清液，即血小板破碎液，分装，–20 ℃保存备用。

【实验结果】

0.2% 台盼蓝染色 3 ~ 5 min，镜下观察细胞培养前后的细胞存活率。

【注意事项】

1. 如果要做细胞培养，切记实验中所用的试剂（分离液、洗涤液等）、器械等都要是无菌的，并注意实验中的无菌操作。

2. 离心转速目前国外的文献报道基本上以离心力（×g）表示，注意离心力和转速（r/min）的换算。

3. 离心温度为室温或 4 ℃。实验操作要尽可能熟练、连贯。

4. 在用 Ficoll 分离外周血单个核细胞（peripheral blood mononuclear cell，PBMC）时，结果通常混有少量的红细胞，这对于一般的实验影响不大。如果实验要求较高，可采取裂解液裂解（有的需要无菌），并注意裂解时间的控制，以免影响单个核细胞的活性。

5. 在用 Percoll 液配制不连续梯度密度血浆时（一般用高渗 NaCl），注意各成分体积的准确性，否则密度与预期不一样，影响分离效果。

6. 用全血离心效果比全血稀释后再离心效果差，一般等体积稀释一倍。

7. 分离液与样本的体积比一般应小于 1∶2（即一般为 1 体积分离液，2 体积样本，不宜超过 2 体积）。

8. 洗涤液的成分：不同文献报道不一，有的使用磷酸盐缓冲液（phosphate buffer

saline，PBS），有的为 HBSS、KRPD 液等，可自己选定。主要区别是离子浓度及成分的不同，有的含有 Mg^{2+}、Ca^{2+}。

二、外周血单个核细胞的分离——Ficoll 密度梯度离心法

【实验目的】

1. 掌握外周血单个核细胞分离的基本原理及实验方法。

2. 了解外周血单个核细胞的临床意义。

【实验原理】

用来分离人外周血单个核细胞的分层液是密度 1.077 ± 0.001 g/L 的淋巴细胞分离液，做密度梯度离心时，各种血液成分按密度梯度重新分布聚集。红细胞、粒细胞密度大，离心后沉于管底；血浆和血小板密度较低，悬浮于分层液的上部；淋巴细胞和单核细胞的密度小于或等于分层液密度，离心后漂浮于分层液的液面上，也可有少部分细胞悬浮在分层液中。吸取分层液液面上层的细胞，就可从外周血中分离到单个核细胞。

【实验材料】

1. 肝素溶液　用生理盐水稀释成浓度为 125 ~ 250 U/ml，置于 4 ℃下保存。

2. 淋巴细胞分离液。

3. HBSS（无 Ca^{2+}、Mg^{2+}）。

4. RPMI-1640 完全培养液。

5. 0.2% 台盼蓝染液，用生理盐水或等渗的 PBS 配制。

【实验方法】

1. 在 15 ml 离心管中加入适量淋巴细胞分离液（每 10 ml 稀释血加 3 ~ 5 ml 分层液）。

2. 取肝素抗凝静脉血与等量 HBSS 或 RPMI-1640 完全培养液充分混匀，用滴管沿管壁缓慢叠加于分离液面上，注意保持清晰的界面。水平离心，2000 r/min，离心 20 min。

3. 离心后管内分为三层，上层为血浆和 HBSS，下层主要为红细胞和粒细胞，中层为淋巴细胞分离液。在上、中层界面处有一以单个核细胞为主的白色云雾层狭窄带（图 1-1），单个核细胞包括淋巴细胞和单核细胞。此外，还含有血小板。

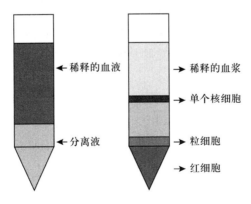

图 1-1　Ficoll 离心法分离单个核细胞

4. 用毛细血管插到云雾层，吸取单个核细胞。置入另一离心管中，加入 5 倍以上体积的 HBSS 或 RPMI-1640 完全培养液，1500 r/min，离心 10 min，洗涤细胞 2 次。

5. 末次离心后，弃上清液，加入含有 10% 小牛血清的 RPMI-1640 培养液，重悬细胞。取一滴细胞悬液与一滴 0.2% 台盼蓝染液混合，加于血细胞计数板上，计数 4 个大方格内的细胞总数。

【实验观察】

细胞活力检测：0.2% 台盼蓝染色 3 ~ 5 min，死细胞可被染成蓝色，活细胞不着色。计数 200 个淋巴细胞，计算活细胞百分率。

$$活细胞百分率（\%）= \frac{活细胞数}{总细胞数} \times 100\%$$

用本法分离外周血单个核细胞，纯度在 90% 以上，收获率可达 80% ~ 90%，活细胞百分率在 95% 以上。

单个核细胞浓度（细胞数 / 毫升细胞悬液）= 血细胞计数板 4 个大方格内细胞总数 $/4 \times 10^4 \times 2$（稀释倍数）。

【注意事项】

1. 抽取人外周静脉血时要注意无菌操作。

2. 操作全程应尽可能在短时间内完成，以免增加死细胞数。

3. 用淋巴细胞分离液分离外周血单个核细胞时，离心机转速的增加和减少要均匀、平稳，使界面保持清晰。

4. 小鼠、兔等动物淋巴细胞密度与人不同，要配制相应密度的 Percoll 液或不同比例的聚蔗糖和泛影葡胺。

【思考题】

1. 中性粒细胞在炎症过程中的作用机制是什么？

2. 分离外周血单个核细胞的临床意义有哪些？

◆ 实验二 外周免疫器官淋巴细胞的分离 ◆

脾和淋巴结均属外周免疫器官，起着滤过血液的作用。外周血淋巴细胞可凭借淋巴细胞再循环途径进入脾和淋巴结；来自骨髓和在胸腺成熟的各类淋巴细胞则经血液注入到这些外周免疫器官的特定区域。可见脾、淋巴结富含各类免疫细胞，尤其是在机体受到抗原刺激时。

胸腺为 T 淋巴细胞发育的中枢器官。大多数哺乳类动物的胸腺位于纵隔前上方。它由上皮细胞、胸腺细胞、巨噬细胞和树突状细胞等组成。其中胸腺细胞是各个分化阶段的 T 细胞，紧密堆积于上皮细胞之间。髓质含成熟的 T 细胞和巨噬细胞。以下介绍脾、淋巴结和胸腺细胞的分离。

【实验目的】

1. 掌握淋巴组织中淋巴细胞的分离方法及基本原理。

2. 了解淋巴组织中淋巴细胞分离的意义。

一、小鼠脾淋巴细胞的分离

【实验材料】

1. 75% 乙醇。

2. HBSS。

3. 不锈钢网（100 目或 200 目）。

4. 胶原酶或胰蛋白酶。

【实验方法】

1. 小鼠颈椎脱位处死，75% 乙醇浸泡 3～5 min，取出小鼠置于无菌纸上，左腹侧朝上。

2. 在小鼠左腹侧中部剪开小口，撕开皮肤，暴露腹壁，可见红色长条状脾。

3. 在脾下侧提起腹膜，剪开后上翻，暴露脾，用镊子提起脾，用眼科剪分离脾下面的结缔组织，取出脾，放入盛有 5 ml HBSS 的培养皿中。

4. 制备脾细胞悬液

（1）梳刮法：可用镊子轻轻梳刮脾，避免将脾弄成碎片，将细胞悬液吸入离心管中，自然沉降 5 min，将细胞悬液移至另一离心管中，弃去较大的组织块，2000 r/min，离心 10 min，沉淀细胞。

（2）不锈钢网研磨法：将脾放置在不锈钢网（100 目或 200 目）上，用注射器针芯轻轻研压脾，收集细胞悬液。

（3）酶消化法：将脾用镊子夹碎，加入 400 U/ml 胶原酶（Ⅲ型），5 ml/ 脾，37 ℃消化 20 min，用尼龙网过滤，得到单细胞悬液。

【实验结果】

显微镜下计数，稀释至所需要的浓度。

【注意事项】

1. 一般选择 6～8 周龄小鼠，根据品系不同，可得 5×10^7～20×10^7 个细胞 / 只小鼠。

2. 手术器械灭菌　除术前高压灭菌外，也可将手术器械泡在 95% 乙醇中，使用前取出器械，在酒精灯上烧灼去除乙醇，即可保证无菌，此法较为简便。

二、小鼠淋巴结细胞悬液的制备

【实验材料】

1. 75% 乙醇。

2. RPMI-1640 不完全培养液。

3. 不锈钢网（100 目或 200 目）。

4. 胶原酶或胰蛋白酶。

【实验方法】

1. 将小鼠颈椎脱位处死后，置75%乙醇中浸泡3~5 min，取出后置右侧卧位，消毒左侧背腹交界处皮肤。

2. 无菌取多处淋巴结置于盛有不含小牛血清的RPMI-1640不完全培养液的平皿中，洗去血迹，剪去脂肪及筋膜组织，于不锈钢网上研压。

3. 收集网下的细胞悬液，注入无菌离心管中，用RPMI-1640不完全培养液洗两次并重新悬浮。

【实验结果】

使用血细胞计数板在显微镜下计数。

【注意事项】

取淋巴结时可在小鼠局部注射佐剂或某种抗原，待其淋巴结肿大后再处死动物摘取，按上述方法洗去血迹、剪去脂肪等组织后制成细胞悬液。为了获取足够数量的细胞，可在淋巴组织细胞研碎后，加入胰蛋白酶或胶原酶等消化，悬浮细胞经洗涤后备做单个核细胞的分离实验。

三、胸腺细胞悬液（胸腺 T 细胞悬液及脱 E 受体胸腺 T 细胞悬液）的制备

【实验材料】

1. HBSS。

2. 阿氏（Alsever）液。

3. 淋巴细胞分离液。

4. 绵羊静脉血5 ml，加入5 ml阿氏液中，冰箱保存。

5. 固定液：取25%戊二醛溶液、3.5%碳酸氢钠溶液及HBSS依次按1:1:38比例混合。

6. 吉姆萨染色液。

【实验方法】

1. 取新鲜胸腺，去脂肪并剪碎，加适量HBSS使其成细胞悬液，经100目筛过滤，1500 r/min离心3~5 min。

2. 弃去上清液，加入少量HBSS混匀，将此溶液加入已具有1/3淋巴细胞分离液的离心管中，2000 r/min离心20 min。

3. 小心吸出中间层的胸腺细胞，放入另一离心管中，加适量HBSS洗涤，摇匀，1500 r/min离心3~5 min，弃去上清液，洗涤一次后，在沉淀物中加入适量HBSS，混匀。

4. 分成两份，一份在45 ℃恒温水浴中保温30 min（每隔5 min振摇一次），1500 r/min离心3~5 min，弃去上清液，再加入适量HBSS，混匀后，置45 ℃恒温水浴保温30 min，取出后1500 r/min离心3~5 min，弃去上清液。用HBSS洗涤3次（操作同前），再用

HBSS 适当稀释并计数，使最终浓度为 1 ml 中含 $3 \times 10^6 \sim 5 \times 10^6$ 个细胞，此为脱 E 受体胸腺 T 细胞悬液。

5. 另一份用 HBSS 洗涤 3 次（操作同前），用 HBSS 适当稀释并计数，使最终浓度为 1 ml 中 $3 \times 10^6 \sim 5 \times 10^6$ 个细胞，为胸腺 T 细胞悬液。

【实验结果】

显微镜下计数。

【注意事项】

从淋巴组织中分离淋巴细胞悬液需要注意从杀死动物到单个细胞悬液置入冰浴内的时间不宜超过 30 min，细胞悬液在冰浴内放置的时间不宜超过 3 h。

【思考题】

1. 脾细胞悬液的实际应用有哪些？

2. 胸腺细胞的提取具有什么意义？

四、淋巴细胞的分离纯化

淋巴细胞是极为复杂的不均一的细胞群体，它包括了许多形态相似而表面标志和功能各不相同的细胞群与亚群，包括 T 细胞、B 细胞、K 细胞、NK 细胞等，而 T 细胞和 B 细胞还可进一步分为若干亚群。从淋巴细胞中选择性分离出均质性的特殊淋巴细胞群及亚群，对深入研究免疫细胞的结构、分化过程、生物学特性与功能，以及研究某些疾病的发病机制及诊断、治疗等具有重要的理论与临床意义。目前国内外大都根据细胞的表面标志、理化性状及功能等的不同，对淋巴细胞进行选择性分离。主要方法有：Percoll 不连续密度梯度离心法、尼龙棉柱法、E 花环形成法、免疫吸附法、免疫磁性微珠法、特异性细胞毒作用负选性分离法、流式细胞仪分选法等。

（一）Percoll 不连续密度梯度离心法分离淋巴细胞

【实验原理】

Percoll 是聚乙烯吡咯烷酮包被的硅胶混悬液的商品名，为一种新型密度梯度离心分离剂。它具有易成等渗、黏度低、无毒性、不引起细胞聚集等优点，已得到广泛应用。Percoll 密度梯度离心法用于动物细胞及其细胞器的分离，纯化包括骨髓细胞、红细胞、白细胞、淋巴细胞、肝细胞等在内的十余种人和动物细胞。Percoll 在悬液中的颗粒大小不一，在一定的离心场中可形成一定的密度梯度，使不同密度的细胞成分分布在不同的 Percoll 密度层内，借此可将不同密度的细胞成分加以分离。可将密度较大的静止淋巴细胞与密度较小的活化淋巴细胞分离开来；也可将静止的 T 细胞或 B 细胞与单核细胞分离开来。人外周血细胞在 Percoll 悬液中的悬浮密度（g/ml）见表 1-3。

表 1-3　人外周血细胞在 Percoll 悬液中的悬浮密度

人外周血细胞	悬浮密度（g/ml）
红细胞	1.090 ~ 1.110
嗜酸性粒细胞	1.090 ~ 1.095
中性粒细胞	1.080 ~ 1.085
T 细胞或 B 细胞	1.062 ~ 1.077
NK 细胞	1.050 ~ 1.070
单核细胞	1.050 ~ 1.066
活化的淋巴细胞	1.043 ~ 1.067
血小板	1.030 ~ 1.060

【实验材料】

1. Percoll 悬液　市售或自配，密度为 1.130 ± 0.005 g/ml。

2. 人 PBMC 悬液或纯淋巴细胞悬液。

3. 离心管、毛细吸管、水平离心机等。

【实验方法】

1. 将 9 份 Percoll 悬液加 1 份 PBS 配制成 100% Percoll 悬液，其密度为 1.129 g/ml。

2. 再用 PBS 将 100% Percoll 悬液稀释成以下不同密度的 Percoll 悬液：57% Percoll 悬液，其密度为 1.073 g/ml；50% Percoll 悬液，其密度为 1.066 g/ml；30% Percoll 悬液，其密度为 1.043 g/ml。

3. 按以下顺序分别将下列溶液逐一加入 10 ml 离心管内：100% Percoll 悬液 1 ml，57% Percoll 悬液 1.5 ml，50% Percoll 悬液 1.5 ml，加 30% Percoll 悬液 1.5 ml，PBMC 悬液或纯淋巴细胞悬液 3 ~ 4 ml。

4. 将离心管置水平离心机内，在室温下，2000 r/min 离心 20 min。离心后管内将出现 4 个细胞层：第一层为活化的淋巴细胞，第二层为单核细胞，第三层为 NK 细胞，第四层为 T 细胞或 B 细胞。

5. 用毛细吸管轻轻吸取各密度梯度层中的细胞，分别盛入不同的离心管中，洗涤。

【实验结果】

显微镜下计数，稀释细胞至所需浓度备用。

【注意事项】

1. 可将 Percoll 悬液以 2.5% 的浓度梯度差逐层叠加于离心管内，如 55%、52.5%、50% 等。

2. 离心后，高密度的细胞将分布在 57% ~ 100% Percoll 悬液层中，而低密度的大细胞则分布在 50% ~ 57% 或 30% ~ 50% Percoll 悬液层中。一般来说，57% 以上 Percoll 悬液层可获得 T 细胞或 B 细胞，而 45% ~ 50% Percoll 悬液层中可获得高浓度的 NK 细胞（即大颗粒淋巴细胞，large granular lymphocyte，LGL），由此可将不同的淋巴细胞群进行选择性分离。

（二）尼龙棉柱分离法分离 T、B 淋巴细胞

【实验原理】

B 细胞易黏附于尼龙棉纤维表面，而 T 细胞则不易黏附，由此可分离 T、B 淋巴细胞。

【实验材料】

1. 尼龙棉柱、半透明的聚乙烯塑料软管。

2. 尼龙棉（聚酰胺纤维）。

3. PBMC 悬液或纯淋巴细胞悬液。

4. 37 ℃恒温箱。

5. 含 20% 小牛血清（neonatal calf serum，NCS）的 RPMI-1640 培养液。

【实验方法】

1. 尼龙棉柱的制备　将长 12 ~ 16 cm，内径 5 ~ 6 mm，壁厚 0.2 mm 的塑料软管的一端用烘热的钳子钳压成 45° ~ 55° 的斜角。称取 50 mg 左右的尼龙棉，用 0.2 mol/L 盐酸浸泡过夜，以大量蒸馏水漂洗，晾干。然后细致撕匀，浸泡在盛有 HBSS 的平皿中，以小镊子将尼龙棉填塞于塑料软管中，并用细竹签均匀地将尼龙棉加到管底。尼龙棉柱高度为 6 cm，一般可有效地滤过 20×10^6 ~ 30×10^6 个细胞。用 HBSS 将塑料软管加满，注意勿产生气泡。制备好的尼龙棉柱可冰冻保存，用时取出融化后，再将塑料软管斜角尖端剪成 1 ~ 2 mm 的小切口，使管中原有的 HBSS 流出，流速为 30 滴 /min 以上，以水滴不成线为宜。反复冲洗，最后一次以预温至 37 ℃，含 20% NCS 的 RPMI-1640 培养液洗柱。

2. 细胞过柱分离　将 0.5 ml 淋巴细胞悬液（细胞浓度为 2×10^6 个 /ml 或更高）加入尼龙棉柱内，平放尼龙棉柱，以细长的滴管伸入柱内近尼龙棉界面，滴加 0.2 ml 预温至 37 ℃的含 20% NCS 的 RPMI-1640 培养液封口，以免尼龙棉干后影响淋巴细胞活性。将尼龙棉柱平置于 37 ℃温箱中孵育 30 min。取出，用预温至 37 ℃的 20% NCS 的 RPMI-1640 培养液 5 ~ 10 ml 洗柱，再用 20 ~ 25 ml 2% NCS 的 RPMI-1640 培养液充分洗去残留的 T 细胞。洗下的悬液经 2000 r/min 离心 10 min 后，计数细胞并调整至所需浓度，此即分离的纯 T 细胞。最后再用 20% NCS 的 RPMI-1640 培养液对尼龙棉柱反复冲洗并从上到下轻轻捏挤，直至挤尽柱内残留的液体，使黏附的 B 细胞洗脱，洗下的悬液经离心后，即可得到纯 B 细胞。此法简便快速，不需特殊仪器，淋巴细胞活性不受影响，T 细胞纯度可达 90% 以上。

（三）E 花环形成分离法分离 T、B 淋巴细胞

【实验原理】

成熟的 T 细胞表面有独特的绵羊红细胞（sheep red blood cell，SRBC）受体，即 E 受体（CD_2），能够与 SRBC 结合形成 E 花环，而 B 细胞则不能。经淋巴细胞分层液密度梯度离心后，即可将两者分开，然后裂解 E 花环中的 SRBC，即可获得纯 T 细胞，

而 B 细胞可直接取自分层液的界面。近年来，用 2- 氨乙基异硫脲溴化物（2-aminoethyl-isothiouronium bromide，AET）或神经氨酸酶（neuraminidase，NM）处理 SRBC 后，可增加 E 花环形成效果与稳定性，从而提高 T 细胞分离效率。

【实验材料】

1. 保存于阿氏液中的 SRBC 悬液。取绵羊血与等量无菌阿氏液混合后，置 4 ℃冰箱备用。一般可保存 2～3 周。

2. 淋巴细胞悬液或 PBMC 悬液，细胞浓度为 1×10^7 个 /ml。

3. 淋巴细胞分离液，密度 1.077 ± 0.001 g/ml。

4. 无菌蒸馏水或 Tris-NH$_4$Cl 缓冲液。

5. AET 粉剂、NM 粉剂。

6. 其他与 PMBC 分离所用材料相同。

【实验方法】

1. AET 处理 SRBC 的 E 花环形成分离法

（1）AET 溶液的配制：称取 0.5 g AET 粉剂溶于 12.5 ml 无菌蒸馏水中，用 4 mol/L NaOH 调至 pH 9.0，用 0.2 μm 滤膜过滤除菌。用前临时配制。

（2）SRBC 悬液制备与洗涤：将保存于阿氏液中的 SRBC 悬液 15～20 ml（每 5 ml SRBC 悬液相当于 1 ml 压积 SRBC）置于 50 ml 离心管中，加等量 HBSS，在 18～20 ℃下，以 2000 r/min 离心 10 min，吸弃上清液（不要倾倒），重复洗涤 2～3 次。洗涤后的 SRBC 在用 AET 处理前可保存 2～3 天，尽可能去除其中的淋巴细胞。

（3）AET-SRBC 的制备：取 2 ml 洗涤后的压积 SRBC 置于 50 ml 离心管中，加入 8 ml AET 溶液（SRBC∶AET 为 1∶4），充分混匀，置 37 ℃水浴 20 min，每 5 min 摇匀一次。1 ml 压积 AET-SRBC 足够与 1×10^9 个淋巴细胞充分结合。

（4）加入 HBSS，在 18～20 ℃下，以 1300 r/min 离心 10 min，弃上清液，重复洗涤 2 次。

（5）洗涤完毕，弃上清，在 2 ml 压积 AET-SRBC 中加入 48 ml 完全 RPMI-1640 培养液，使 SRBC 的终浓度为 2%（V/V），贮于 4 ℃冰箱中，可保存 5～7 天。

（6）将浓度小于或等于 4×10^7 个 / 毫升的 PBMC 悬液置 15 ml 或 50 ml 圆底离心管中，在 18～20 ℃下，以 1300 r/min 离心 10 min，弃上清液，用完全 RPMI-1640 培养液调整细胞浓度至 1×10^7 个 /ml。

（7）每 1×10^7 个外周血单个核细胞（即 1 ml 悬液）中加入 2 ml 灭活的 NCS 和 1 ml 4% 的 AET-SRBC 悬液，三者比例为 1∶2∶1。混匀后，置 37 ℃水浴 10 min，在 4 ℃下，以 800 r/min 离心 5 min，置冰浴 1 h，或室温下以 800 r/min 离心 10 min，置 4 ℃下 2 h，可促使细胞聚集成团，促进 E 花环形成。

（8）将 3～5 ml 淋巴细胞分离液置于 15 ml 锥底离心管中，可分离 10 ml PBMC/NCS/SRBC 混合液，在 4 ℃下以 2000 r/min 离心 35 min，或在 18～20 ℃下以 1300 r/min 离心 25 min。

（9）吸弃离心管中约 3/4 的上层液，吸取界面云雾状的细胞层（主要是 E 花环阴性细胞），置于 15 ml 离心管中，用 HBSS 悬浮细胞后，在 18～20 ℃下以 1300 r/min 离心 10 min，弃上清液，重复洗涤，可获得 B 细胞。

（10）吸弃剩下的分离液，用低渗法裂解 E 花环中的 SRBC，获得 T 细胞。

（11）分别将 T 细胞与 B 细胞悬浮洗涤后，计数细胞并调整至所需浓度。

2. NM 处理 SRBC 的 E 花环形成分离法

（1）先用无菌磷酸盐缓冲液（phosphate buffer saline，PBS）将 NM 配制成浓度为 1 U/ml 的溶液，并分装为 1 ml/ 支，–20 ℃冻存备用。

（2）取保存于阿氏液中的 SRBC 悬液 15～20 ml（5 ml SRBC 悬液相当于 1 ml 压积 SRBC）置于 50 ml 离心管中，加 HBSS，在 18～20 ℃下，以 2000 r/min 离心 10 min，吸弃上清液，重复 2～3 次。洗涤后的 SRBC 在用 NM 处理前可在 HBSS 中保存 2～3 天，尽可能去除其中的淋巴细胞。

（3）NM-SRBC 的制备：将 1 ml 洗涤后的压积 SRBC 置于 50 ml 离心管中，加入 1 ml（1 U/ml）的 NM（SRBC∶NM 为 1∶1），充分混匀，置 37 ℃水浴 1 h，并间歇摇动混匀。

（4）加入 HBSS，在 18～20 ℃下，以 1300 r/min 离心 10 min，弃上清液，重复洗涤 2 次。

（5）洗涤完毕，弃上清液，在 1 ml 压积 NM-SRBC 中加入 49 ml 完全 RPMI-1640 培养液，使 SRBC 的终浓度为 2%（V/V），贮于 4 ℃冰箱中，可保存 5～7 天。

（6）将浓度小于或等于 2×10^7 个 /ml PBMC 悬液置于 15 ml 或 50 ml 圆底离心管中，在 18～20 ℃下，以 1300 r/min 离心 10 min，弃上清液，用完全 RPMI-1640 培养液调整细胞浓度至 1×10^7/ml。

（7）1×10^7 个 PBMC（即 1 ml 悬液）中加入 2 ml 灭活的 NCS 和 2 ml 2% NM-SRBC 悬液，三者比例为 1∶2∶2。混匀后，置 37 ℃水浴 10 min，在 4 ℃下以 800 r/min 离心 5 min，置冰浴 1 h，可促使细胞聚集成团，促进 E 花环形成。

（8）将 3～5 ml 淋巴细胞分离液置于 15 ml 锥底离心管中，可分离 10 ml PBMC/NCS/SRBC 混合液，在 4 ℃下以 2000 r/min 离心 35 min，或在 18～20 ℃下以 1300 r/min 离心 25 min。

（9）吸弃离心管中约 3/4 的上层液，吸取界面云雾状的细胞层（主要是 E 花环阴性细胞），置于 15 ml 离心管中，用 HBSS 悬浮细胞后，在 18～20 ℃下以 1300 r/min 离心 10 min，弃上清液，重复洗涤，可获得 B 细胞。

（10）吸弃剩下的分层液，用低渗法裂解 E 花环中的 SRBC，获得 T 细胞。

【结果观察】

分别将 T 细胞与 B 细胞悬浮洗涤后，计数细胞并调整至所需浓度。

【注意事项】

由于 SRBC 与 E 受体结合可激活某些 T 细胞，导致其功能增强，因此实验研究中，所有的 T 细胞分离方法应保持一致。此外，若实验中需去除单核细胞，应在 E 花环形成实验之前先对单核细胞进行分离。经一次 E 花环形成实验所得到的 E 花环形成细胞中，T 细胞含量大于 95%，B 细胞小于 1%，单核细胞约为 2%；将 E 花环阴性细胞（主要是 B 细胞）分离，得到的 B 细胞含量大于 95%。

（四）T 细胞亚群的分离纯化

不同 T 细胞亚群的表面分化抗原各不相同，在相应的抗体作用下，可通过以下方法对 T 细胞亚群进行正选性分离或负选性分离（阳性分选或阴性分选）。前者用于分离具有某种分化抗原的 T 细胞，后者用于分离缺少相应分化抗原的 T 细胞。

1. 间接免疫吸附分离法

【实验原理】

将 T 细胞与针对某种 T 细胞亚群的特异性表面分化抗原的鼠抗人单克隆抗体一起孵育，再置入预先包被有羊抗鼠 IgG 的平皿中。此时，结合有鼠抗人特异性抗体的 T 细胞亚群将吸附在平皿中，而其他 T 细胞则不被吸附，由此即可将某一 T 细胞亚群从 T 细胞群中分离出来。此方法又称亲和板法或洗淘法。本实验以用抗 CD8 抗体将 T 细胞分为 CD4$^+$ 与 CD8$^+$ 细胞两大类为例。

【实验材料】

（1）羊抗鼠 IgG。

（2）特异性鼠抗人 CD8 单克隆抗体或多克隆抗体。

（3）15 mm × 100 mm 塑料平皿。

（4）已纯化的 T 细胞悬液。

（5）PBS。

（6）Tris- 盐酸缓冲液。

（7）RPMI-1640 完全培养液。

（8）NCS。

【实验方法】

（1）用 pH 9.5、浓度 0.05 mol/L 的 Tris- 盐酸缓冲液将羊抗鼠 IgG 稀释至 10 μg/ml，加 10 ml 至平皿中，室温下孵育 40 min，或 4 ℃下孵育 24 h，轻摇平皿使整个皿底均被抗体包被。此平皿在 4 ℃下可贮存 1 ~ 2 周。

（2）测定抗 CD8 抗体的最适使用浓度，并用 PBS 将抗体稀释至该浓度。

（3）将 2×10^7 ~ 3×10^7 个 T 细胞置于 15 ml 离心管中，在 4 ~ 10 ℃下，以 1300 r/min 离心 10 min，弃上清液后，将抗 CD8 抗体加至 T 细胞中，悬浮细胞置冰浴 30 min。

（4）当 T 细胞悬液置冰浴时，用吸管吸出平皿中未吸附的羊抗鼠 IgG（可再用于包被平皿），用含 5% NCS 的 PBS 5 ~ 7 ml 洗涤平皿，轻轻摇动后吸出（亦可再利用），重复洗涤 3 次。

（5）将含 5% NCS 的 PBS 5 ~ 10 ml 加至 T 细胞悬液中，在 4 ℃下，以 1300 r/min 离心 10 min，弃上清液，洗涤一次。用 3 ml 含 5% NCS 的 PBS 悬浮 T 细胞沉淀物。

（6）将（5）中 T 细胞悬液倒入含 5% NCS 的 PBS 洗涤后的平皿中，立即置 4 ℃孵育 30 min，取出后轻摇 30 s，再在同样条件下孵育 30 min。

（7）用吸管将未吸附的细胞悬液轻轻吸出，用含 1% NCS 的 PBS 轻轻洗涤平皿，洗涤时将吸管尖嘴抵住平皿的边缘并缓慢滴加 PBS，然后吸出，重复 2 ~ 3 次。将吸出的液体留置于另一试管中，以便分离未吸附的 CD4⁺ 细胞。

（8）用倒置显微镜检查平皿，并对未吸附的残留细胞计数，继续洗涤，直至所有未吸附的 CD4⁺ 细胞均被洗出。

（9）加入含 1% NCS 的 PBS 5 ~ 7 ml 至平皿中，用无菌刮匙轻轻刮下吸附的 CD8⁺ 细胞，重复 2 ~ 3 次。或者加入 15 ml 含 10% NCS 的 PBS，用吸管猛烈吹打，将吸附的 CD8⁺ 细胞洗下。

（10）分别将 CD4⁺ 细胞与 CD8⁺ 细胞悬液在 4 ℃下，以 1300 r/min 离心 10 min，用完全 RPMI-1640 培养液悬浮细胞，计数并调整细胞悬液至所需浓度。如果需提高细胞纯度，可再重复步骤（6）至（9）步。

2. 抗体 / 补体介导的特异性细胞毒作用分离法

【实验原理】

将 T 细胞与需要去除的 T 细胞亚群的特殊表面抗原的特异性抗体混合后，在补体参与下，即可将需要去除的 T 细胞亚群裂解，从而分离出不能与特异性抗体结合（缺乏相应的表面抗原）的 T 细胞亚群，这是一种负选性分离法，亦简称为细胞毒法。本实验用抗 CD4 抗体分离 CD8⁺ 细胞为例。

【实验材料】

（1）幼兔补体（无非特异性细胞毒作用）。

（2）淋巴细胞分离液。

（3）完全 RPMI-1640 培养液。

【实验方法】

（1）测定补体介导特异性细胞毒作用的最适浓度：可以同时用不同稀释度的补体进行实验而得出，一般为 20% ~ 50%。

（2）测定抗体的最适浓度可将抗体进行二倍系列稀释，测定在补体存在时杀死靶细胞的抗体最适浓度。

（3）将 1×10^6 ~ 1×10^7 个 T 细胞加至离心管中，在 18 ~ 20 ℃下，以 1300 r/min 离心 10 min，弃上清液。根据第 2 步确定的抗体浓度加入适量抗体，悬浮细胞。实验中应设以下对照：只加抗体而未加补体、只加补体未加抗体两个对照组，可测定抗体或补体的非特异性细胞毒作用。

（4）将上述细胞悬液置冰浴 30 min，4 ℃下 1300 r/min 离心 10 min，弃上清。

（5）根据第 1 步确定的补体浓度加入适量补体，并使细胞悬液浓度为 1×10^7 个 /ml，置 37 ℃水浴 1 h。取出部分细胞悬液检查，以确定细胞毒作用的效果。必要时再加入适量抗体与补体孵育，以提高细胞毒作用效果。

（6）加入 10 ml 完全 RPMI-1640 培养液，在 18～20 ℃下，以 1300 r/min 离心 10 min，弃上清液，重复 2 次。弃上清液。

（7）用完全 RPMI-1640 培养液悬浮细胞，进行细胞计数并计算细胞毒作用百分率。

（8）用淋巴细胞分离液做密度梯度离心，死细胞沉于管底，活细胞（主要是 $CD8^+$ 细胞）位于分离液界面上。由此可分离出 $CD8^+$ 细胞。当然，其中尚残留有少量的 $CD4^+$ 细胞及 $CD8^-$ 细胞。

【注意事项】

（1）采血后，应在 2 小时内进行实验，且需在 4 ℃下分离细胞，以保持细胞活力。

（2）每次制备的 T 细胞单抗和兔新鲜血清效价并不一致，所以每次制备后均需经过预试验确定抗体和补体的稀释倍数。

（3）免疫磁性微珠分离法

【实验原理】

某种细胞可以经过针对其表面抗原的特异性抗体介导与磁性颗粒相连，在外加磁场的作用下，该细胞被吸引而滞留在磁场内，而表面无特异性抗原的细胞则通过某种方式离开磁场，从而使细胞得以分离。以下介绍两种常用的免疫磁性颗粒细胞分离方法：

（1）采用磁性大颗粒（直径大于 1 μm）和较小的磁场强度：所采用的磁性颗粒直径通常在 1～5 μm。该法简单易行，且能在较短的时间内以不变的质量分离出大量的目的细胞，但因细胞与大免疫磁性颗粒的解离很困难，因此在无损伤的条件下，该法很难获得免疫磁性颗粒阳性分选（富集某种细胞群）的单细胞悬液。该法主要用于细胞的负性分选（即去除某种不需要的细胞群）。

（2）采用磁性小颗粒（直径通常小于 1 μm）和较大的磁场强度。磁性微珠（magnetic microbead，MMB）是 20 世纪 80 年代初以高分子材料和金属化合物（如 Fe_3O_4）为原料聚合而成的一种以金属离子为核心、外层均匀地包裹高分子聚合体的固相微粒。在液相中，受外加磁场的吸引作用，MMB 可快速沉降。以 MMB 为载体，包被上针对某种细胞表面抗原的特异性抗体即可制成免疫磁性微珠（immunomagnetic microbead，IMB）。当 IMB 与细胞表面抗原特异性结合后，形成 IMB 靶细胞复合体，再通过外加磁场的作用，IMB 连同相应的靶细胞一起快速、特异、高效地沉降而被去除，留下的悬浮细胞即为所需的单细胞群，从而达到与其他细胞分离的目的。因此，将 MMB 应用于细胞分离而形成的免疫磁性微珠细胞分离法，无需进行离心沉淀，从而使细胞分离过程大为简化并提高了细胞分离效率。此外，与 IMB 结合的细胞经解离处理后亦可重新回收利用。

在上述方法的基础上，20 世纪 90 年代产生了一种利用磁性激活细胞分离器（magnetic activated cell sorter，MACS）分离细胞的新型分离技术。MACS 分离细胞的基本原理是：针对某种细胞表面抗原（如 CD4）的特异性抗体（如抗 CD4 抗体）被交联上一种微小的磁性颗粒（即磁性微珠，平均直径＜1.5 μm）制成免疫磁性微珠（IMB）。当抗

CD4 抗体磁性微珠复合物与某种细胞悬液（如 T 细胞悬液）反应时，在 CD4 阳性细胞表面形成 CD4 抗原抗 CD4 抗体磁性微珠复合物，而 CD8 阳性细胞因其表面缺乏 CD4 抗原而不能与磁性微珠结合。然后将细胞悬液装入一个特制的柱子内（即 MACS 柱，内装铁丝），并置于一个高强度磁场内，用液体洗脱该柱，则与免疫磁性微珠结合的 CD4 阳性细胞因磁场对磁性微珠的吸引作用而滞留在 MACS 柱内，而 CD8 阳性细胞因其表面无磁性微珠而被洗脱下来（负性分选）。然后将 MACS 柱移出磁场，再洗脱该柱，则带有磁性微珠的 CD4 阳性细胞也可被洗脱下来加以利用（正性分选）。MACS 分离细胞时可采用直接法与间接法两种方法。直接法指将磁性微珠直接标记上针对某种细胞表面抗原的特异性抗体（一般为鼠抗人的单抗）；间接法是在磁性微珠上标记羊抗鼠 IgG 的抗体，这样任何鼠抗人或其他动物细胞表面抗原的单克隆抗体或多克隆抗体均可与标记有羊抗鼠 IgG 的磁性微珠结合而用于细胞分离，这将使 MACS 法分离细胞的种类范围扩大。近年来，人们又开发出与生物素结合的单抗亲和素 / 链霉亲和素磁性微珠的实验方法，这种方法旨在利用生物素与亲和素间的高亲和力和生物放大作用来增强磁性微珠与细胞的结合力，从而提高细胞分离效率。为了对细胞分离效果迅速进行分析，可将荧光素（如异硫氰酸荧光素，fluorescein isothiocyanate，FITC）标记在亲和素 / 链霉亲和素表面，使所分离的细胞在流式细胞仪（flow cytometer，FCM）上立即得到测定分析，从而省去了免疫荧光染色的时间。

下面重点介绍生物素结合的单抗（McAb-biotin）- 亲和素（avidin）/ 链霉亲和素（streptavidin）- 生物素结合的磁性微珠（magnetic microbead-biotin）的实验方法。

【实验材料】

（1）生物素标记的抗 CD4 单抗、抗 CD8 单抗。

（2）生物素标记的羊抗鼠 IgGF（ab'）$_2$ 和 FITC 标记的亲和素、生物素标记的磁性微珠。

（3）MACS 染色洗涤液和 MACS 柱洗脱液（含 1% 牛血清白蛋白的 PBS）。

（4）MACS 柱浸湿液（含 10% 牛血清白蛋白的 PBS）。

（5）人 PBMC 悬液或淋巴细胞悬液。

（6）RPMI-1640 培养液等。

【实验方法】

（1）MACS 柱的准备：新 MACS 柱需高压灭菌，60 ℃烘干后备用。使用前（至少 2 h 前）应准备完毕，将 2 ~ 3 个 C 形 MACS 柱内分别用 10 ml 注射器在柱下三通阀门处加入 10 ml MACS 柱浸湿液，使液体达到柱内铁丝基质平面上 2 ~ 3 cm 处，注意去除气泡，关闭柱下三通阀门，室温下静置 30 min。用前再以 30 ml MACS 柱洗脱液洗柱，流速 14 ml/min，待液体降至柱内铁丝基质平面上 2 ~ 3 cm 处，关闭柱下三通阀门待用。

（2）将人 PBMC 悬液或淋巴细胞悬液（每毫升含 2×10^8 个细胞）离心，重新悬浮于 0.15 ml MACS 染色洗涤液中，加入生物素标记的抗 CD4 单抗和抗 CD8 单抗各 25 μl（比例为 0.05 μg/10^6 个细胞），冰浴孵育 25 min。用 MACS 染色洗涤液洗涤 2 次后（1500 r/min，5 min），重新悬浮于 0.15 ml MACS 染色洗涤液中，加入 50 μl 生物素标记的羊抗鼠 IgGF（ab'）$_2$（比例为 0.05 μg/10^6 个细胞），冰浴孵育 25 min。用 MACS 染色洗涤液洗涤 2 次后（1500 r/min，5 min），重新悬浮于 0.15 ml MACS 染色洗涤液中，加入 50 μl FITC 标记的亲和素（比例为 0.08 μg/10^6 个细胞），冰浴孵育 15 min。用 MACS 染色洗涤液洗涤 2 次后（1500 r/min，5 min），重新悬浮于 0.15 ml MACS 染色洗涤液中，加入生物素标记的磁性微珠（比例为 5 μl/10^8 个细胞），冰浴孵育 5 ~ 10 min。再加入 MACS 柱洗脱液 3 ml。

（3）将 MACS 柱放入 MACS 磁铁槽内，用 20 ml MACS 柱洗脱液洗柱，待液体降至柱内铁丝基质平面上 2 ~ 3 cm 处，关闭三通阀门。将细胞悬液置入 MACS 柱内。在柱下放一支 50 ml 的试管，打开阀门，使其流速为 3 ~ 5 ml/min，边流边加 MACS 柱洗脱液，每个柱内至少加 MACS 柱洗脱液 30 ml。试管内的洗脱液中为 CD4⁻、CD8⁻ 细胞，即免疫磁性微珠负性分选细胞。离心洗涤后调整细胞悬液至所需浓度备用。将 MACS 柱移出磁场外，用 MACS 柱洗脱液洗柱（较大流速），则该洗脱液中为 CD4⁺、CD8⁻ 或 CD4⁻、CD8⁺ 细胞，即免疫磁性微珠正性分选细胞。离心洗涤后调整细胞悬液至所需浓度备用。

（4）再用另外 2 个 MACS 柱重复上述过柱过程，以提高细胞分离纯度。

（5）结果评价：分别取上述两种细胞悬液各 0.5 ml，在流式细胞仪（FCM）上进行测定分析，FITC 阴性细胞（免疫磁性微珠负性分选细胞）为 CD4⁻、CD8⁻ 细胞，而 FITC 阳性细胞（免疫磁性微珠正性分选细胞）则为 CD4⁺、CD8⁻ 或 CD4⁻、CD8⁺ 细胞。如免疫磁性微珠负性分选细胞中 FITC 阳性细胞率高于 5% ~ 10%，则需重复进行 MACS 分离过程。MACS 分离细胞具有高纯度（一般为 95% ~ 99%）、高细胞回收率（一般为 90% ~ 95%）、高活细胞率（一般为 99% ~ 100%）等特点，其分离效果可与流式细胞仪的细胞分离效果相媲美，并具有比流式细胞仪分离经济、省时、操作简单、快速等优点。

【注意事项】

（1）MACS 柱用毕后需立即用双蒸水冲洗干净（或用同等柱体积的 PBS 洗涤 20 次），再以 20 个柱体积的无菌双蒸水和 5 个柱体积的 95% 乙醇溶液洗涤，37 ℃下烘干，高压灭菌，储存备用。

（2）有各种不同细胞容量的 MACS 柱，可根据需要选用。

（3）不要将组织块或大细胞团加入柱内，以免造成堵塞进而毁坏 MACS 柱。

（4）洗脱 MACS 柱时，流速越慢则分离细胞的纯度越高。为了获得高纯度的负性分选细胞群或去除某种细胞，可重复过柱 3 次，第一次过柱时流速可快些（6 ml/min），后 2 次过柱时流速可稍慢（3.5 ~ 5 ml/min）。如果仅为了获得正性分选细胞（富集某种细胞），则流速可稍快（流速为 6 ml/min）。

（5）在 MACS 柱上加入液体时不要产生气泡。

（6）在分离洗脱时，柱内液体高度不要低于柱内的铁丝基质平面（即始终让铁丝基质内含有液体），否则细胞分选将完全失败。

（7）如果分选的细胞还需要进行培养，所用一切器材及液体均应无菌。MACS分离过程应在超净工作台内完成操作。

（8）用于细胞功能实验时，最好用免疫磁性微珠负性分选细胞，因为这些细胞未发生抗原抗体反应而基本上处于正常状态；而免疫磁性微珠正性分选细胞，由于发生过抗原抗体结合反应，可能导致细胞活化或凋亡，从而使细胞处于非正常状态，进而影响到细胞的功能状态。因此，用免疫磁性微珠正性分选细胞做功能实验时应十分慎重。

【思考题】

1. T、B淋巴细胞分离的临床诊断意义是什么？

2. T淋巴细胞亚群分离的其他方法有哪些？

（梁立春）

第二章

抗原及其相关实验

第一节　抗原的性质与分子结构基础

一、抗原的概述

抗原（antigen，Ag）是指所有能激活和诱导免疫应答的物质，通常指能被 T、B 细胞表面特异性抗原受体识别及结合，促使其增殖、分化，产生抗体或致敏淋巴细胞，并与之结合，进而发挥适应性免疫应答效应的物质。根据其诱导免疫反应的特性，有些抗原还有特殊的名称，如变应原与耐受原。变应原是指诱导变态反应的抗原。耐受原是指诱导免疫耐受的抗原。

（一）抗原的基本特性

抗原通常具有以下两种基本特性：免疫原性与免疫反应性。

（1）免疫原性（immunogenicity）：是指抗原被 T 细胞受体（T cell receptor，TCR）或 B 细胞受体（B cell receptor，BCR）识别及结合，诱导机体产生适应性免疫应答的能力。

（2）免疫反应性（immunoreactivity）：是指抗原与其所诱导的活化 T、B 细胞及抗体的特异性结合能力，也称为抗原性。

根据免疫原性和抗原性，抗原可以被分为半抗原与完全抗原。

（1）半抗原（hapten）：也称不完全抗原，具备免疫原性，而不具备免疫反应性的物质，多为小分子物质。

（2）完全抗原（complete antigen）：同时具备免疫原性与免疫反应性的物质。

（二）抗原特异性与抗原表位

抗原特异性是指抗原刺激机体产生免疫应答及其与应答产物发生反应所显示的专一性。其基础是抗原表位。

抗原表位（epitope）是抗原分子中决定抗原特异性的特殊化学基团，是抗原与

TCR/BCR 或抗体特异性结合的最小结构与功能单位，又称为抗原决定簇（antigenic determinant）。其通常由 5 ~ 15 个氨基酸残基组成，也可由多糖残基或核苷酸组成。抗原结合价（antigenic valence）是指 1 个抗原分子中能与抗体分子结合的抗原表位的总数。

二、影响抗原免疫原性的因素

1. 异物性　抗原与机体的亲缘关系越远，组织结构差异越大，异物性越强（表2-1）。

表 2-1　异物性与免疫原性

异物性	举例
不同种属之间	各种病原微生物对于人来说是异物
同种异体之间	同种异体移植物
自身成分发生改变	长期服用甲基多巴导致溶血性贫血
自身成分暴露	眼晶状体蛋白因外伤逸出导致过敏性眼炎

2. 抗原分子的理化性质（表 2-2）

表 2-2　抗原分子的理化性质与免疫原性

因素	特点
化学性质	大分子有机物质，如蛋白质、糖蛋白、多糖；肿瘤细胞染色体、DNA 和组蛋白
分子量	一般在 10 kDa 以上，且分子量越大，免疫原性越强
结构的复杂性	结构越复杂，免疫原性越强
分子构象	抗原分子构象表位改变，可失去诱生抗体的能力
易接近性	抗原表位在空间上被 BCR 接近的程度
物理状态	聚合蛋白质强于单体蛋白质；颗粒性抗原强于可溶性抗原

（商　宇）

第二节　凝集反应

细菌或红细胞抗原（颗粒性抗原）与相应抗体在适当条件下发生反应，出现肉眼可见的凝集团块，称为直接凝集反应。若将可溶性抗原制备成颗粒性抗原与其相应的抗体结合产生凝集则为间接凝集反应。根据凝集反应的原理，又发展建立了 Coombs 试验及固相免疫吸附血凝试验等新方法。

◆ 实验一　直接凝集试验 ◆

直接凝集反应中的抗原称为凝集原，抗体称为凝集素。直接凝集技术在操作方法上有玻片法和试管法两种。

一、玻片凝集试验

玻片凝集试验是将已知的抗体直接与未知的颗粒性抗原物质（如细菌、立克次体、钩端螺旋体）混合，在有适当电解质存在的条件下，如两者对应便发生特异性结合而形成肉眼可见的凝集物，即为阳性；如两者不对应便无凝集物出现，即为阴性。此法属定性试验，主要用于检测抗原，如 ABO 血型鉴定、细菌鉴定和分型。

（一）未知菌种鉴定

【实验目的】

掌握玻片凝集试验原理及临床意义；熟悉其操作方法和注意事项。

【实验原理】

将已知的抗体直接与待检细菌混合，在有适当电解质存在的条件下，如两者对应便发生特异性结合而形成肉眼可见的凝集物。

【实验材料】

1. 标本　任一常见细菌的平板或斜面培养物。

2. 试剂　与细菌对应的诊断血清（用于细菌鉴定的诊断血清效价应在 1∶1600 以上，使用时用生理盐水 1∶20 稀释，以免发生前带现象）、生理盐水等。

3. 器材　载玻片、接种环、酒精灯等。

【实验方法】

1. 于洁净载玻片的一端加诊断血清一滴（约 25 μl），另一端加生理盐水一滴（约 25 μl）作对照。

2. 用接种环取待检细菌琼脂斜面培养物或细菌悬液适量，分别与生理盐水和诊断血清研磨混匀。

3. 轻轻转动载玻片，静置 5 min，观察结果。

【实验观察】

生理盐水对照应不发生凝集，为均匀混浊的乳状液。在诊断血清中，如细菌抗原凝集成小块、周围液体澄清为阳性反应，说明抗原抗体相对应；如与对照相同，为阴性。

【注意事项】

1. 每一待检菌均需做生理盐水对照，当细菌发生菌落变异时，可发生自凝。如对照发生凝集，试验结果无效。

2. 在载玻片两端涂布细菌时，注意一定要先在生理盐水中涂，后在诊断血清中涂，以免将血清误带入生理盐水中。

3. 判定结果时，必须防止干燥。混匀面积不要摊开过大。

4. 试验后的细菌仍有传染性，应将载玻片放入消毒缸内。

5. 有些细菌表面常有一层表面抗原，如伤寒沙门菌的表面抗原（Vi 抗原）及志贺菌属的 K 抗原，能阻止菌体抗原与诊断血清的凝集，而导致错误的判定。此时，应将细菌悬液煮沸 1 h，以破坏其表面抗原，然后再做试验。

（二）ABO 血型测定

【实验原理】

人类 ABO 血型抗原有 A 和 B 两种。A 型红细胞膜上有 A 抗原，B 型红细胞膜上有 B 抗原，AB 型有 A 和 B 两种抗原，而 O 型则不含有 A 和 B 抗原。据此，如分别将抗 A 和抗 B 血清与待测红细胞混合，则抗 A 和（或）抗 B 血清与红细胞表面上的相应抗原结合而引起红细胞凝集，根据其凝集状况便可判定受试者的血型（表 2-3）。

表 2-3 血型测定试验结果与判定

血型	诊断血清抗 A	诊断血清抗 B
A	+	−
B	−	+
AB	+	+
O	−	−

注："+"表示凝集，"−"表示无凝集。

【实验材料】

1. 标准抗 A 和抗 B 血清。

2. 生理盐水、小试管、毛细吸管、牙签、凹玻片或载玻片、采血针、乙醇棉球等。

【实验方法】

1. 用乙醇棉球消毒环指指端皮肤或耳垂，待乙醇干后用无菌采血针刺破表皮，用毛细吸管取血 1 ~ 2 滴，放入含 1 ml 生理盐水的小试管中，混匀，即成待测红细胞悬液（浓度约为 5%）。取血后，应立即用无菌干棉球压迫针眼止血。

2. 取凹玻片或载玻片一张，用记号笔分为两格，并注明 A、B 字样。

3. 用吸管吸取抗 A 血清、抗 B 血清各一滴分别滴于凹玻片 A、B 格内。

4. 用另一支吸管取待测红细胞悬液，于 A 格和 B 格内各加一滴。然后分别用牙签将抗血清与红细胞搅拌均匀（也可轻轻晃动玻片以促其充分混匀），以加速其反应。将玻片放置于实验台上静置数分钟后，在白色背景下观察凝集情况。

【实验观察】

若混合液由均匀红色混浊状逐渐变为澄清，并出现大小不等的红色凝集团块者即为红细胞凝集；若混合液仍呈均匀混浊状，则表明红细胞未发生凝集。若肉眼观察不够清楚，可将玻片置于显微镜下，用低倍镜观察。

【注意事项】

1. 实验用凹玻片或载玻片要清洁，注明 A 和 B 字样。

2. 所用抗 A、抗 B 血清必须在有效期内（注意试剂包装说明的有效期限）使用。

3. 待测红细胞悬液不宜过稀或过浓。

4. 要及时观察结果，以防时间过长使标本干涸而影响结果观察和判定。

【思考题】

1. 简述玻片凝集的实验原理及临床意义。

2. 玻片法检测菌种和血型需要注意哪些事项？

二、试管凝集试验——肥达反应

【实验目的】

掌握肥达反应的原理、方法以及结果分析。理解肥达反应在伤寒和副伤寒沙门菌感染检测中的应用。

【实验原理】

1. 伤寒沙门菌的抗原　伤寒沙门菌有 3 种抗原，分别为菌体抗原（O 抗原）、鞭毛抗原（H 抗原）、表面抗原（Vi 抗原）。其中以 O 抗原及 H 抗原的抗原性较强，而 Vi 抗原的抗原性不强，相应抗体效价低且为时短暂，随细菌的消除而消失，因此不被列为肥达试验的检测项目。

2. 试管凝集试验　当抗原遇到特异性抗体（抗 O 及抗 H）时，便会发生凝集反应，通过凝集物量的多少来推算患者体内抗体的多少，可以协助伤寒沙门菌感染的诊断、治疗及判断预后。用已知的伤寒沙门菌 O 抗原和 H 抗原，以及引起副伤寒的甲型副伤寒沙门菌、乙型副伤寒沙门菌 H 抗原的诊断菌液与受检血清做试管凝集试验，可以测定受检血清中有无相应抗体及其效价。

【实验材料】

1. 试剂　生理盐水、患者血清、伤寒沙门菌 H 菌液、伤寒沙门菌 O 菌液、甲型副伤寒沙门菌 H 菌液、乙型副伤寒沙门菌 H 菌液。

2. 器材　水浴锅、冰箱、小试管 32 支、试管架、记号笔、移液枪。

【实验方法】

1. 编号　取清洁小试管 32 支，分成 4 排，每排 8 支，依次编号。

2. 加生理盐水　用移液枪向 32 支小试管各注入 0.5 ml 生理盐水。

3. 连续倍比稀释患者血清　第 1 管内加入 1:10 稀释的患者血清 0.5 ml，用 1 ml 吸管吹吸 3 次，混匀，吸出 0.5 ml 注入第 2 管作倍比稀释（即 1:20），依次稀释至第 7 管，弃去 0.5 ml，第 8 管为对照。操作方法见表 2-4，这种稀释方法称为连续倍比稀释法，是免疫学实验中最常用的一种稀释法。第 2 排、第 3 排、第 4 排以相同步骤加入患者血清。

表 2-4　连续倍比稀释法操作流程

材料	管号							
	1	2	3	4	5	6	7	8
生理盐水（ml）	0.5	0.5	0.5	0.5	0.5	0.5	0.5	0.5
1∶10 血清（ml）	0.5	0.5	0.5	0.5	0.5	0.5	0.5	弃去 0.5
血清最终稀释度	1∶20	1∶40	1∶80	1∶160	1∶320	1∶640	1∶1280	对照

4. 加入抗原　第 1 排各管注入伤寒沙门菌 H 菌液 0.5 ml；第 2 排各管注入伤寒沙门菌 O 菌液 0.5 ml；第 3 排各管加入甲型副伤寒沙门菌 H 菌液 0.5 ml；第 4 排各管加入乙型副伤寒沙门菌 H 菌液 0.5 ml。

5. 温育　置于 56 ℃水浴箱 1～2 h。

6. 凝集　放冰箱过夜或放 37 ℃水浴箱 18 h 后观察结果。

【实验结果】

1. 凝集现象分析　先观察对照管，正确结果应无凝集现象，再观察各试验管的凝集现象，凝集程度以"+"多少表示。

（+++）最强，上液澄清，细菌全部凝集沉淀于管底。

（++）强，上液轻度混浊，细菌大部分凝集沉淀于管底。

（+）弱，上液混浊，细菌少部分凝集。

（-）不凝，液体呈乳状，与对照管相同。

2. 效价与结果判定　以能出现"++"凝集现象的血清最高稀释度为该血清的凝集效价。肥达反应是诊断伤寒、副伤寒的辅助方法，其结果的解释必须结合临床表现、病程、病史等情况。个体患伤寒、副伤寒后，一般于发病后 1～2 周内血液中出现特异性抗体并且随着病程延长而效价渐升，此时检测即可为阳性，第 4 周可达峰值，以后又逐渐降低。

一般以"O"凝集效价在 1/80 或以上和"H"在 1/160 或以上为阳性。O 抗体主要是 IgM，出现较早；H 抗体主要是 IgG，出现较晚。根据此特点，肥达试验结果有如下诊断价值：

（1）二者均超过正常值，患伤寒的可能性大。

（2）二者均在正常值内，患伤寒的可能性小。

（3）H 抗体效价超过正常值，O 抗体效价正常，可能是接种了伤寒菌苗或者是接种的免疫记忆反应。

（4）O 抗体效价超过正常值，H 抗体效价正常，可能是伤寒早期或者其他沙门菌感染。一般间隔 1～2 周复查，若抗体效价比前次结果增高 2～4 倍，则具有诊断价值。

【注意事项】

在分析结果时，应注意以下两点：

1. 非肠热症患者　由于此类患者曾接种过伤寒、副伤寒疫苗或以往在伤寒流行区有过隐性感染或患过伤寒、副伤寒，以及免疫记忆反应等原因，也可呈现阳性结果。不过，由这些原因所引起的阳性反应主要是 H 抗体效价升高，O 抗体效价一般不高，同时，每隔 5～7 天复查一次，其抗体效价一般不会随病程而升高。

2. 少数肠热症患者，由于发病初期曾使用大量抗生素，或机体有免疫缺陷病，或机体反应性极弱等原因，抗体效价可以很低，甚至为阴性结果。因此，不能只根据肥达试验的结果去作简单肯定或否定的结论，必须结合当地流行情况、既往接触史，以及临床症状和体征，做出正确的判断。

【思考题】

1. 简述试管凝集试验的原理及临床应用。

2. 试管凝集试验有哪些注意事项？

3. 伤寒患者出现肥达反应阴性的原因可能是什么？

◆ 实验二　间接凝集试验 ◆

将可溶性抗原吸附于一种与免疫无关、大小均匀的载体颗粒表面，再与相应抗体在适宜条件下相互作用，可由于抗原抗体反应而使颗粒被动凝集，出现肉眼可见的凝集现象，这种方法称为间接凝集试验。如将抗体吸附于颗粒表面用以检测抗原，则称为反向间接凝集试验，试验方法和原理与前者相同。实验室常用的载体有红细胞、胶乳颗粒、活性炭、葡萄球菌 A 蛋白（staphylococcal protein A，SPA）等。

一、间接凝集试验

（一）类风湿因子测定

人体类风湿因子（rheumatoid factor，RF）是抗人或动物 IgG Fc 段的抗体，是以变性 IgG 为靶抗原的自身抗体。IgM 型 RF 被认为是 RF 的主要类型，也是临床免疫检验中常规方法所要测定的类型。

【实验原理】

IgG 吸附于聚苯乙烯胶乳颗粒上作为检测试剂，在反应介质中，待检血清中如含有 RF，可与胶乳颗粒出现凝集反应。

【实验材料】

1. 人 IgG 致敏胶乳试剂　类风湿因子检测试剂，有商品出售。

2. 类风湿因子阳性和阴性血清　类风湿因子检测商品试剂有配套的阳性和阴性对照，也可从临床筛选获得。

3. 生理盐水、黑色方格反应板、牙签、吸管等。

【实验方法】

1. 将待检血清、RF 阳性血清、阴性血清分别用生理盐水稀释 20 倍（类风湿因子检测商品试剂配套的阳性和阴性对照不必稀释），备用。

2. 在黑色方格反应板上取 3 格，用吸管分别加稀释的待检血清，RF 阳性血清、阴性血清各 1 滴，然后每格加入人 IgG 致敏胶乳试剂 1 滴，充分混匀。

【实验观察】

在反应板上充分混匀后，连续摇动 2～3 min 后与对照比较，观察结果。胶乳颗粒出现均匀凝集者为阳性反应，无凝集者为阴性。

【注意事项】

1. 试剂应保存在 4 ℃下，切勿冻存，使用前应使试剂接近室温并摇匀。

2. 日光灯的光线不利于结果观察，观察时应排除非特异性凝集的可能性。

（二）抗链球菌溶血素"O"抗体的测定

链球菌溶血素"O"（streptolysin O，SLO）主要是 A 族乙型溶血链球菌所产生的一种代谢产物。人体在感染该型链球菌后，血清中可出现大量抗链球菌溶血素"O"（antistreptolysin O，ASO）抗体。测定此抗体效价，可作为风湿热、急性肾小球肾炎等与链球菌感染有关疾病的辅助诊断。测定抗链球菌溶血素"O"抗体的试验简称抗"O"试验。

【实验原理】

当待检血清中有高滴度的 ASO 抗体时，用适量 SLO 中和掉正常水平后仍有多余 ASO 抗体存在，这些多余的抗体与交联链球菌有溶血素"O"的胶乳试剂（ASO 胶乳试剂）反应时，可以出现明显的凝集颗粒。

【实验材料】

待检血清标本，链球菌溶血素"O"溶液，ASO 胶乳试剂，RF 阳性血清、阴性血清，黑色方格反应板，试管，吸管，牙签等。

【实验方法】

1. 将 RF 阳性血清、阴性血清，1∶15 稀释的待检血清各 1 滴分别滴在黑色方格反应板上。

2. 各滴加链球菌溶血素"O"溶液 1 滴，轻轻摇动 1 min，使其充分混匀。

3. 滴加 ASO 胶乳试剂 1 滴，轻轻摇动 3～5 min，观察结果。

【实验结果】

有清晰凝集者为阳性；不出现清晰凝集者为阴性。若待检血清（1∶15）为阳性时，应进一步将其稀释为 1∶30 和 1∶60，再重复试验，出现凝集的血清稀释度与 ASO 抗体滴度间的关系见表 2-5。

表 2-5 血清稀释度与 ASO 抗体滴度间的关系

稀释度	ASO 抗体滴度（U/ml）
1∶15	400
1∶30	800
1∶60	1600

【注意事项】

加入 ASO 胶乳试剂后，轻轻摇动到规定时间时应立即记录结果，超过规定时间后再出现凝集者不应判定为阳性。室温降低 10 ℃，反应时间延长 1 min，室温升高 10 ℃，反应时间缩短 1 min。

【思考题】

1. 简述间接凝集试验的原理。

2. 什么是 RF 和 ASO?

3. 简述检测 RF 和抗 "O" 试验的注意事项。

二、间接凝集抑制试验

【实验原理】

间接凝集抑制试验是利用已知抗原致敏的载体颗粒与待测标本中可溶性抗原（包括半抗原）竞争有限抗体的经典血清学方法。先在特异性抗体中加入标本，再加入抗原致敏的载体颗粒，若标本中含有相应抗原，则与抗体结合，阻断了载体颗粒表面的抗原与抗体的结合，故不出现凝集现象，为阳性结果。本试验以检测人绒毛膜促性腺激素（human chorionic gonadotropin，HCG）的免疫妊娠试验为例。

【实验材料】

1. 标本　孕妇尿（阳性对照）、正常尿（阴性对照）、待检尿。

2. 试剂　人绒毛膜促性腺激素（HCG）致敏的胶乳颗粒、抗人 HCG 和生理盐水等。

3. 器材　反应板或载玻片、滴管、牙签等。

【实验方法】

1. 所有试剂使用前均先放置室温下预热。

2. 选择一块洁净载玻片，平均分成 4 格，并分别把阳性对照、阴性对照、盐水及待检标本做好标记。

3. 吸取待检尿标本 1 滴（约 50 μl）置于载玻片的第一格，随后分别在其他格各加 1 滴（约 50 μl）生理盐水、阴性和阳性对照。

4. 在载玻片上的 4 个格内均加抗人 HCG 1 滴（约 50 μl），分别用牙签混匀，在实验台上缓缓摇动 1 min。

5. 各加入 HCG 致敏胶乳 1 滴（约 50 μl），混匀，连续缓慢摇动 2 ~ 3 min，在较强光线下观察结果。

【实验观察】

1. 生理盐水与阴性对照应出现明显凝集颗粒，而阳性对照应呈均匀乳状，否则可视为试剂有问题或操作有误。

2. 待检尿标本若呈现凝集为 HCG 阴性，如仍呈乳白色、均匀、非凝集状，则为 HCG 阳性。

【注意事项】

1. 待检尿液以晨尿为好，此时段尿液中 HCG 含量最高，若采集的尿液未及时检测，应将标本置冰箱冷藏。冷藏超过 24 h 则应置 −20 ℃冻存。在使用前先经 37 ℃水浴并充分混匀。标本中若含血细胞或较多蛋白质，以及被细菌污染则不宜使用。

2. 所用试剂均应保存于 4 ℃，切勿冻存，使用前应摇匀。

3. 做凝集抑制试验时应注意标本及各诊断试剂加入的先后次序，还必须设立阳性和阴性对照。

4. 结果观察时可置黑色背景下，亦可倾斜反应板或载玻片于液体流动时观察。若出现非均匀漂浮状白色颗粒，可能系非特异性凝集，此时应将尿液离心后取上清液重复试验或重新采集尿液检测。

【思考题】

1. 何谓间接凝集抑制试验？

2. 如何判定免疫妊娠试验的实验结果，应注意哪些事项？

◆ 实验三　协同凝集试验 ◆

【实验目的】

掌握协同凝集试验的原理及注意事项；熟悉其操作方法。

【实验原理】

协同凝集试验是一种特殊类型的间接凝集技术。它是利用葡萄球菌 A 蛋白（SPA）为媒介进行的抗原抗体反应。SPA 可与人和多种哺乳动物（如猪、兔、豚鼠）血清中的 IgG 类抗体的 Fc 段结合而不影响其 Fab 段功能。用表达 SPA 的金黄色葡萄球菌吸附某种特异性 IgG 制成致敏载体颗粒，可与相应的抗原结合，导致细菌凝集。该试验可用于许多可溶性抗原的测定。本试验以制备的伤寒沙门菌可溶性"O"抗原溶液代替临床标本检测为例。

【实验材料】

1. 标本　伤寒沙门菌可溶性"O"抗原溶液的制备　将伤寒沙门菌"O"901 接种于普通琼脂斜面培养基，置 37 ℃培养 18～24 h，用无菌生理盐水洗下菌苔，配成浓度为 1×10^{10} 个/ml 细菌悬液，置 100 ℃水浴 2 h，以 3500 r/min 离心 30 min。吸取上清液，分装在无菌锥形烧瓶中，置 4 ℃冰箱备用。

2. 试剂

（1）协同标准菌株：金黄色葡萄球菌 Cowan I 株（NCTC—8530）。

（2）普通肉汤培养基、普通平板。

（3）0.5% 甲醛溶液（福尔马林）、pH 7.4 0.01 mol/L PBS、0.01 mol/L pH 7.1～7.4 PBS、生理盐水。

（4）伤寒沙门菌"O"抗原免疫血清（免疫血清预先置 56 ℃水浴加热 30 min）。

3. 器材　离心机、恒温箱、培养箱、酒精灯、接种环、载玻片、无菌滴管、吸管及试管等。

【实验方法】

1. SPA菌稳定液的制备

（1）取Cowan I菌株接种在普通肉汤培养基内，置37 ℃培养18～24 h，再转种于普通平板，37 ℃培养18～24 h。

（2）用适量0.01 mol/L pH 7.1～7.4 PBS洗下菌苔，以3000 r/min离心15 min，洗涤3次，然后用0.5%甲醛溶液、pH 7.4 0.01 mol/L PBS稀释成浓度为1×10^9个/ml的细菌悬液（或10%细菌悬液），分装，保存备用。

2. SPA菌诊断液的制备

（1）取上述SPA菌稳定液1 ml加入离心管中，再加已知灭活的伤寒沙门菌可溶性"O"抗原免疫血清0.1 ml，充分混匀。

（2）置37 ℃恒温箱30 min，每隔10 min振荡一次，然后以3000 r/min离心15 min，弃上清液，并用pH7.4 PBS洗涤2次，最后的沉淀加pH 7.4 PBS至10 ml，混匀备用。

3. 将载玻片分成3格，编号为1、2、3，于第1、2格中分别加1滴（约50 μl）SPA菌诊断液，第3格中加1滴（约50 μl）金黄色葡萄球菌液（未致敏SPA菌液）。

4. 于第1、3格中分别加入1滴（约50 μl）伤寒沙门菌可溶性"O"抗原溶液，第2格中加1滴（约50 μl）生理盐水。

5. 分别用牙签混匀，几秒钟内即可出现块状或颗粒状凝集，2～3 min内观察结果，出现颗粒状凝集者为阳性。

【结果判定】

第1格内金黄色葡萄球菌凝集成清晰可见的颗粒，液体澄清透明为阳性反应结果；第2、3格为对照，应无凝集。阳性反应结果极易判断，可根据下面标准确定凝集的强弱。"2+"以上判定为阳性。

"4+"很强，液体澄清透明，金黄色葡萄球菌凝集成粗大颗粒。

"3+"强，液体透明，金黄色葡萄球菌凝集成较大颗粒。

"2+"中等强度，液体稍透明，金黄色葡萄球菌凝集成小颗粒。

"+"弱，液体稍混浊，金黄色葡萄球菌凝集成可见颗粒。

"±"可见少数小颗粒，液体混浊。

"-"不凝集，液体混浊，无颗粒可见。

【注意事项】

1. 试验前必须仔细检查所用试剂本身有无自凝现象或出现细小颗粒，以免影响结果观察或导致错误结果。

2. 协同凝集试验的特异性和反应的强弱取决于致敏免疫血清的特异性，因此应选用特异性强和效价高的免疫血清制备SPA菌诊断液。在诊断肠道杆菌时，各属细菌间的交叉抗原常是影响试验结果的重要因素。因此，对制备的免疫血清选择一种或一种以上的非特异抗原作交叉吸收十分必要。

3. SPA 与 IgG 类抗体的结合虽无种属特异性，但对不同种属的 IgG 亲和力不一，故在制备 SPA 菌诊断液时要选择适当动物的免疫血清，其 IgG 与 SPA 亲和力最强的是猪，其次为犬、兔、人、猴、豚鼠、小鼠和成年牛；绵羊和大鼠的 IgG 与 SPA 的亲和力弱，牛犊、马、山羊和鸡的 IgG 与 SPA 无亲和力。

4. 每次试验应同时设立阳性对照和阴性对照，以监控实验结果。此外，还应设立正常家兔血清处理的 SPA 菌体、未致敏 SPA 菌体以及经同一免疫血清处理的 Wood 46 株菌作对照，以排除菌体自凝现象。

【思考题】

1. 何谓 SPA，有何特性？

2. 简述协同凝集试验的原理。

（张　涛）

◆ 实验四　交叉配血试验 ◆

【实验目的】

学习交叉配血试验的方法、原理。

【实验原理】

交叉配血试验是指受血者血清加供血者红细胞悬液与供血者血清加受血者红细胞悬液同时进行凝集试验。前者称主试验，后者称副试验。交叉配血试验可以验证 ABO 血型鉴定的结果，并且可以预防 ABO 血型系统之外的其他血型系统引起的输血反应。

【实验材料】

采血针、双凹玻片、无菌采血管、75% 乙醇棉球、干棉球、尖头滴管、显微镜、离心机等。

【实验方法】

1. 用 75% 乙醇棉球分别对供血者和受血者采血部位消毒后，用采血针静脉取血，分别置无菌采血管，以 3000 r/min 离心 5 min，制备成血清和红细胞悬液。将受检者的血液一滴，加入装有生理盐水约 1 ml 的小试管中，即为 2% 的红细胞悬液。加盖备用。

2. 取双凹玻片一块，在两端分别标上供血者和受血者的姓名或代号，分别滴加它们的血清少许。

3. 吸取少量供血者的红细胞悬液，滴入受血者的血清中（称为主侧配血）；吸取少量受血者的红细胞悬液，滴入供血者的血清中（称为次侧配血），混合。放置 10 ~ 30 min 后，肉眼观察有无凝集现象，肉眼不易分辨时用显微镜观察。如果两次交叉配血均无凝集反应，说明配血相合，能够输血。如果主侧发生凝集反应，说明配血不合，不论次侧配血如何都不能输血。如果仅次侧配血发生凝集反应，只有在紧急情况下才可能考虑输血。

【注意事项】

1. 指端、采血针等务必做好消毒准备。做到一人一针，不能混用。使用过的物品均应放入污物桶，不得重复利用。

2. 在进行交叉配血试验时，一定要防止主侧配血和次侧配血发生混淆。

【思考题】

交叉配血试验中，为何将受血者血清加供血者红细胞悬液一侧称为主侧？

（商　宇）

第三节　免疫胶体金技术

免疫胶体金技术（immune colloidal gold technique）是一种常用的标记技术，具有独特的优点，近年已在各种生物学研究中广泛使用。在临床使用的免疫印迹技术几乎都使用胶体金标记。同时，在流式细胞仪、电镜、免疫、分子生物学以至生物芯片中都可能用到。1971 年胶体金被引入免疫化学，此后免疫胶体金技术作为一种新的免疫学方法，在生物医学各领域得到了日益广泛的应用。目前在医学检验中的应用主要是免疫层析法（immunochromatography）和斑点免疫金渗滤法（dot immunogold filtration assay，DIGFA），用于检测 HBsAg、HCG 和抗双链 DNA 抗体等，具有简单、快速、准确和无污染等优点。

胶体金标记的过程实质上是抗体蛋白等生物大分子被吸附到胶体金颗粒表面的包被过程。胶体金与抗体结合的机制尚不十分清楚，大多数学者认为胶体金颗粒与蛋白质的结合是一种物理吸附性过程。胶体金颗粒表面带负电荷，蛋白质分子表面带正电荷，两者靠静电引力相互吸引，达到范德瓦耳斯力范围内即形成牢固的结合。

胶体金标记技术是四大免疫标记技术之一，与其他三大标记技术（荧光素、放射性同位素和酶）相比，用于小分子检测有以下优势：

（1）胶体金易制备，价格低廉，成本较低。

（2）胶体金颗粒大小可以控制，颗粒均匀，可进行双重和多重标记，同时检测多种物质。

（3）胶体金本身有鲜艳的颜色，检测结果直接用颜色显示，肉眼容易判断，无需仪器设备，结果直观可靠，特别适合现场检测。

（4）可简化烦琐的常规操作过程，大大缩短检测时间，同时也可减少因操作引起的误差。

◆ **实验　免疫妊娠试验** ◆

免疫妊娠试验是利用胶体金免疫层析方法做妊娠早期诊断的方法。与其他方法相比，胶体金免疫层析方法具有以下优势：

（1）快速，一次试验只需 5～15 min，反应均通过层析完成，提高了检测速度。

（2）简便，单一试剂，一步操作，不需要荧光显微镜、酶标检测仪等贵重仪器，试验可以在任何地方进行，更适合现场应用。

（3）方便、实用，操作简单易学，结果直观易读。

（4）安全可靠，试剂安全无毒。

（5）结果稳定，与荧光素、酶标记不同，胶体金的颜色不受时间和光照的影响，试验结果可长期保存。

（6）试剂稳定，全部试剂均可在室温长期保存。

因此，胶体金免疫层析方法在临床上具有广泛的应用。

【实验目的】

1. 掌握免疫妊娠试验操作方法，正确判定结果。

2. 了解免疫妊娠试验原理与临床应用。

【实验原理】

1. 妊娠　妊娠也就是怀孕，是女性的特殊生理时期。人绒毛膜促性腺激素（human chorionic gonadotropin，HCG）是一种分子量为 36 000 的糖蛋白。受精卵着床后一天即可从母体血中检测出 HCG，在妊娠 8～10 周 HCG 分泌达到顶峰，以后浓度下降。

2. 胶体金免疫层析技术　胶体金免疫层析技术是以胶体金标记抗体作为抗原识别与显色的手段，以硝酸纤维素膜为载体，使抗原抗体反应和洗涤在同一渗滤膜上进行，反应后根据膜上的颜色判断结果的方法。由于利用微孔膜毛细管作用，使膜一端的液体慢慢向另一端渗移，犹如层析，所以称为胶体金免疫层析技术（图 2-1，图 2-2）。

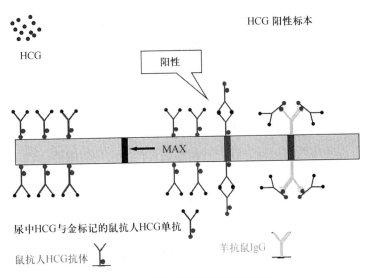

图 2-1　验孕试纸阳性结果的原理

HCG 阴性标本

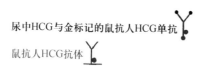

阴性

MAX

尿中HCG与金标记的鼠抗人HCG单抗

鼠抗人HCG抗体

羊抗鼠LgG

图 2-2　验孕试纸阴性结果的原理

【实验材料】

1. 待检标本　可疑孕妇尿液，正常妇女尿液。

2. 妊娠诊断试纸。

【实验方法】

1. 将尿液收集于干燥的烧杯之中。

2. 将妊娠诊断试纸箭头指向一端浸入待检尿液中，注意尿液不可超过箭头下端的横线。

3. 约 5 s 后取出试纸，平放，5 min 内观察结果。

【实验结果】

阳性结果为两道杠，表示妊娠阳性；阴性结果为一道杠，表示妊娠阴性。HCG 一般在受精卵着床后几天才出现在尿液中，而且要达到一定的量才能被检出，因此，对于平时月经正常的妇女在月经推迟后才可能在尿中检出，而月经周期长或排卵异常的妇女有可能在停经 40 ~ 44 天才能检出。

【注意事项】

1. 在实际使用中，受检者如果喝水过多使尿液稀释可能会导致假阴性结果。

2. 试纸浸入深度不可超过标志线，若超过则可能会出现假阳性。

【思考题】

妊娠诊断试纸为什么设置"两道杠"而不是"一道杠"？

第四节　沉淀反应

可溶性抗原（如血清、外毒素、细菌浸出液）与相应抗体特异性结合，两者比例合适并有电解质存在且在一定的温度下，经一定时间，形成肉眼可见的沉淀物或沉淀线，称为沉淀反应（precipitation）。与相应的抗体相比，发生沉淀反应的抗原分子小，单位体积中所含抗原量多，具有较大的反应面积。为了使抗原抗体之间比例适合，不使抗原过剩，一般均应稀释抗原，并以仍能与抗体出现沉淀反应的抗原最高稀释度为该抗原的沉淀反应效价。

沉淀反应的种类有环状沉淀试验、絮状沉淀试验、琼脂扩散试验、对流免疫电泳、免疫电泳及火箭电泳等。

◆ 实验一　环状沉淀试验 ◆

【实验目的】

掌握环状沉淀试验的操作方法及结果的观察。

【实验原理】

将少量高浓度的抗血清置于口径较小的环状沉淀试管底层，再将等量的抗原沿管壁徐徐加入，如抗原和抗体比例合适且有电解质存在时，静置于室温或 37 ℃中，经数分钟或稍长时间，在抗原与抗体的接触面可形成白色沉淀环（图2-3）。

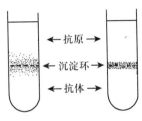

图 2-3　抗原与抗体的接触面形成的白色沉淀环

环状沉淀试验常用于抗原的定性，如细菌分型、疾病诊断及血迹鉴定，优点是具有相当高的敏感性和特异性。

【实验材料】

1. 免疫血清　兔抗人血清。

2. 抗原　人血清（稀释 1∶1000）。

3. 小沉淀管、毛细吸管、橡皮吸头、生理盐水。

【实验方法】

1. 取小沉淀管 2 支，用蜡笔标明 1、2，用毛细吸管吸取兔抗人血清各 0.2 ml 分别加入 2 管中，加时注意不能有气泡。

2. 用毛细吸管吸取稀释人血清 0.2 ml 加入第 1 管，生理盐水 0.2 ml 加入第 2 管。加时应注意倾斜沉淀管，使溶液缓缓由管壁流下，浮于兔抗人血清表面，使呈一清晰界面，切勿使之相混。如果界面不清应重做。

3. 置室温中 10～20 min，观察结果。

【实验观察】

观察两液面交界处有无白色沉淀环出现，有白色沉淀环者为阳性。

【注意事项】

加入抗原时，毛细吸管的尖部切勿触及下面的抗体部分，否则会使抗原抗体混合不能呈清晰界面。

◆ 实验二　单向琼脂扩散试验 ◆

【实验目的】

学习单向琼脂扩散试验的原理、操作方法和结果观察。

【实验原理】

将一定量的抗体混合于琼脂中，制成含抗体的琼脂板，在琼脂板上打孔，将一定量的抗原加入孔中。孔中抗原向四周扩散，如抗原与已知的抗体相对应，在两者比例适合处即出现由免疫复合物所形成的白色沉淀环，沉淀环的直径与抗原浓度相关，但不是直线相关而是对数关系。同时，沉淀环直径还与抗原分子量和扩散时间有关。用不同浓度的抗原绘制成标准曲线，则未知标本中的抗原含量即可从标准曲线中求出。该试验为定量试验，只要符合以下 3 一个条件，几乎皆可用此法进行定量测定：

①备有针对待测抗原的单价特异抗血清；

②备有已知含量的标准品；

③待测品含量在 1.25 μg/ml 以上（单向扩散技术的敏感度）。

现在最常用于临床检测的项目有 IgG、IgA、IgM、C3、C4、转铁蛋白、抗胰蛋白酶、糖蛋白和前白蛋白等多种血浆蛋白。

【实验材料】

1. 冻干正常人混合血清，其中 IgG 含量为经标准标定的已知量，用以制作标准曲线。

2. IgG 诊断血清、生理盐水。

3. 3% 琼脂凝胶、4.5 cm×10 cm 塑料板（40 孔酶标板的盖板）、直径 3 mm 打孔器、注射器针头、定量加样器、湿盒（盒内铺有湿纱布）、半对数坐标纸。

【实验方法】

1. 抗血清琼脂板的制备

（1）确定每块板上需加入含抗体的琼脂量：经预实验确定在此塑料板上制备厚度为 2 mm 的琼脂凝胶板，需加入含抗体琼脂 12 ml。

（2）将 3% 琼脂凝胶置沸水中加热熔化，吸取 6 ml 加至试管内，置 56 ℃水浴保温。

（3）稀释抗血清：如抗血清单向扩散效价为 1∶120，则将 0.1 ml 抗血清加入 5.9 ml 生理盐水中配成 1∶60 的抗血清稀释液，置 56 ℃水浴保温。

（4）将上述在 56 ℃中保温的琼脂和已稀释好的抗血清充分混匀，立即将此 12 ml 含抗体的琼脂倾注于放在水平台上的塑料板上，待板冷却。此抗血清琼脂板的抗血清终浓度为 1∶120，琼脂浓度为 1.5%。

2. 稀释参考血清和待测血清

（1）稀释参考血清：每支冻干正常人血清中加入蒸馏水 0.5 ml，待完全溶解后，用生理盐水稀释成几个不同稀释度。例如参考血清 IgG 含量为 11.66 mg/ml。

参考血清稀释度	1：10	1：16	1：20	1：32	1：40	1：64
IgG 相应含量（μg/ml）	1166	728	583	364	291	182

（2）待测血清用生理盐水 1：40 稀释。

3. 打孔　用打孔器在琼脂板上打孔，孔径 3 mm，孔间距 15 mm，用大号注射器针头挑出孔中琼脂，务必将琼脂挑净，不可损坏孔缘。必要时，用熔化琼脂封底。

4. 加样　打孔后立即加样，如放置时间较长，孔内常有液体渗出，需吸干后再加样。用微量加样器分别吸取各种稀释度参考血清 10 μl，准确地加到琼脂板孔中，每种稀释度参考血清加两个孔。用同样方法吸取 10 μl 已稀释好的待测血清，每份标本加两个孔。

5. 反应　将加样的琼脂板平放在搪瓷湿盒中，置 37 ℃反应 24～48 h。

【实验观察】

1. 取出琼脂板，即可见清晰的乳白色沉淀环（图 2-4）。用标尺测其沉淀环直径并记录。

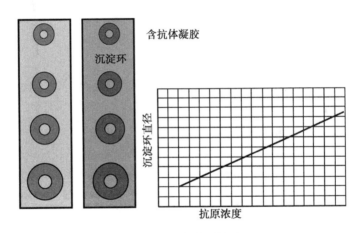

图 2-4　单向免疫扩散结果

2. 标准曲线的绘制　反映抗原浓度与沉淀环直径关系的标准曲线的绘制有两种方法：

（1）Mancini 曲线：适用于大分子抗原和长时间扩散（＞48 h）的结果处理。沉淀环直径的平方与抗原浓度呈线性关系（图 2-5）。用公式表示：$C/d^2=K$，式中 C 为抗原浓度，d 为沉淀环直径，K 为常数。

（2）Fahey 曲线：适用于小分子抗原和较短时间（24 h）扩散的结果处理。抗原浓度的对数与扩散圈直径之间呈线性关系（图 2-6）。用公式表示：$\log C/d=K$，式中 C 为抗原浓度，d 为沉淀环直径，K 为常数。

3. 待测标本 Ig 含量的计算　以待测标本孔的沉淀环直径查标准曲线，将查得的 Ig 含量乘以标本的稀释倍数，即得该标本 Ig 的含量。

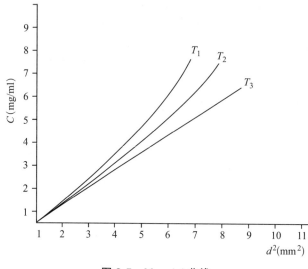

图 2-5　Mancini 曲线

T_1 为 16 ~ 24 h；T_2 为 24 ~ 48 h；T_3 为 48 h 以上；可见 T_3 为直线，T_1 为反抛物线。

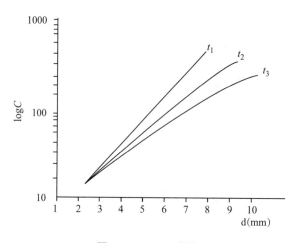

图 2-6　Fahey 曲线

t_1 为 16 ~ 24 h；t_2 为 24 ~ 48 h；t_3 为 48 h 以上。可见 t_1 为直线，t_3 为抛物线。

【注意事项】

1. 该试验为定量试验，因此，对各种影响因素，如参考蛋白的标准、抗体的浓度、琼脂的质量与浓度、免疫板的厚度与均匀程度等，必须严格控制。

2. 制备琼脂板时，琼脂煮沸时间不宜过长，以防止水分蒸发。灌板时一定要将抗血清 56 ℃ 预温，但温度不要超过 56 ℃，以免使抗体变性失活，但亦不宜太低，以免使琼脂凝固不均。所灌板应厚薄一致，无气泡。

3. 稀释抗血清、参考血清和加样时均需用微量加样器，加样量要准确，且每个样品加两个孔。加样后琼脂板与湿盒要水平放置，防止沉淀环变形。

4. 测量沉淀环直径务必准确，否则乘以稀释倍数后，误差可成倍增加。

5. 标准曲线绘制必须与待测抗原测定同时进行。

6. 打孔时孔间距不能小于 1 cm。

◆ 实验三　双向琼脂扩散试验 ◆

【实验目的】

掌握双向琼脂扩散试验的原理、操作方法及结果的观察。

【实验原理】

可溶性抗原和抗体分别加到琼脂板上相应的小孔中，使两者各自向四周扩散，如抗原与抗体相对应，两者相遇即发生特异性结合，并在比例适合处形成白色沉淀线。当有多对不同的抗原和抗体时，因各种抗原和抗体的扩散系数和各对抗原抗体间的最适比例不同，扩散后可以形成若干条沉淀线，一条沉淀线代表一对抗原抗体，可有三种基本情况（图 2-7）：左图中两种待检抗原（Ag-a）完全相同，形成一个完全融合的沉淀线；右图中抗体为双价，两种抗原完全不同（Ag-a 和 Ag-c）；中图的抗体为双价，两种抗原（Ag-ab 和 Ag-ac）皆有相同的 a 表位，又有不同的 b 和 c 表位，所以沉淀线呈部分融合的形状。因此，通过双向免疫扩散试验，可用已知抗体（或抗原）检测未知抗原（或抗体），可鉴定抗原抗体的纯度及相互关系。可用于检测血清甲胎蛋白（α-fetoprotein，AFP）和乙肝表面抗原等，作为某些疾病的辅助诊断。

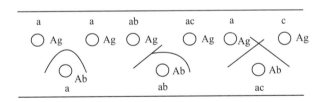

图 2-7　三种双向琼脂扩散试验基本图型

【实验材料】

1. 1% 生理盐水琼脂。

2. 待检血清、脐带血 AFP 阳性血清。

3. AFP 诊断血清（抗 AFP 抗体）。

4. 载玻片、琼脂板打孔器、微量加样器、吸管等。

【实验方法】

1. 琼脂板的制备　将载玻片置于水平桌面上，取已熔化的 1% 生理盐水琼脂 3.5 ml，倾注于载玻片上，使其自然流成水平面，厚度 2～3 mm。待琼脂凝固后，用打孔器按图 2-8 所示打孔，孔径 3 mm，孔间距 5 mm，挑出孔中琼脂，再以少量溶化的琼脂封底。

2. 加样　于中央孔加入 AFP 诊断血清，在 1、4 孔加入脐带血 AFP 阳性血清作为对照，在 2、3、5、6 孔分别加入待检血清。注意加样时加满小孔，不可溢出，不可有气泡。

3. 扩散　将琼脂板放入湿盒内置 37 ℃温箱中，24 h 后取出观察结果。

【实验观察】

本试验 1、4 两孔（脐带血 AFP 阳性血清）与中央孔（抗 AFP 抗体）之间应出现清晰的乳白色沉淀线。其余各孔则根据与中央孔之间有无沉淀线及沉淀线的特征判断结果。如图 2-8 所示，2、6 孔待检血清标本与中央孔产生沉淀线，并与相邻阳性对照所产生的沉淀线互相融合，则表示阳性；3 孔无沉淀线出现，5 孔虽形成沉淀线，但与阳性对照沉淀线相交叉，因此 3、5 孔均为阴性。

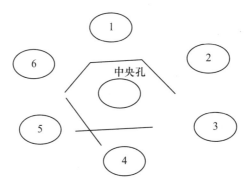

图 2-8　双向琼脂扩散试验结果：2、6 孔阳性，3、5 孔阴性

【注意事项】

1. 加样时不要划破琼脂以免影响沉淀线形状。

2. 注意加样时加满小孔，不可溢出，不可有气泡。

3. 一般 72 h 不出现沉淀线为阴性。

◆ 实验四　免疫电泳技术 ◆

免疫电泳技术是电泳分析与沉淀反应结合的产物。这种技术有两大优点，一是加快沉淀反应的速度，二是利用某些蛋白质组分所带电荷的不同而将其分开，再分别与抗体反应，以此做更细微的分析。

一、火箭电泳（rocket electrophoresis）

【实验目的】

学习火箭电泳技术的原理、操作方法及结果的观察。

【实验原理】

火箭电泳又称电免疫扩散法，是将单向扩散与电泳技术相结合的一种检测技术。电泳时，含于琼脂凝胶中的抗体不发生移动，而在电场的作用下抗原向阳极移动，并与抗体结合。随着泳动抗原的减少，沉淀逐渐减少，形成峰状的沉淀区，状似火箭。抗体浓度保持不变，峰的高度与抗原量呈正比，用已知量标准抗原作对照，可以方便地测定未知标本中的抗原含量。因此，在琼脂中抗体浓度固定时，以不同稀释度抗原泳动后形成的沉淀峰高度为纵坐标，以抗原浓度为横坐标，绘制标准曲线。根据沉淀峰高度即可计算出待测抗原的含量；当琼脂中抗原浓度定量时，便可测定待测抗体的含量（即反向火箭免疫电泳）。

【实验材料】

1. 抗血清、待检抗原、标准抗原。

2. 0.05 mol/L pH 8.6 巴比妥缓冲液，2% 琼脂糖凝胶，1% 鞣酸生理盐水溶液。

3. 玻璃板（1 cm×10 cm）、微量注射器、打孔器、电泳仪、电泳槽、60～65 ℃水浴箱、万用电表。

【实验方法】

1. 将 2% 琼脂糖凝胶溶解后，置 60～65 ℃水浴中保温待用。

2. 根据抗体的效价，用缓冲液将其做适当稀释，置 60～65 ℃水浴中预温。

3. 将稀释抗血清与 2% 琼脂糖凝胶等量混匀（注意防止凝固和气泡出现）迅速注入玻璃板上，制成厚薄均匀的含抗体琼脂板。

4. 在距琼脂板一端 1 cm 处，用打孔器打 8～10 孔，孔径为 3 mm、孔间距 5 mm，用针头挑去孔内琼脂糖凝胶。

5. 用微量注射器分别于孔内准确加入待检抗原及不同浓度的标准抗原，每孔加 10 μl。

6. 将琼脂板置于装有 0.05 mol/L pH 8.6 巴比妥缓冲液的电泳槽内，抗原孔放阴极端，板的两端用三层纱布搭桥后电泳，电压 3 V/cm，电流 1～2 mA/cm，时间 6～8 h。

7. 电泳完毕，将琼脂板浸入 1% 鞣酸生理盐水中，15 min 后，可见清晰的火箭形沉淀峰（图 2-9）。

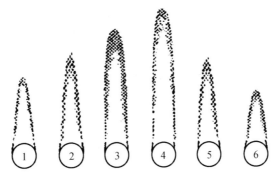

图 2-9　火箭电泳图

①②③④为标准抗原；⑤⑥为待检抗原

【实验观察】

自小孔中心至火箭峰顶的距离，为沉淀峰的高度。以已知标准抗原含量为横坐标，沉淀峰的高度为纵坐标，绘制标准曲线。根据待检样品沉淀峰的高度查标准曲线即可计算出待检样品中抗原的含量。

【注意事项】

1. 用琼脂粉制板易产生电渗作用，采用琼脂糖凝胶可避免电渗作用引起的火箭峰后退。

2. 抗原、抗体比例要适合。抗原浓度过高，则不能形成圆锥状尖峰；抗体浓度过低，则沉淀峰太低，影响试验的敏感度。

3. 注意电泳终点时间，如火箭电泳顶部呈不清晰的云雾状或圆形皆提示未达终点。

4. 标本数量多时，电泳板应先置电泳槽上，搭桥并开启电源（电流要小）后再加样。否则易形成宽底峰形，使定量不准。

5. 做 IgG 定量时，由于抗原和抗体的性质相同，火箭峰因电渗呈纺锤状。为了纠正这种现象，可将甲醛与 IgG 上的氨基结合（甲酰化），使本来带两性电荷的 IgG 变为只带负电荷，加快电泳速度，抵消电渗作用，而出现伸向阳极的火箭峰。

二、对流免疫电泳（counter immunoelectrophoresis）

【实验目的】

学习对流免疫电泳技术的原理、操作方法及结果的观察。

【实验原理】

对流免疫电泳是将双向琼脂扩散与电泳结合起来的一种方法。此方法能在短时间内出现结果，故可用于快速诊断，敏感性比双向琼脂扩散技术高 10～15 倍。血清蛋白在 pH 8.0～8.6 条件下带负电荷，所以在电场作用下都向正极移动。抗体分子在这样的 pH 条件下只带微弱的负电荷，分子量又较大，所以泳动慢。更重要的是抗体分子受电渗作用影响较大，也就是说电渗作用大于它本身的迁移率。电渗作用是指在电场中溶液对于一个固定物体的相对移动。琼脂是酸性物质，在碱性缓冲液中带负电荷，而与琼脂相接触的水溶液带正电荷，这样液体便向负极移动。抗体分子就是随着带正电荷的液体向负极移动的。而一般的蛋白质（如血清抗原）也受电渗作用的影响，使泳动速度减慢，但它的电泳迁移率远远大于电渗作用。这样在电场力和电渗的共同作用下，抗原、抗体就形成了定向对流，在两者相遇且比例合适处形成肉眼可见的沉淀线。

【实验材料】

1. 用 pH 8.6 巴比妥缓冲液配制的 1% 琼脂。

2. 待检抗原：人血清。抗体：兔抗人免疫血清。

3. 玻片、打孔器、加样器、电泳槽、电泳仪等。

【实验方法】

1. 制板　同双向琼脂扩散试验。

2. 打孔　按图 2-10 打孔。

3. 加样　一侧孔加抗体，另一侧孔加待检抗原，加满为止。

4. 电泳　pH 8.6 的巴比妥缓冲液加至电泳槽高度的 2/3 处，注意两槽内液面尽量水平。将加好样品的玻板置于电泳槽上，抗原端接负极，抗体端接正极，将 2～4 层滤纸浸湿作为盐桥，滤纸与琼脂板连接处为 0.5 cm。以板宽度计算电流，以板的长度计算电压。要求电流量为 2～3 mA/cm，电压为 4～6 V/cm。通电 45 min～2 h 后观察结果。

【实验观察】

通电后，带负电荷的抗原泳向阳极抗体侧，而抗体借电渗作用流向阴极抗原侧，在两者之间或抗体的另一侧（抗原过量时）形成沉淀线（图 2-10）。

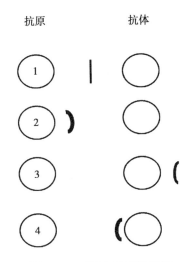

图 2-10　对流免疫电泳结果

① Ag 为阳性；② Ag 为弱阳性；③ Ag 为强阳性；④ Ag 为强阳性

【注意事项】

1. 抗原、抗体的电泳方向切勿倒置。

2. 抗原抗体比例适当时容易出现沉淀线，反之不易发生。不典型的沉淀线如弧形、八字须形、斜线形，也是阳性，应予注意。

3. 抗原、抗体孔的间距不宜过大或过小，以 3 mm 为宜。

4. 电压电流增大时，电泳时间可更短。但电压过高时，则孔径易变形，电流过大时抗原抗体蛋白易变性，干扰实验结果。

三、免疫电泳（immune electrophoresis）

【实验目的】

学习免疫电泳技术的原理、操作方法及结果的观察。

【实验原理】

免疫电泳试验是将琼脂电泳与双向琼脂扩散相结合，用于分析抗原组分的一种定性方法。应用琼脂进行免疫电泳试验可分为以下两个步骤：

1. 琼脂电泳　将待检抗原在琼脂板上进行电泳分离，各种可溶性蛋白根据分子的大小，带有不同电荷，pH 值不同，在电场中受力大小不同，因此泳动的速度不同，在电场的作用下，通过电泳能够把混合物中的各种不同成分分离开来。以血清为例，白蛋白分子量较小，所带负电荷较强，泳动最快，靠近正极，依次为 α_1、α_2 及 β 球蛋白，γ 球蛋白泳动最慢，靠近负极。

2. 琼脂扩散　当电泳完毕后，在琼脂板一端挖一条长槽，加入相应抗血清，置湿盒内使其进行双向扩散。当抗原和抗体两者相遇且比例适合时，可形成不溶性抗原抗体复合物，出现乳白色的特异性沉淀弧线（图 2-11）。

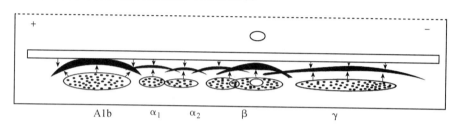

图 2-11　免疫电泳试验示意图

【实验材料】

1. 抗血清（抗人血清抗体）。

2. 待检血清、人 IgG（1 mg/ml）。

3. 0.05 mol/L pH 8.6 巴比妥缓冲液。

4. 1% 离子琼脂。

5. 打孔器（3 mm）、打孔模板、解剖刀、针头、微量加样器、湿盒。

6. 载玻片（26 mm×76 mm）、毛细滴管、刻度吸管。

7. 电泳仪、电泳槽、37 ℃温箱。

【实验方法】

1. 用刻度吸管吸取 4 ml 已熔化的 1% 离子琼脂倾注于载玻片上制成琼脂板（厚约 2 mm）。

2. 待琼脂板凝固后，按照模板于挖槽线上下两侧各打孔一个，并分别加入待检血清及人 IgG 各 15 µl。

3. 将琼脂板置于电泳槽内，槽内加 pH 8.6，0.05 mol/L 巴比妥缓冲液，琼脂板的两端用四层纱布搭桥。接通电源，电压 4 ~ 6 V/cm、电流 4 ~ 6 mA/cm，电泳 1 ~ 2 h。

4. 电泳完毕，取出琼脂板，模板位置用解剖刀挖横槽，用热熔的 1.2% 琼脂封底。用毛细滴管加入抗血清。将板置于湿盒内，于 37 ℃温箱中扩散 24 ~ 48 h 后观察结果。

【实验观察】

由于经电泳后已分离的各种抗原成分呈放射状扩散，而相应抗体呈直线扩散，故生成的沉淀线呈弧状。观察并描记沉淀弧的数目、位置及形状，参照免疫电泳试验结果示意图（图 2-12），识别主要免疫球蛋白。

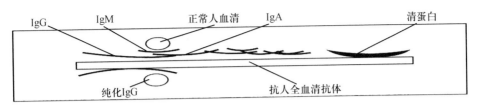

图 2-12 免疫电泳试验结果示意图

【注意事项】

1. 操作时动作要迅速、小心，挖槽时要注意平行整齐，加入抗体时不要外溢。

2. 抗原抗体比例要合适。

3. 对分子量过小的抗原（如游离 Ig 轻链）要随时观察结果。

4. 抗原抗体反应形成的沉淀线很弱时不易观察，可以染色。

5. 染色标本在白色背景下观察，不染色标本需要在斜射光的暗色背景下观察。

6. 电泳时注意电泳方向，且琼脂板两端需用滤纸等物作盐桥，与槽内缓冲液接通。搭桥要完全紧密接触，以防电泳不均发生沉淀线偏斜。

【思考题】

1. 比较凝集反应与沉淀反应的异同。

2. 环状沉淀试验有何特点？

3. 对流免疫电泳试验的原理是什么？

4. 免疫电泳与双向琼脂扩散比较有何优点？

（张　涛）

第三章

抗体及其相关实验

第一节　抗体的结构与功能

　　抗体（antibody，Ab）是 B 细胞接受抗原刺激后增殖分化为浆细胞所产生的，能与相应抗原特异性结合的免疫球蛋白。免疫球蛋白（immunoglobulin，Ig）是指具有抗体活性或化学结构与抗体相似的球蛋白。

一、抗体的结构

　　（一）抗体的基本结构

　　Ab 是由四条肽链（两条重链与两条轻链）组成的一个 Y 字形结构，四条肽链由二硫键连接。Ab 结构上含有可变区与恒定区，在其中还含有若干结构域。

　　1. 重链和轻链

　　（1）重链（heavy chain，H）：根据恒定区的氨基酸组成和排列顺序不同可将 Ig 分为 IgG、IgM、IgA、IgD、IgE 五类，其相应的重链分别为 γ、μ、α、δ、ε 链。

　　（2）轻链（light chain，L）：轻链有两种，分别为 κ 链和 λ 链。正常人血清免疫球蛋白 κ : λ 约为 2 : 1。

　　2. 可变区和恒定区

　　（1）可变区（variable region，V 区）：轻链和重链中靠近 N 端的约 110 个氨基酸序列变化很大，称为可变区。在可变区中，轻链和重链各有 3 个区域，其氨基酸的组成和顺序高度可变，称为高变区或互补决定区（complementarity determining region，CDR），其余部分称为骨架区（framework region，FR）。轻链和重链的可变区分别称为 VL 区和 VH 区。

　　（2）恒定区（constant region，C 区）：免疫球蛋白除去可变区的部分称为恒定区，即 C 区，在这里氨基酸序列相对恒定。同一类的 Ig，其 C 区氨基酸组成和排列顺序比较恒定，其免疫原性相同。轻链和重链的恒定区分别称为 CL 区和 CH 区。

（3）铰链区（hinge region）：是位于 CH_1 与 CH_2 之间的特殊结构，含有丰富的脯氨酸，易弯曲转动，有利于两臂同时结合两个不同的抗原表位及与抗原结合后，暴露补体结合位点。

二、抗体的功能

（一）可变区功能

1. 识别并与特异性抗原结合　CDR 区在识别和结合特异性抗原中起决定性作用。

2. 中和作用　抗体与病原微生物结合后，具有中和毒素、阻断病原微生物入侵和清除病原微生物等免疫防御功能。

（二）恒定区功能

1. 激活补体　抗体（IgG1、IgG2、IgG3 和 IgM）与抗原结合后，可通过经典途径激活补体系统，产生多种效应、功能；聚合的 IgA、IgE 和 IgG4 可通过旁路途径激活补体系统。

2. 结合 Fc 段受体

（1）调理作用（opsonization）：IgG 的 Fc 段与巨噬细胞、中性粒细胞表面的 IgG Fc 受体结合，促进吞噬细胞对抗原的吞噬。

（2）抗体依赖细胞介导的细胞毒作用（antibody-dependent cell-mediated cytotoxicity，ADCC）：具有杀伤活性的细胞通过其表面表达的 Fc 受体识别包被于靶抗原（细菌或肿瘤细胞）上抗体的 Fc 段，释放介质直接杀伤靶细胞。自然杀伤细胞（NK 细胞）是介导 ADCC 的主要细胞。

（3）介导 I 型超敏反应：IgE 的 Fc 段与嗜碱性粒细胞、肥大细胞表面 IgE Fc 受体结合，参与 I 型超敏反应的发生。

3. 穿过胎盘和黏膜　在人类，IgG 是唯一能通过胎盘到达胎儿体内的免疫球蛋白，从而形成婴儿的天然免疫；IgA 可通过呼吸道和消化道黏膜，是局部免疫的重要因素。

（商　宇）

第二节　免疫标记技术

免疫标记技术是指用荧光素、酶、放射性核素或电子致密物质等标记的抗原或抗体所进行的抗原抗体反应。借助于荧光显微镜、射线测量仪、酶标检测仪和发光免疫测定仪等精密仪器，对实验结果直接镜检观察或进行自动化测定，可以在细胞、亚细胞、超微结构及分子水平上，对抗原抗体反应进行定性和定位研究；或应用各种液相和固相免疫分析方法，对体液中的半抗原、抗原或抗体进行定性和定量测定。此技术的优点是特异性、敏感性高、快速，可定性和定量，甚至定位，且易于观察。常用于标记抗原或抗体的物质有荧光素（异硫氰酸荧光素、罗丹明）、酶（辣根过氧化物酶）、放射性核素（^{131}I）、生物素、铁蛋白、胶体金和化学发光物质等。根据试验中所用标记物的种类和检测方法不同，免疫标记技术分为酶免疫技术、免疫荧光技术、放射免疫技术等。

◆ 实验一　酶免疫技术 ◆

酶联免疫吸附试验（enzyme linked immunosorbent assay，ELISA）是一种用酶标记抗原或抗体的方法。此法是将抗原、抗体免疫反应的特异性和酶的高效催化作用有机结合起来的技术，可敏感地检测体液中微量的特异性抗体或抗原。

ELISA 基本原理　①先使抗原或抗体结合到某种固相载体表面，并保持其免疫活性；②使抗原或抗体与某种酶联结成酶标抗原或酶标抗体，这种酶标抗原或酶标抗体既保留了其免疫活性，又保留了酶活性。③试验时，使受检标本（抗体或抗原）和酶标抗原或酶标抗体按不同的步骤与固相载体表面的抗原或抗体起反应，用洗涤法去除固相载体上的游离物质，最后结合在固相载体上的酶量与标本中受检物质的多少有关。当加入酶反应的底物后，底物被酶催化而产生有色物质。颜色反应的深浅与受检抗原或抗体的量成正比。因此，可借助颜色反应的深浅来定性、定量抗体或抗原。本技术的特点是敏感性高、特异性强、操作简易、结果容易观察。

ELISA 的测定方法有间接法、双抗体夹心法、抗原竞争法。间接法是检测抗体最常用的方法；双抗体夹心法是检测抗原最常用的方法；抗原竞争法既可用于检测抗原，又可用于检测抗体。

一、ELISA（间接法）

【实验目的】
掌握 ELISA（间接法）的实验原理和基本方法。

【实验原理】
将特异性抗原包被在固相载体上，形成固相抗原，加入待检标本（含相应抗体），其中抗体与固相抗原形成抗原抗体复合物，再加入酶标记的抗抗体（亦称二抗），与上述抗原抗体复合物结合。此时加入底物，复合物上的酶则催化底物而显色（图 3-1）。由于每步之间均有冲洗步骤，因此，若标本中不含相应的抗体，酶标抗体将被洗掉，底物不显色而呈阴性反应。

【实验材料】
1. 纯化抗原。
2. 酶标抗体（辣根过氧化物酶标记的二抗）。
3. 底物（邻苯二胺或四甲基联苯胺）。
4. 底物缓冲液（Na_2HPO_4 0.184 g + 柠檬酸 0.047 g + H_2O 10 ml + H_2O_2 5 μl）。

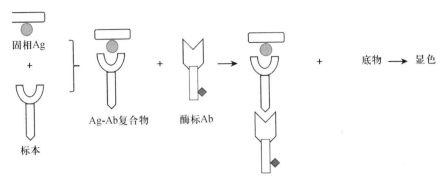

图 3-1　间接法酶联免疫吸附反应原理图

5. PBS。

6. pH 9.6 碳酸盐缓冲液（carbonate buffer solution，CBS）。

7. 洗液［PBS+0.05% 体积的吐温 -20（Tween-20）］。

8. 稀释液（100 ml PBS+1 g 牛血清白蛋白）。

9. 终止液（2 mol/L H_2SO_4）。

10. 酶标板（聚苯乙烯板）。

11. 微量加样器。

12. 吸水纸。

13. 封口胶带。

14. 酶标仪。

15. 洗板机等。

【实验方法】

1. 预实验

（1）抗原包被的酶标板的制备

1）用碳酸盐缓冲液将抗原稀释到适当浓度（参考：5 mg/L），加入酶标板（50 µl/孔），以胶带封口，于 4 ℃下过夜。

2）弃抗原液，以双蒸水冲洗 3 次，自然干燥后以胶带封口。此为已知抗原包被的酶标板，备用。

（2）底物浓度的选择：用底物缓冲液配制不同浓度的底物液（参考：5 g/L），分别加入酶标板中（50 µl/孔），以胶带封口，37 ℃避光保存 2 h，在没有明显变色的条件下选择尽可能大的底物浓度。

（3）酶标抗体浓度的选择：用稀释液稀释酶标抗体至适当倍数（参考：40 ~ 4000 倍），加到已包被抗原的酶标板中（50 µl/孔），封口后于 37 ℃作用 30 min。以洗液连续冲洗 5 次，然后于吸水纸上拍干，加入所选定的底物，封口后于 37 ℃作用 2 h，在没有变色的条件下选择尽可能大的酶标抗体浓度。

（4）待测标本浓度的确定：选择明确为阴性的标本，以稀释液做适当稀释（至少 5 倍以上，参考：100 倍），封口后于 37 ℃作用 1 h，按上述条件洗板（连续冲洗 5 次），加入已确定浓度的酶标抗体，再洗板，再加入已确定的底物，选择无明显变色的最大浓度的标本。

2. 正式测定

（1）以稀释液将待检标本做适当稀释（预实验中确定）加入包被有已知抗原的酶标板中（50 μl/孔），以胶带封口后于 37 ℃作用 30 min。

（2）弃反应液，以洗液连续洗板 5 次并于吸水纸上拍干。

（3）加入酶标抗体（浓度在预实验中确定）。以胶带封口后于 37 ℃作用 30 min。

（4）重复第（2）步。

（5）加底物（浓度在预实验中确定），以胶带封口后于室温下避光作用 5 ~ 60 min，期间不时观察，显色满意后加终止液 50 μl/孔。

【实验结果】

肉眼观察显色反应，以待检孔颜色深于阴性对照孔为阳性，或用酶标仪检测 OD 值［邻苯二胺（o-phenylenediamine，OPD）用 A_{492} 测定，四甲基联苯胺（3,3′,5, 5′-tetramethylbenzidine，TMB）用 A_{450} 测定］。

【注意事项】

1. 每次实验均应做阴性对照、阳性对照、空白对照（以 PBS 代替标本），空白对照所得值为本底值，在分析实验结果时应扣除本底值，阳性对照＞阴性对照＞空白对照则实验成立。

2. 常规 ELISA 使用 1% BSA 封闭包被有抗原的孔，但经验表明这样做往往会较大程度地降低实验的灵敏性，必要时，可用含 0.05% Tween-20 的 PBS 代替 1% BSA 对酶标板进行封闭（4 ℃过夜），通常将各种反应条件预试好，可省略封闭步骤。

3. 将牛乳以滤纸过滤，加等量的 PBS 可代替稀释液使用。

4. 样本不宜在包被有抗原的酶标板中直接进行稀释，而应另取一块空板将标本稀释后再把标本移到包被有抗原的酶标板中。

5. 手工冲洗时应确保洗液不从孔中溢出，用洗板机冲洗时，应确保各道冲洗头进出洗液通畅。

6. 底物采用 OPD 较灵敏，但稳定性差；TMB 较稳定，但灵敏度稍逊。

7. TMB 可配成 1% 浓度的溶液保存，底物缓冲液临用时稀释使用，在预实验中确定二者配合的比例，确定完毕后，可将二者调成等体积的应用液。分装后分别于 -20 ℃冻存，每次使用时取出一对混合后使用，可使用 2 个月。

8. 阴性对照稍有显色时，为最佳终止显色时间，这一时间宜控制在 10 ~ 30 min。适当延长时间（如 1 h）可稍有增敏作用，若时间太短则需重新确定实验条件。

二、ELISA（双抗体夹心法）

【实验目的】

掌握 ELISA（双抗体夹心法）的实验原理和基本方法。

【实验原理】

将已知的特异性抗体包被在固相载体上，形成固相抗体，加入待检标本（含相应抗原），抗原与固相抗体结合成复合物，再加入特异性酶标抗体，使之与已形成的抗原抗体复合物结合，当加入与酶相应的底物时，酶催化底物显色，根据颜色的有无和颜色的深浅对待测抗原进行定性和定量（图3-2）。

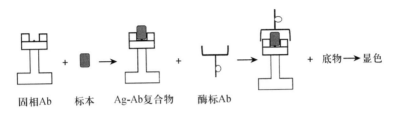

图3-2 双抗体夹心法酶联免疫吸附反应原理图

【实验材料】

1. 纯化抗待测抗原的抗体（包被用）。

2. 酶标抗体（辣根过氧化物酶标记抗待测抗原的抗体）。

3. 底物（邻苯二胺或四甲基联苯胺）。

4. 底物缓冲液（Na_2HPO_4 0.184 g+ 柠檬酸 0.047 g+H_2O 10 ml+H_2O_2 5 μl）。

5. PBS。

6. pH 9.6 碳酸盐缓冲液（CBS）。

7. 洗液（PBS+0.05% 体积的 Tween-20）。

8. 稀释液（100 ml PBS+1 g 牛血清白蛋白）。

9. 终止液（2 mol/L H_2SO_4）。

10. 酶标板（聚苯乙烯板）。

11. 微量加样器。

12. 吸水纸。

13. 封口胶带。

14. 酶标仪。

15. 洗板机等。

【实验方法】

1. 预实验

（1）抗体包被的酶标板的制备

1）用碳酸盐缓冲液将抗体稀释到适当浓度（参考：5 mg/L），加入酶标板（50 μl/孔），以胶带封口，于 4 ℃过夜。

2）弃抗体液，以双蒸水冲洗 3 次，自然干燥后以胶带封口。此为已知抗体包被的酶标板，备用。

（2）底物浓度的选择：用底物缓冲液配制不同浓度的底物液（参考：0.5 g/L），分别加入酶标板中（50 μl/ 孔），以胶带封口，37 ℃避光保存 2 h，在没有明显变色的条件下选择尽可能大的底物浓度。

（3）酶标抗体浓度的选择：用稀释液稀释酶标抗体至适当倍数（参考：40 ~ 4000倍），加到已包被抗原的酶标板中（50 μl/ 孔），封口后于 37 ℃作用 30 min。以洗液连续冲洗 5 次，然后于吸水纸上拍干，加入所选定的底物，封口后于 37 ℃作用 2 h，在没有变色的条件下选择尽可能大的酶标抗体浓度。

（4）待测标本浓度的确定：选择明确为阴性的标本，以稀释液做适当稀释（至少 5倍以上，参考：100 倍），封口后于 37 ℃作用 1 h，按上述条件洗板（连续冲洗 5 次），加入已确定浓度的酶标抗体，再洗板，再加入已确定的底物，选择无明显变色的最大浓度的标本。

2. 正式测定

（1）以稀释液将待检标本做适当稀释（预实验中确定）加入包被有已知抗体的酶标板中（50 μl/ 孔），封口后于 37 ℃作用 30 min。

（2）弃反应液，以洗液连续洗板 5 次，并于吸水纸上拍干。

（3）加入酶标抗体（浓度在预试中确定），封口后于 37 ℃作用 30 min。

（4）重复第（2）步。

（5）加底物（浓度在预实验中确定），以胶带封口后于室温下避光作用 5 ~ 60 min，其间不时观察，显色满意后加终止液 50 μl/ 孔。

【实验观察】

肉眼观察显色反应，以待检孔颜色深于阴性对照孔为阳性，或用酶标仪检测 OD 值（用酶标仪测定 OD 值，OPD 用 A_{492} 测定，TMB 用 A_{450} 测定）。

【注意事项】

1. 每次实验均应做阴性对照、阳性对照、空白对照（以 PBS 代替标本），后者为本底值，在分析实验结果时应扣除本底值，阳性对照＞阴性对照＞空白对照则实验成立。

2. 包被抗体与酶标抗体都用单克隆抗体时，不应采用识别同一位点的单克隆抗体，而应采用识别不同位点的两个单克隆抗体。

3. 包被抗体与酶标抗体如果分别采用单克隆抗体和多克隆抗体，宜用单克隆抗体作为包被抗体，以多克隆抗体作为酶标抗体。

4. 其他注意事项同酶联免疫吸附试验间接法。

◈ 实验二　免疫荧光技术 ◈

免疫荧光技术（immunofluorescence technique）又称荧光抗体技术，利用某些荧光素通过化学方法与特异性抗体结合制成荧光抗体，荧光抗体与待检抗原特异性结合后形成的免疫复合物在一定波长光的激发下可发出荧光，借助荧光显微镜可检测或定位待检抗原。荧光抗体技术已应用于医学和生物学的许多方面，如血液中 T、B 细胞及其亚群的鉴定，血清中自身抗体的检测，组织中免疫球蛋白及补体组分的检测，病原微生物的快速诊断，恶变组织中肿瘤特异性抗原的检测，某些器官移植抗原的鉴定，激素和酶的局部组织定位等。免疫荧光技术的基本原理：一些化学物质能从外界吸收并储存能量（光能、化学能等）而进入激发态，当其从激发态再回复到基态时，过剩的能量可以电磁辐射的形式释放。荧光素是一种染料，它在紫外光或蓝光照射下被激发而发出波长较长的可见光，即荧光。某些荧光素在一定条件下，可与抗体分子结合，但不影响抗体与抗原结合的性能。用这种荧光抗体将标本染色后，在荧光显微镜下进行观察，可对待检标本中相应抗原进行鉴定和定位。目前最常用的荧光素有异硫氰酸荧光素（fluorescein isothiocynate，FITC）、四乙基罗丹明（rhodamine B，RB200）等。

荧光抗体技术主要包括 7 个步骤：抗血清的制备、抗体的纯化、荧光标记抗体的制备、荧光标记抗体的纯化、标本的制备、荧光抗体染色和荧光显微镜观察。荧光抗体试验主要有直接法、间接法、补体结合法及双标记法四种类型。本技术除通过荧光显微镜用于抗原、抗体的定位和鉴定外，目前已向定量和自动化方向发展。如把单个细胞经荧光抗体染色后，可用显微荧光光度计直接测定荧光强度；或者使用由机械、光学、电子等部分组成的流式细胞仪及荧光激活细胞分离仪（fluorescence-activated cell sorter，FACS），把细胞通过高速流动系统的机械颤动喷嘴喷出，喷出的细胞形成单行，一个一个地通过检测区，经单色激光照射后发出荧光信号，由荧光检测计进行检测，并由电脑分析记录。此类仪器在免疫学领域具有广泛的用途。下面主要介绍直接免疫荧光法和间接免疫荧光法。

一、直接免疫荧光抗体法

【实验目的】

1. 掌握直接免疫荧光抗体法的原理和用途。

2. 熟悉直接免疫荧光抗体法的操作方法。

【实验原理】

将荧光素标记在相应的抗体上，直接与相应抗原反应。其优点是方法简便、特异性高，非特异性荧光染色少。缺点是敏感性偏低，而且每检查一种抗原就需要制备一种荧光抗体。此法常用于细菌、病毒等微生物的快速检查和肾炎活检、皮肤活检的免疫病理检查。

【实验材料】

1. 待检抗原标本片。

2. 0.01 mol/L pH 7.4 磷酸盐缓冲液（PBS）。

3. 荧光标记的抗体溶液 以上述 PBS 进行稀释。

4. 缓冲甘油 用分析纯无荧光的甘油 9 份 + 0.2 mol/L pH 9.2 碳酸盐缓冲液 1 份配制。

5. 有盖搪瓷盒 1 个（内铺一层浸湿的纱布垫）。

6. 搪瓷桶 3 个（内盛 0.01 mol/L pH 7.4 PBS 1500 ml）。

7. 荧光显微镜、37 ℃温箱、玻片架、滤纸等。

【实验方法】

1. 滴加 PBS 于待检抗原标本片上，10 min 后弃去滴加的 PBS，使标本保持一定湿度。

2. 滴加适当稀释的荧光标记的抗体溶液，使其完全覆盖待检抗原标本片，置于有盖搪瓷盒内，37 ℃温箱保温一定时间（参考：30 min）。

3. 取出待检抗原标本片，置玻片架上，先用 0.01 mol/L pH 7.4 PBS 冲洗后，再按顺序过 0.01 mol/L pH 7.4 PBS 三缸浸泡，每缸 3 ~ 5 min，不时振荡。

4. 取出待检抗原标本片，用滤纸吸去多余水分，但不使标本干燥，加一滴缓冲甘油，以盖玻片覆盖。

5. 立即用荧光显微镜观察。

【实验观察】

观察标本的特异性荧光强度，一般可用"+"表示：（－）无荧光；（±）极弱的可疑荧光；（+）荧光较弱，但清楚可见；（++）荧光明亮；（+++ ~ ++++）荧光闪亮。待检标本特异性荧光染色强度达"++"以上，而各种对照显示为（±）或（－），即可判定为阳性。

二、间接免疫荧光抗体法

【实验目的】

1. 掌握间接免疫荧光抗体法的原理和用途。

2. 掌握间接免疫荧光抗体法的操作方法。

【实验原理】

将荧光素标记在第二抗体上。如检查未知抗原，先用已知未标记的特异性抗体（第一抗体）与抗原标本进行反应，用水洗去未反应的抗体，再用标记的第二抗体与抗原标本反应，使之形成抗原 - 抗体 - 标记的第二抗体复合物，再用水洗去未反应的标记抗体，干燥、封片后镜检。如果检查血清中未知抗体，则抗原标本是已知的，以待检血清为第一抗体，其他步骤与抗原检查相同。现以检测流行性出血热病毒抗体（IgM）为例介绍。

【实验材料】

1. 已知抗原标本片。

2. 0.01 mol/L pH 7.4 磷酸盐缓冲液（PBS）。

3. 缓冲甘油　用分析纯无荧光的甘油 9 份 + 0.2 mol/L pH 9.2 PBS 1 份配制。

4. 荧光标记的抗人 IgM 抗体　以 0.01 mol/L pH 7.4 的 PBS 进行稀释。

5. 搪瓷桶 3 个（内盛 0.01 mol/L pH 7.4 PBS 1500 ml）。

6. 有盖搪瓷盒 1 个（内铺 1 层浸湿的纱布垫）。

7. 荧光显微镜、37 ℃温箱、玻片架、滤纸等。

【实验方法】

1. 滴加适量 0.01 mol/L pH 7.4 PBS 于已知抗原标本片上，10 min 后弃去滴加的 PBS，

使标本片保持一定湿度。

2. 滴加以 0.01 mol/L pH 7.4 PBS 适当稀释的待检抗体标本，使之覆盖已知抗原标本片。将玻片置于有盖搪瓷盒内，37 ℃保温 30 min。

3. 取出标本片，置于玻片架上，先用 0.01 mol/L pH 7.4 PBS 冲洗 1～2 次，然后按顺序过 0.01 mol/L pH 7.4 PBS 三缸浸泡，每缸 5 min，不时振荡。

4. 取出标本片，用滤纸吸去多余水分，但不使标本干燥，滴加一滴一定稀释度的荧光标记的抗人 IgM 抗体。

5. 将标本片平放在有盖搪瓷盒内，37 ℃保温 30 min。

6. 重复操作步骤 3。

7. 取出标本片，用滤纸吸去多余水分，滴加一滴缓冲甘油，再覆以盖玻片。

8. 荧光显微镜高倍视野下观察，结果判定同直接免疫荧光抗体法。

【实验结果】

判定结果同直接免疫荧光抗体法。

【注意事项】

1. 荧光染色后一般在 1 h 内完成观察，或于 4 ℃保存 4 h。时间过长，会使荧光减弱。

2. 每次试验时，需设置以下三种对照：

（1）阳性对照：阳性血清 + 荧光标记物。

（2）阴性对照：阴性血清 + 荧光标记物。

（3）荧光标记物对照：PBS+ 荧光标记物。

3. 已知抗原标本片需在操作的各个步骤中，需始终保持湿润，避免干燥。

4. 使所滴加的待检抗体标本或荧光标记物需始终保持在已知抗原标本片上，避免因放置不平使液体流失，从而造成非特异性荧光染色。

◆ 实验三 标记抗原的放射免疫技术 ◆

20 世纪 50 年代，Yalow 和 Berson 等偶然观察到标记的胰岛素与胰岛素抗体的结合与该体系中存在的非标记胰岛素的量呈一定的相关性，从而创立了放射免疫分析法（radioimmunoassay，RIA），开辟了医学生物学检测史上的新纪元。该法的建立对医学的发展起到了巨大的推动作用，使得人类能够简便、灵敏地检测各种微量的生物活性物质，彻底改变了临床医学特别是内分泌诊断学的现状。Yalow 因此于 1977 年荣获诺贝尔生理学或医学奖。这一成果把免疫分析推向了微量和超微量水平，从而使人们有可能从分子水平重新考察生物活性物质在生命现象中的作用。这一新技术迅速渗透到医学科学的其他领域，如病毒学、药理学、血液学、免疫学、法医学、肿瘤学，以及与医学生物学相关的学科，如农业科学、生态学、环境科学。放射免疫检测的物质由激素扩大到几乎一切生物活性物质，如维生素、肿瘤相关抗原或抗体、药物、病毒和寄生虫所释放的物质，其中有些物质具有复杂的大分子结构，只是在分子构型或个别原子位置上存在微小差异。放射免疫分析法是一种放射性竞争结合分析（competitive radioactive binding assay），随后又相继建立了放射性非竞争结合分析（non-competitive radioactive binding assay），如免疫放射分析（immuno radio metric assay，IRMA）和放射受体分析（radio-receptor assay，RRA）。随着高新技术（单克隆抗体制备技术、基因重组技术、电子计算机技术、信息处理技术、新材料合成技术等）的同步发展，放射免疫分析以及相关技术更趋完善，为该技术大范围普及与更新换代创造了条件。

一、氯胺 T 标记法

【实验目的】

1. 熟悉氯胺 T 标记法的实验操作。

2. 了解氯胺 T 标记法反应的 pH 值对标记的影响效果。

【实验原理】

以氯胺 T（N-氯代对甲苯磺酰胺钠盐）和放射性碘标记蛋白质或多肽分子的一种方法。氯胺 T 氧化作用温和，在水溶液中水解产生次氯酸使碘氧化成碘分子（单质碘），与酪氨酸等残基反应完成标记。

【实验材料】

1. 0.05 mol/L 和 0.1 mol/L pH 7.4 磷酸盐缓冲液（PBS）。

2. 氯胺 T 溶液　用 0.05 mol/L pH 7.4 PBS 配制成 1 mg/ml，新鲜配制，即配即用。

3. 焦亚硫酸钠溶液　用 0.05 mol/L pH 7.4 PBS 配制成 2 mg/ml，新鲜配制。

4. KI 溶液　用 0.05 mol/L pH 7.4 PBS 配制成 2 mg/ml。

5. 待标记的蛋白质或多肽　用 0.05 mol/L pH 7.4 PBS 配制成 1 mg/ml Na^{125}I 溶液（3.7 GBq/ml）。

6. 分离柱和葡聚糖凝胶 G50（Sephadex G50）。

7. 放射性薄层扫描仪和活度计。

8. 纤维素层析纸，加盖反应瓶。

【实验方法】

1. 取 50 ml 浓度 0.1 mol/L、pH7.4 PBS，加入加盖反应瓶。

2. 加入待标记的蛋白质或多肽 5 ml。

3. 加入 Na^{125}I 溶液 5 ml。

4. 加入氯胺 T 溶液 20 ~ 50 ml，反应 2 min。

5. 加入焦亚硫酸钠溶液 20 ~ 50 ml，反应 1 min。

6. 加入 2% 的 KI 溶液，稀释残留的碘化物。

7. 取少量反应液，点在纤维素层析纸上。

8. 在正丁醇：乙醇：氨水 =5：1：2 系统中进行层析，晾干后，在放射性薄层扫描仪上测量 3 个峰，并计算碘利用率。

9. 将反应液过 Sephadex G50 柱（Sephadex G50 制柱：取 1 g Sephadex G50 在

0.05 mol/L pH 7.4 PBS 中浸泡 24 h 以上，其间多次轻轻摇动漂去细小颗粒，待其充分膨胀后，抽气减压约 30 min，排出其中气泡。然后将凝胶加入玻璃层析管中，使其自然下降）。柱预先用 0.05 mol/L pH 7.4 PBS 平衡，再用 BSA 20 mg（溶于 1 ml 0.05 mol/L pH 7.4 PBS 中）过柱，使柱饱和，用 0.05 mol/L pH 7.4 PBS 流洗后即可上样，洗脱后收集洗脱液 2 ml/ 瓶。

10. 分别在活度计上测量并绘制曲线，合并蛋白质峰，加入适量 BSA 和 NaN$_3$ 分装冻存或冷冻干燥。

【实验结果】

1. 碘利用率（%）$= C_1/（C_1+C_2+C_3）\times 100\%$

2. 免疫活性（%）$= C_0/C_t \times 100\%$

3. 比活度（Bq/mg）$= A/m$

式中，C_1、C_2、C_3 分别为峰 1、峰 2、峰 3 的放射性强度（cpm）；C_0 是用 10 倍的标准抗体与标记抗原充分反应后形成复合物的放射性计数率；C_t 为每管加入的标记抗原总放射性计数率；A 为放射性活度，是标记时加入的放射性碘的活度乘以碘利用率；m 为蛋白质的质量。

【注意事项】

1. 氯胺 T 标记法操作简单，费时少，能使放射性碘大量结合到蛋白质上，但要注意尽量减少因放射性碘化反应引起的蛋白质生物活性的损伤，应使用无还原剂和高放射性比活度的 Na^{125}I。

2. 抗原量尽量小，当投入的放射性碘量一定时，多肽、蛋白质用量多，虽然能获得高碘利用率，但所得标记蛋白放射性比度低。

3. 氯胺 T 用量不宜过大。氯胺 T 是氧化剂，如果氯胺 T 用量比较大，会导致蛋白质结构和活性的严重损伤，使标记多肽、蛋白质活性下降。

4. 总反应体积宜小。碘化反应体积越小，局部反应物浓度越高，所得碘利用率和标记多肽、蛋白质放射性比活度就越高。

5. 反应的 pH 值会影响标记效果，最适 pH 值约为 7.5。当 pH 值小于 6.5 或大于 8.5 时，标记率明显下降。

【临床意义】

氯胺 T 标记法标记效率高，重复性好，试剂便宜、易得，是目前使用最多的碘标记方法。

【思考题】

1. 不同蛋白质、多肽碘化标记的差别是什么？

2. 为什么碘化反应温度升高，碘化反应速度加快？

二、乳过氧化物酶法

【实验目的】

1. 熟悉乳过氧化物酶法的实验操作与流程。

2. 了解乳过氧化物酶法的应用前景。

【实验原理】

乳过氧化物酶（lactoperoxidase，LPO）可促进微量过氧化氢对 $^{123}I^-$ 的氧化作用，生成 $^{125}I^+$，并标记在多肽、蛋白质酪氨酸分子上。

【实验材料】

1. LPO 溶液　用 0.05 mol/L pH 7.4 PBS 配制成 12 mmol/L。

2. H_2O_2 溶液　用去离子水新配制成 1 mmol/L。

3. 半胱氨酸溶液　用 0.05 mol/L pH 7.4 的 PBS 配制成 5 mmol/L。

其余同上述"氯胺 T 标记法"。

【实验方法】

1. 取 50 ml 0.05 mol/L pH 7.4 PBS，加入有盖反应瓶。

2. 加入 20 ml $Na^{125}I$ 溶液，混匀。

3. 加入待标记的蛋白质或多肽 5 ml。

4. 加入 LPO 溶液 5 ml。

5. 加入 10 ml H_2O_2 溶液，混匀，室温下反应 10 min。

6. 再次加入 10 ml H_2O_2 溶液，混匀，室温下反应 10 min。

7. 加入半胱氨酸溶液 500 ml，终止反应。

8. 加入 2% KI 溶液，稀释残留的碘化物。

9. 其余步骤同"氯胺 T 标记法"。

【实验结果】

1. 放射性化学纯度　放射性化学纯度是指某一化学形式的放射性物质的放射强度在该样品中所占放射性总强度的百分比。鉴定方法：取标记的蛋白质或多肽抗原液少许，加入 1% ~ 2% 载体蛋白及等量的 15% 三氯乙酸，摇匀，静置数分钟后，3000 r/min 离心 15 min，分别测上清液（含游离碘）及沉淀（含标记抗原）的放射活性。一般要求游离碘含量占总放射性碘的 5% 以下。标记抗原储藏较久后，仍有部分放射性碘从标记物上脱落下来，使用时应除去后再用，否则影响放射免疫分析的精确度。

2. 免疫化学活性　采用碘标记的抗原，通常由于氧化剂的作用可引起部分活性的损伤，而采用 ^3H、^{14}C 等标记的抗原，则不改变抗原的化学结构。免疫活性的检查方法：少量的标记抗原与过量的抗体，在适当的条件下充分反应后，分离标记抗原、未标记抗原，分别测定其放射性，算出结合百分率。此值应在 80% 以上，最大可超过 90%。该值越大，表示标记的免疫化学活性损失越少。

3. 放射性强度　放射性强度用比活度表示，即单位质量抗原的放射性活度。比活度越高，敏感性越高。因此，根据测定需要的敏感度，要求适当比活度的标记抗原。标记抗原比活度的计算是依据放射性碘的利用率。

【注意事项】

1. LPO 的质量好坏，可直接影响标记率，应在使用前新鲜配制，以防酶活性降低。

2. LPO 的用量应小于总蛋白质用量的 1%，以减少酶自身碘化而带入的杂质。碘化反应速率分析表明，酶的催化速度很快；碘化反应在 pH 4.0 ~ 8.5 的较宽范围内均可进行，最适 pH 值应依据蛋白质本身性质而定。

【临床意义】

近年来，由于 RIA 的灵敏度高、特异性强，已经制成很多种标准的检测试剂盒，这些试剂盒使用方便，使放射免疫技术得到了广泛的应用。目前，国外成功应用放射免疫技术检测的物质多达 300 多种。国内研究的被检测物质也达 100 多种。常见的一些放射免疫检测见表 3-1。

表 3-1　常见放射免疫检测

应用领域	检测抗原
肿瘤诊断	甲胎蛋白（alpha fetal protein，AFP）
	癌胚抗原（carcino-embryonic antigen，CEA）
	糖类抗原 19-9（carbohydrate antigen19-9，CA19-9）
	糖类抗原 125（carbohydrate antigen125，CA125）
	糖类抗原 15-3（carbohydrate antigen15-3，CA15-3）
	糖类抗原 242（carbohydrate antigen 242，CA-242）
	2- 微球蛋白
	铁蛋白
	前列腺特异性抗原
垂体性腺激素诊断	卵泡刺激素（follicle-stimulating hormone，FSH）
	黄体生成素（luteinizing hormone，LH）
	睾酮
	雌二醇（E2）
	黄体酮（孕酮）
	催乳素
	人生长激素
	人绒毛膜促性腺激素
	人胎盘催乳素

续表

应用领域	检测抗原
甲状腺激素诊断	三碘甲腺原氨酸（triiodothyronine，T_3）
	甲状腺素
	促甲状腺素
	游离三碘甲腺原氨酸
	游离甲状腺素
	甲状腺球蛋白抗体
传染病诊断	甘胆酸
	透明质酸
	乙型肝炎表面抗原
	乙型肝炎 e 抗原
	乙型肝炎核心抗体
	乙型肝炎表面抗体
消化系统疾病	血清胰岛素
	血清 C 肽
	胃泌素
	血清胰高血糖素
心血管系统疾病	肾素 - 血管紧张素
	醛固酮
	血栓素 B2
	心钠素
细胞信使物质	环磷酸腺苷
	环磷酸鸟苷
	环核苷酸
骨代谢疾病	降钙素
	骨钙素
免疫性疾病	免疫球蛋白 G
	分泌型免疫球蛋白 A
	免疫球蛋白 E
临床血药浓度监测	地高辛药物浓度
	庆大霉素药物浓度
	苯妥英钠药物浓度

【思考题】

1. 何谓标记抗原的放射免疫技术，其基本原理是什么？

2. 标记抗原的放射免疫技术有哪些应用前景？

◆ 实验四　标记抗体的放射免疫技术 ◆

1968 年 Miles 和 Hales 应用同位素标记的抗胰岛素抗体检测牛血清中的胰岛素获得成功，标志着免疫放射分析（immunoradiometric assay，IRMA）的建立。IRMA 的原理属于非竞争性免疫结合反应，是将放射性核素标记在抗体上，用过量的标记抗体（Ab*）与待测抗原反应，反应式为 $Ag+ Ab^* \Longleftrightarrow Ag\text{-}Ab^* +Ab^*$。待充分反应后，除去游离的标记抗体，Ag-Ab* 结合物的放射性强度与待测抗原量呈正比关系，即待测抗原含量越多，放射性强度就越高，反之则越低。

IRMA 是目前最常用的体外分析技术之一，其具有敏感性高、特异性强、标记物稳定、容易标记、结果稳定等优点。但其也有抗体用量偏多，而且抗体的特异性纯化较难等缺点。IRMA 与 RIA 相比有以下特点：① IRMA 反应系统中应用的标记物为免疫球蛋白，易于提纯和进行碘化标记，标记抗体的比活度较高，有利于提高分析的灵敏度，且不同抗体的标记方法基本相同；而在 RIA 中应用的标记物是抗原。抗原种类繁多，化学结构各异，较难获得纯品，标记方法也多种多样。②在 IRMA 反应系统中使用过量的标记抗体，直接与抗原结合，不存在竞争结合的复杂反应，因此反应速度较快，即使使用亲和力较低的单克隆抗体，也能满足实验要求；而在 RIA 中抗体是微量的，所以一定要用高亲和力的多克隆抗体。③ IRMA 使用的标记物和固相抗原在反应中都是过量的，只有待测样品加样误差才会影响分析结果，因此 IRMA 的批内和批间变异比较小；而 RIA 使用的抗体和标记抗原在反应中是固定量的，其加样误差可严重影响测定结果。

【实验目的】

1. IRMA 是目前最常用的体外分析技术之一，其具有敏感性高、特异性强、标记物稳定、容易标记、结果稳定等优点。

2. 熟悉标记抗体的免疫放射技术的原理及操作方法。

【实验原理】

人血清胰岛素（insulin，INS）的测定对于胰腺细胞分泌功能的评估、糖尿病患者治疗方案的制定及胰岛素瘤的诊断具有重要意义，目前测定胰岛素以 RIA 为主，但是受血中胰岛素含量不均一性的影响，RIA 的特异性较差，采用双抗体夹心法的 IRMA 能提高胰岛素检测的特异性。

【实验材料】

1. 标记抗胰岛素单克隆抗体（^{125}I-INS McAb）。

2. INS McAb 包被管。

3. 标准抗原、待测标本。

4. 洗液　0.2 mol/L pH 7.4 磷酸盐缓冲液。

5. 包被缓冲液　0.1 mol/L pH 9.5 的碳酸盐缓冲液。

6. 封闭液　含 1% BSA 的 0.05 mol/L pH 7.4 磷酸盐缓冲液。

7. 标记抗体稀释液　含 0.2% BSA 的 0.05 mol/L pH 7.4 磷酸盐缓冲液。

8. 洗涤液　0.02 mol/L pH 7.4 磷酸盐缓冲液。

9. 胎牛血清。

10. 计数仪。

11. 低温离心机等。

【实验方法】

1. ^{125}I-INS McAb 标记物的制备，用氯胺 T 标记法标记，高效液相色谱柱分离纯化。

2. 固相抗体的制备　用包被缓冲液将 INS McAb 稀释成 5 mg/L，加入聚苯乙烯六角试管中，200 μl/ 管，置 4 ℃过夜。次日倾去包被缓冲液，以 500 μl/ 管加封闭液，37 ℃封闭 1 h。弃去封闭液，自然晾干。

3. 胰岛素标准品的配制　取胎牛血清 5 ml 灭活 4 h，3000 r/min 离心 20 min 后，上清用于配制标准品。将不同量的胰岛素加入到灭活后的胎牛血清中，配制胰岛素浓度分别为 5 mIU/L、10 mIU/L、20 mIU/L、40 mIU/L、80 mIU/L、160 mIU/L 的标准品，用胰岛素放射免疫分析试剂盒校正该标准品的浓度。校正后的标准品以 0.5 ml 分装，冻干，于 2～8 ℃保存。

4. 胰岛素免疫放射分析程序　在已包被抗体的包被管中（总 T 管除外）加入 100 μl 胰岛素标准品和待测血清样品、100 μl ^{125}I-INS McAb，混匀，37 ℃反应 3 h。弃反应液，用洗涤液洗 3 次，500 r/min 离心，吸水纸吸干管口残液，用计数仪测量包被管的放射性计数。以胰岛素浓度（mIU/L）为横坐标，各标准点的结合率（E/Q）为纵坐标在双对数坐标纸上绘制标准曲线。使用仪器内的计算程序直接获得样品中胰岛素的浓度。

【实验结果】

IRMA 是将放射性核素标记在抗体上，然后以过量的标记抗体与待测抗原结合，未结合的标记抗体通过和固相的抗原免疫吸附剂结合而去除，溶液中的放射性强度与待测抗原的含量呈正相关。根据检测过程的操作步骤不同，有以下几种类型。

1. 直接 IRMA 法　将待测抗原与过量的标记抗体进行温育使二者结合，然后加入固相抗原免疫吸附剂再次温育，吸附游离的标记抗体。离心去除沉淀物，测定上清液中放射性强度，根据标准曲线即可得知待测样品中抗原的含量。

2. 双抗体夹心 IRMA 法　在待测抗原内依次加入固相抗体和标记抗体，反应后形成固相抗体（Ab_1）- 抗原 - 标记抗体（Ab_2）复合物，洗涤去除游离的标记抗体，测定固相抗体或载体上免疫复合物的放射性强度，根据标准曲线即可得知待测样品中抗原的含量。此法仅用于检测有多个决定簇的多肽和蛋白质抗原。

3. 间接 IRMA 法　此法是在上述双抗体夹心法的基础上，进一步改良为用放射性核素标记抗 Ab_2 的抗体（羊抗兔或抗鼠的 IgG），反应后形成固相抗体（Ab_1）- 抗原 -Ab_2- *Ab_3（标记抗体）的四重免疫复合物。其中 *Ab_3 可作为通用试剂，可省去标记针对不同抗原的特异性抗体。

4. BAS-IRMA 法　是将生物素 - 亲和素系统（biotin-avidin-system，BAS）引入 IRMA 而建立的新一代 IRMA。此法最大的优点是使用生物素化抗体和以放射性核素标记亲和素为示踪剂，可以通用于前列腺素等小分子物质的检测。1 个抗体分子可标记数十个生物素分子，而每个亲和素又可与 4 个生物素分子结合，从而产生多级放大效应。同时生物素与亲和素之间的亲和力要比抗原抗体间的亲和力大 10 万~ 100 万倍，二者结合极为稳定，因此，其灵敏度、特异性和精密度都大大提高。目前，一些超高灵敏度的 IRMA 分析试剂盒就是运用上述原理制成的。

【注意事项】

戴手套、防护镜等，将试剂盒从冰箱中取出，室温下放置 30 min 方可使用。

【思考题】

1. IRMA 法的原理是什么？
2. IRMA 法的影响因素有哪些？

第三节　印迹杂交技术

◆ 实验一　免疫印迹技术 ◆

免疫印迹法（immunoblotting）又称蛋白质印迹法（Western blotting），是在蛋白质凝胶电泳和固相免疫分析基础上建立的一种蛋白质多参数检测技术，是根据抗原抗体的特异性结合检测复杂样品中的某种蛋白质的方法。免疫印迹技术融合了凝胶电泳样本分辨率高和免疫学检测的抗原抗体反应特异性强、敏感度高等优点，是现代生命科学用来检测和鉴定蛋白质分子特性、蛋白质表达、天然成熟蛋白组织学分布以及鉴定纯化抗原的一种最常用而有效的方法。

【实验目的】

掌握免疫印迹技术的实验原理和实验方法；了解该方法的临床意义。

【实验原理】

蛋白质样品经聚丙烯酰胺凝胶电泳分离后，转移到固相载体（例如硝酸纤维素薄膜）上，固相载体以非共价键形式吸附蛋白质，且能保持电泳分离的多肽类型及其生物学活性不变。以固相载体上的蛋白质或多肽作为抗原，与对应的抗体起免疫反应，再与酶标记的第二抗体结合，经底物显色或放射自显影检测电泳分离的特异性蛋白质成分。

【实验材料】

1. 十二烷基硫酸钠 - 聚丙烯酰胺凝胶电泳（SDS-PAGE）　凝胶配制所需试剂：丙烯酰胺、N,N'- 亚甲基双丙烯酰胺、十二烷基硫酸钠（sodium dodecyl sulfate，SDS）、三羟甲基氨基甲烷［tris-（hydroxymethyl）-aminomethane，Tris］缓冲液、N,N,N',N'- 四甲基乙二胺（N,N,N',N'-tetramethylethylenediamine，TEMED）、过硫酸铵。

2. 2×SDS 加样缓冲液　100 mmol/L Tris 盐酸（pH 6.8）、200 mmol/L DTT、4% SDS、0.2% 溴酚蓝、20% 甘油。

3. Tris- 甘氨酸缓冲液　25 mmol/L Tris、250 mol/L 甘氨酸、0.1% SDS。

4. 垂直 SDS-PAGE 装置。

5. 转移装置（半干式电转印）。

6. 硝酸纤维素膜或聚偏二氟乙烯（polyvinylidene difluoride，PVDF）膜。

7. 滤纸。

8. 转移缓冲液　0.025 mol/L Tris、0.052 mol/L 甘氨酸、20% 甲醇、0.037% SDS。

9. 0.01 mol/L PBS（pH 7.4）。

10. 包被液（5% 脱脂奶粉，现配）　脱脂奶粉 1.0 g 溶于 20 ml 的 0.01 mol/L PBS 中。

11. 蛋白质分子标准品、待测蛋白质的特异抗体、辣根过氧化物酶（horseradish peroxidase，HRP）标记的二抗、底物等。

【实验方法】

1. 蛋白样品的制备与电泳分离

（1）安装装置和玻璃板

（2）配置分离胶　按照所需浓度（分离胶配制比见表 3-2）和体积依次混合 H_2O、30% 丙烯酰胺、1.5 mol/L Tris（pH 8.8）、10% SDS、10% 过硫酸铵，最后加入 TEMED，立即快速混匀。

表 3-2　SDS-PAGE 凝胶电泳分离胶配制比

溶液成分	各成分所需体积（ml）			
	7.5%	10%	12.5%	15%
30% 聚丙烯酰胺 -0.9% 双丙烯酰胺	3.75	5	6.25	7.5
1.5 mol Tris 盐酸（pH8.8）	3.75	3.75	3.75	3.75
H_2O	6.85	5.6	4.35	3.1
10%SDS	0.15	0.15	0.15	0.15
TEMED	0.007 5	0.007 5	0.007 5	0.007 5
10% 过硫酸铵	0.5	0.5	0.5	0.5
总体积	15	15	15	15

（3）迅速在两玻璃板间隙灌入分离胶溶液，留出积沉胶所需体积和梳子齿长高度。小心在胶上覆盖一层去离子 H_2O，垂直放置于室温中，约 30 min 使胶凝聚。

（4）倒出分离胶上方覆盖液体，尽量吸干。

（5）配置 5% 浓缩胶（浓缩胶配制比见表 3-3）　依次混合 H_2O、30% 丙烯酰胺、1.5 mol/L Tris（pH6.8）、10% SDS、10% 过硫酸铵，最后加入 TEMED，立即快速混匀。

表 3-3 SDS-PAGE 凝胶电泳浓缩胶配制比

溶液成分	厚胶（ml）	薄胶（ml）
30% 聚丙烯酰胺 -2% 双丙烯酰胺	3.6	2.4
1.5 mol Tris 盐酸（pH6.8）	2.25	1.5
H_2O	2.85	1.9
10% SDS	0.8	0.06
TEMED	0.009	0.006
10% 过硫酸铵	0.225	0.15
总体积	9	6

（6）在分离胶上方灌入浓缩胶，并插入梳子（避免气泡！），再灌入适量浓缩胶填满梳子齿间缝隙，垂直放置室温下。

（7）将蛋白质样品加入等量 2×SDS 加样缓冲液中，100 ℃加热 3 min 使蛋白质变性，2000 r/min，常温离心 3 min。

（8）取出浓缩胶中梳子，以 H_2O 去除未聚合丙烯酰胺。将凝胶装置固定于电泳装置中，在上、下槽均加满 Tris- 甘氨酸电泳缓冲液。

（9）加样 10～20 μl。

（10）将电泳装置通电，电压 8 V/cm，当染料前沿进入分离胶后，电压提高到 15 V/cm，电泳至溴酚蓝到达胶底部，2～4 h。

（11）关闭电源，取出玻璃板，撬开玻璃板，小心取出凝胶。

2. 转膜

（1）电泳结束后，取出凝胶，在 Tris- 甘氨酸缓冲液中漂洗数秒。

（2）将电转印槽的阳极（石墨电极板）平放在工作台上，蒸馏水淋洗，阳极板上加放 3 张电转印液浸透的 3 mm 厚滤纸，用玻棒或滚筒轻轻碾压去除气泡，将电转印液浸透的 0.45 μm 硝酸纤维素膜，加放在滤纸上，再将凝胶平放在硝酸纤维素膜上，最后在凝胶上面加盖一层约 0.5 cm 厚的电转印液浸透的滤纸，碾除气泡。滤纸、硝酸纤维素膜大小必须与胶一致，并精确对齐，否则多余的边缘互相接触会导致短路。在滤膜一角剪角或用铅笔作标记。

（3）在滤纸顶部压上阴极板，连接电极，根据凝胶的面积按 0.65 mA/cm^2（微型胶常用 1～2 mA/cm^2）接通电流（如 14 mm×14 mm 凝胶电流<0.3 A），经 1～1.5 h 电转印，电流降至相对平稳（如 14 mm×14 mm 凝胶电流降至 0.1 A）时，即可切断电源，取出转印膜放置在 20 mmol/L pH 7.5 Tris- 盐酸缓冲液内，室温漂洗 10 min。凝胶可进一步采用考马斯亮蓝染色，观察蛋白质残留量等。

3. 检测

（1）取漂洗的转印膜，放入含 0.1%Tween-20 和 2% BSA 的 0.05 mol/L pH 7.5 Tris- 盐酸缓冲液内，室温封闭，在摇床上平缓摇动 1 ~ 2 h，也可 4 ℃下过夜。

（2）用含 0.1% ~ 0.2% Tween-20 的 0.05 mol/L pH 7.5 Tris- 盐酸洗液，室温漂洗一次，5 ~ 10 min。

（3）将封闭后的杂交膜放入杂交袋中，加入抗体稀释液稀释的 1 ml Ab$_1$（<10 cm × 8 cm 膜），用封口机封口，4 ℃下孵育过夜或室温（22 ~ 25 ℃）摇动孵育 2 ~ 4 h，用洗液洗膜 3 次，每次 5 ~ 10 min。抗体稀释液：0.05 mol/L pH7.5 Tris- 盐酸缓冲液内含 0.05% ~ 0.2% Tween-20 和 0.2% BSA。

（4）加入标记的 Ab$_2$，室温继续反应 2 h。洗膜 4 次，每次 5 ~ 10 min。

（5）加底物显色液。

（6）根据标记物选择适宜的检测方法（较常用的检测系统有辣根过氧化物酶标记 Ab$_2$ 的增强化学发光（enhanced chemiluminescence，ECL）检测系统，用化学发光成像仪或在暗室中胶片记录结果）。

【实验结果】

参照标准分子量蛋白质判断发光（显色）条带是否与要检测的蛋白质分子量相符。一般情况下，呈现与标准分子量一致的单一条带可判断为阳性结果。

【注意事项】

1. 免疫印迹杂交的敏感性与检测系统有关，通常的酶免疫方法可检测出 20 fmol 的样品，即分子质量为 50 000 的蛋白质 1 ng。因此，凝胶电泳时的蛋白质上样量，应保证被检测抗原量不低于 1 ng，如果过低，应重新纯化和浓缩后使用。

2. PVDF 膜必须先经甲醇激活才能使用，最好的方法是将 PVDF 膜放置在少量的甲醇中浸透 1 min，再用电转印液漂洗 5 min，最后浸在电转印液中约 30 min，即可用于转膜。如果不经电转印液充分浸透，甲醇激活后立即应用，常常因膜非特异性吸附不均匀，出现点状染色污染的背景现象。

3. 取凝胶、滤纸和硝酸纤维素膜时必须戴手套，皮肤上的油脂和分泌物会影响蛋白质转膜。

4. 丙烯酰胺和双丙烯酰胺（N，N- 亚甲基双丙烯酰胺）具有很强的神经毒性，其作用具有累积性，实验时应做好防护。

【临床应用】

Western blotting 技术用于不同疾病患者血清抗体的诊断、分型检测。

1. 自身免疫病患者血清抗 - 核抗体种类　血清抗 - 核抗体（anti-nuclear antibody，ANA）是系统性红斑狼疮（systemic lupus erythematosus，SLE）的重要特征，SLE 患者血清中含有大量抗自身核抗原的抗体（ANA），检测患者 ANA 类型有助于 SLE 发病机制和防治对策的研究。因此，可制备动物或人来源的可抽出性核抗原（extractable nuclear antigen，ENA）多肽，将此含有多种抗原多肽的蛋白质溶液首先通过 SDS-PAGE 分离，而后转移至硝酸纤维素滤膜上，而后与不同 SLE 患者血清（含有 ANA）作用，酶标显色后，比较各患者与正常人结果，可得到 SLE 患者的 ANA 多肽谱，即患者特异性针对哪些自身核抗原产生抗体。

2. 临床结核病血清学诊断　将临床结核分枝杆菌流行菌株蛋白抗原成分降解为多肽，或人工合成，而后通过 SDS-PAGE 分离并印迹至滤膜上，与不同结核患者血清孵育，酶标显色后，可判断不同患者产生抗体的抗原特异性，从而可找出对结核诊断具有较高的敏感性和特异性的结核分枝杆菌多肽成分，制备为 ELISA 试剂盒后，可用于结核早期诊断。

3. 获得性免疫缺陷综合征的诊断与检测　获得性免疫缺陷综合征（acquired immunodeficiency syndrome，AIDS）的早期检测和监控对于有效控制其传播意义重大。感染 HIV-1 后，机体针对 HIV-1 基因编码抗原（gp160、gp120、gp41、p66、p55、p51、p31、p24、p17 等）产生相应抗体，在临床上具有重要的诊断意义。患者血清中最先出现 p24 抗原，继之出现各种 HIV-1 抗原；2 ~ 6 周后，不断产生抗各种抗原的抗体。临床通用的 AIDS 诊断是使用酶联免疫（ELISA）法初筛和 Western Blotting 法确认。ELISA 法快速、廉价，但可能出现假阳性，用于 AIDS 抗体初筛检测，而 Western Blotting 法兼具定性和定量的可靠性，必须使用 Western Blotting 法最后确认 AIDS 抗体。

【思考题】

1. 何谓免疫印迹技术，基本原理是什么？
2. 影响免疫印迹实验的关键因素是什么？

◆ 实验二　RNA 印迹法 ◆

【实验目的】

1. 掌握 RNA 印迹法的基本原理及其操作和应用。
2. 熟悉 RNA 甲醛凝胶电泳和吸印方法。

【实验原理】

整合到植物染色体上的外源基因如果能正常表达，则转化的植株细胞内有其转录产物——特异性 mRNA 的生成。将提取的植物总 RNA 或 mRNA 用变性凝胶电泳分离，则不同的 RNA 分子将按分子量大小依次排布在凝胶上，将他们原位转移到固定膜上，在适宜的离子强度及温度条件下，用探针与膜杂交，然后通过探针的标记检测出杂交体。若经杂交，样品无杂交带出现，表明外源基因已经整合到植物细胞染色体上，但在该取材部位及生理状态下该基因并未有效表达。

【实验材料】

1. 10 × 3-（N- 吗啉基）丙磺酸（MOPS）缓冲液　pH 7.0 0.2 mol/L 吗啉代丙烷磺酸；pH 8.0，50 mmol/L 乙酸钠、1 mmol/L EDTA；10 × 2-（N- 吗啡啉）乙磺酸（MES）缓冲液。

2. 5 × 载样缓冲液　50% 甘油，1 mmol/L EDTA，0.4% 溴酚蓝。

3. 甲醛　用水配成 37% 浓度（12.3 mol/L），应在通风柜中操作，pH 值高于 4.0。

4. 20× 柠檬酸钠（saline sodium citrate，SSC）缓冲液。

5. 去离子甲酰胺。

6. 50 mmol/L NaOH（含 10 mmol/L NaCl）。

7. pH 7.5 0.1 mol/L Tris。

【实验方法】

1. 40 ml 水中加 7 g 琼脂糖，煮沸溶解，冷却到 60 ℃，加 7 ml 10×MOPS 缓冲液，11.5 ml 甲醛，加水定容至 70 ml，混匀后倒入盛胶槽。

2. 等凝胶凝固后，去掉梳子和胶布，将盛胶槽放入 10×MES 缓冲液的电泳槽。

3. 使 RNA 变性（最多 20 μg），RNA 4.5 ml，10×MES 缓冲液 20 ml，甲醛 3.5 ml，去离子甲酰胺 10 ml。

4. 55 ℃加热 15 min，冰浴冷却。

5. 加 2 ml 5× 载样缓冲液。

6. 上样、同时加 RNA 标记物［同位素（^{32}P）dCTP］。

7. 60 V 电泳过夜。

8. 取出凝胶，水中浸泡 2 次，每次 5 min。

9. 室温下将胶浸到 50 mmol/L NaOH 和 10 mmol/L NaCl 中 45 min，水解高分子 RNA，以增强转印。

10. 室温下将胶浸到 0.1 mmol/L Tris- 盐酸（pH7.5）中 45 min，使胶中和。

11. 20×SSC 缓冲液洗胶 1 h。

12. 20×SSC 缓冲液中过夜转印到硝酸纤维素膜上。

13. 取出硝酸纤维素膜，80 ℃真空烘烤 2 h。

【注意事项】

1. 严格遵守试验规则，务必准确。

2. 由于好多药品是有毒的，对人体有害，请注意自身安全，做好防护。

【思考题】

1. 什么是 RNA 甲醛凝胶电泳和吸印方法其原理是什么？

2. RNA 印迹法的临床应用有哪些?

◆ 实验三　DNA 印迹法 ◆

【实验目的】

学习核酸杂交的基本原理和方法。

【实验原理】

DNA 印迹是将 DNA 片断从电泳凝胶上直接转移至膜支持物（如硝酸纤维素膜、尼龙膜）上，使 DNA 片断固定的技术。先将 DNA 经限制性内切酶消化成一系列片段，进行琼脂糖凝胶电泳，各片段因分子量不同而彼此分开，然后经碱处理凝胶，使 DNA 的片段被变性、中和，并在高盐缓冲液中通过毛细作用将单链核酸在原位转印到硝酸纤维素膜上，烘干、固定。

【实验材料】

1. 变性液　1.5 mol/L NaCl，0.5 mol/L NaOH。

2. 中和液　0.5 mol/L Tris- 盐酸（pH 7.0），1.5 mol/L NaCl。

3. 20×SSC 溶液　3 mol/L NaCl，0.3 mol/L 柠檬酸钠。

以上溶液均在 100 kPa 灭菌 20 min。

4. 2×SSC 溶液　用无菌移液管吸取 20×SSC 溶液 5 ml，加无菌水 45 ml。

5. 6×SSC 溶液　用无菌移液管吸取 20×SSC 溶液 15 ml，加无菌水 75 ml。

【实验方法】

1. 在琼脂糖凝胶上电泳分离 DNA。取出凝胶，切去边缘多余部分，EB 染色，在紫外灯下照相（放一标尺，可从相片中读出 DNA 迁移的距离）。

2. 将凝胶置于 200 ml 变性液中，浸泡 45 min，并温和地不断振荡，使凝胶上的 ds-DNA 转变为 ss-DNA，然后用双蒸水冲洗凝胶几次。

3. 用中和液浸泡凝胶并不断地振荡 45 min，将凝胶中和至中性。防止凝胶的碱性破坏硝酸纤维素膜。

4. 取一个瓷盘，在底部放一块玻璃板（或一块海绵）使盛器内的 20×SSC 溶液低于玻板表面，在玻板表面盖一张 3 mm 的二号滤纸，滤纸两边浸没于 20×SSC 溶液中，在玻璃和滤纸之间，赶掉所有的气泡。

5. 把凝胶底面朝上放在滤纸上，赶走两层之间出现的气泡。

6. 裁剪一张硝酸纤维素膜，其长与宽大于凝胶 1～2 mm，并在角上做记号，以确定滤膜方位。先把它放在去离子水中润湿后，再放在 20×SSC 溶液中润湿 5 min，然后放在凝胶表面，两层之间不可有气泡。

7. 然后再把两张与滤膜一样大小的二号滤纸，在 2×SSC 溶液中浸湿，覆盖在硝酸纤维素膜上，同样要把气泡赶走。

8. 把一叠吸水纸（或卫生纸，约有 5～8 cm 高，略小于滤纸），放置在滤纸上，在吸水纸上再放一块玻璃板和重约 500 g 的重物，放置过夜。

9. 转移结束后，移去上面的吸水纸和滤纸，同时翻转取出凝胶与硝酸纤维素膜，把凝胶的点样与硝酸纤维素膜的相对应位置用铅笔或解剖针的针尖做好标记。

10. 把已转移了 DNA 的硝酸纤维素膜放在 6×SSC 溶液中振荡浸泡 5 min，然后放在滤纸上吸干溶液。再把它夹在两层滤纸之间，80 ℃真空干燥 2 h。

【实验结果】

1. 将硝酸纤维素膜与照相胶片接触，可以通过放射自显影检测膜上的杂交区域。

2. 图像显示了杂交 DNA 分子的位置，可通过将它们与已知长度的标记 DNA 分子进行比较来确定片段的长度。

3. 同样，图像还提供了有关杂交片段数量及其大小的信息。

4. 如果使用荧光染料或显色染料，则可以在 X 线胶片上或通过膜上的显色来观察这些染料。

【注意事项】

1. 将凝胶中和至中性时，要测 pH 值，防止凝胶的碱性破坏硝酸纤维素膜。
2. 要注意赶走凝胶和滤纸及硝酸纤维素膜之间的气泡。

【思考题】

1. 什么是核酸杂交实验？其实验原理是什么？
2. DNA 印迹法临床应用有哪些？

（闫冬梅）

第四节　抗体的制备与鉴定

抗体的制备技术经历了三代：

第一代抗体是传统的抗体制备方法，即利用抗原免疫动物后获得抗体，称为多克隆抗体（polyclonal antibody，PcAb）。

第二代抗体是通过杂交瘤技术制备出针对抗原中某一抗原决定簇的抗体称为单克隆抗体（monoclonal antibody，McAb）。

第三代抗体是利用基因工程技术制备而来，称为基因工程抗体（genetic engineering antibody）。

◆ 实验一　多克隆抗体制备 ◆

天然抗原分子中常含多种不同抗原特异性的抗原表位，以该抗原物质刺激机体免疫系统，体内多个 B 细胞克隆被激活，产生的抗体中含有针对多种不同抗原表位的免疫球蛋白，称为多克隆抗体。获得多克隆抗体的主要途径是动物免疫血清。

当将抗原注射入实验动物体内时，一系列抗体生成细胞会不同程度地与抗原结合，受抗原刺激后在血液中产生不同类型的抗体。这种由一种抗原刺激产生的抗体称为多克隆抗体。多克隆抗体中不同的抗体分子可以以不同的亲和能力与抗原分子表面不同的部分抗原决定簇相结合。

将抗原导入敏感动物体内后，可刺激网状内皮细胞系统，尤其是淋巴结和脾中的淋巴细胞大量增殖。实验动物对初次免疫和二次免疫的应答有明显的不同。通常初次免疫应答往往比较弱，尤其是对于易代谢、可溶性的抗原。首次注射后大约 7 天，在血清中可以观察到抗体但抗体的滴度维持在一个较低的水平，在 10 天左右抗体的滴度会达到最大值。但同种抗原注射而产生的二次免疫应答的结果明显不同，和初次免疫应答相比抗体的合成速度明显增加并且保留时间也长。

免疫应答的动力学结果取决于抗原和免疫动物的种类，但初次和二次免疫应答之间的关系是免疫应答的一个重要特点。三次或以后的抗原注射所产生的应答与二次应答结果相似：抗体的滴度明显增加并且血清中抗体的种类和性质发生了改变，这种改变被称为免疫应答的成熟，具有重要的实际意义。通常在抗原注射 4～6 周后会产生具有高亲和力的抗体。

一、抗原

抗原制备的主要目的是在免疫动物体内产生最强、最适合的抗体。由于纯化的抗原适合产生抗体，因此在注射前通常采用一些经典的方法，比如柱层析、分级萃取、亚细胞分离等进行抗原的分离和纯化。如果多肽抗原在 SDS-PAGE 中为可见的单一带，抗原从凝胶中的抽提可作为纯化的最后一个步骤。

（一）常用的抗原

主要包括：①微生物抗原，如细菌、病毒、立克次体、支原体、螺旋体和真菌等；②组织抗原，主要是来源于细胞的各种蛋白质或蛋白质复合物，如多种酶类、激素、血浆、蛋白质、肿瘤组织等成分；③免疫球蛋白抗原。应用微生物抗原时，要选择抗原性强、特异性好、遗传性稳定的标准株或病毒株。免疫球蛋白抗原在纯化过程中应避免因操作不当而造成的蛋白质变性和降解。

（二）抗原的用量

抗原量在一定范围内与免疫应答强度呈正相关。抗原量过大、过小均易产生免疫耐受。抗原用量与抗原成分、剂型、注射途径以及所用佐剂种类、剂量均有关。在应用完全弗氏佐剂时，蛋白质类抗原剂量以 0.5～1 mg/kg 体重为宜，静脉注射时应适当减少剂量，以免动物因超敏反应而死亡。

（三）抗原的处理

1. 颗粒性抗原，如动物的红细胞、细菌菌体可制备成悬液，不需佐剂，直接免疫动物即可，菌体数以 1×10^{10} 个 /ml 为宜。

2. 可溶性蛋白质抗原（如人的 IgG）、病毒抗原、细菌可溶性抗原组分等，可以直接与弗氏完全佐剂混合、乳化。

3. 半抗原需与载体偶联后，才能免疫动物，制备抗体。载体蛋白以钥孔虫戚血蓝蛋白（匙孔血蓝蛋白）（keyhole limpet hemocyanin，KLH）和牛血清白蛋白（BSA）为多见。载体蛋白与哺乳动物没有亲缘关系，不引起免疫交叉反应。偶联剂以碳化二亚胺最常用，方法简单，偶联效果好。

半抗原与载体蛋白偶联的碳化二亚胺法：取半抗原 5 mg 与 BSA5 mg 溶解在 0.5 ml 蒸馏水中，10 mg 碳化二亚胺溶解在 0.5 ml 蒸馏水中，将上述溶液混合，4 ℃避光搅拌过夜，再用生理盐水透析除去碳化二亚胺，即为偶联的抗原，免疫时按每只家兔半抗原量 250～500 μg 计算免疫抗原总量。

不同的抗原，其免疫原性的强弱均不相同，取决于抗原的分子量、化学活性基团、立体结构、物理形状和弥散速度等。

（四）抗原剂量的选择

抗原的免疫剂量依照给予抗原的种类、免疫次数、注射途径、受体动物的种类、免疫周期及所要求的抗体特性等而不同。剂量过低，不能形成足够强的免疫刺激。剂量过高，有可能造成耐受。

在一定范围内，抗体效价随注射抗原的剂量增高而增高。

二、佐剂

佐剂属非特异性免疫增强剂，与抗原一起注射或预先注入机体时，可增强机体免疫应答或改变免疫应答的类型。

1. 种类　佐剂一般包括以下几类：①无机佐剂，如氢氧化铝、明矾等；②生物性佐剂，如结核分枝杆菌、卡介苗、小棒状杆菌、百日咳杆菌、革兰氏阴性杆菌内毒素、霍乱毒素的 B 亚单位、胞壁酰二肽和细胞因子等；③人工合成佐剂，如双链多聚肌苷酸：胞苷酸 poly（I∶C）、双链多聚腺苷酸：尿苷酸（poly A U）；④油剂，如弗氏完全佐剂、花生油乳剂等；⑤纳米佐剂。

2. 佐剂的条件　作为一种良好的佐剂，必须具备以下作用：

（1）增加抗原的表面积，并改变抗原的活性基团构型，从而增强抗原的免疫原性；

（2）佐剂与抗原混合能延长抗原在局部组织的存留时间，减低抗原的分解速度，使抗原缓慢释放至淋巴系统中，持续刺激机体产生高滴度的抗体；

（3）佐剂可以直接或间接激活免疫活性细胞并使之增殖，从而增强体液免疫、细胞免疫和非特异性免疫功能；

（4）良好的佐剂应具有无毒性或副作用低的特点。

3. 佐剂主要作用机制　①改变抗原物理性状，延缓抗原的降解和排除，延长抗原在体内滞留的时间；②刺激单核 - 巨噬细胞系统，增强其对抗原的处理和提呈能力；③刺激淋巴细胞的增殖分化，从而增强和扩大免疫应答的能力。

4. 佐剂的主要用途　①增强特异性免疫应答，用于预防接种及制备动物免疫血清；②作为非特异性免疫增强剂，用于抗肿瘤与抗感染的辅助治疗。

5. 常用的佐剂　弗氏佐剂（Freund's adjuvant），其成分通常是羊毛脂 1 份、液状石蜡 5 份，羊毛脂与液状石蜡的比例，视需要可调整为 1∶2 ~ 9（V/V），这是不完全弗氏佐剂，在每毫升不完全佐剂中加入 1 ~ 20 mg 卡介苗就成为完全佐剂。

配制方法：按比例将羊毛脂与液状石蜡置于容器内，用超声波使之混匀，高压灭菌，置 4 ℃下保存备用。免疫前取等体积完全或不完全佐剂与免疫原溶液混合，用振荡器混匀成乳状，也可以在免疫前取需要量佐剂置乳钵中研磨，均匀后再边磨边滴，加入等体积抗原液（其中加卡介苗 3 ~ 4 mg/ml 或不加），加完后再继续研磨成乳剂，至滴于冰水上 5 ~ 10 min 内完全不扩散为止。为避免损失抗原，亦可用一注射器装抗原液，另一注射器装佐剂，二者以聚乙烯塑料管连接，然后反复抽吸，约数十分钟后即能完全乳化。检查合格后即以其中一注射器作注射用。

制备成功的判别标准：鉴定方法是将乳化剂滴入 4 ℃左右冷水中，若保持完整不分散，成滴状浮于水面，即乳化完全，为合格的油包水剂。

6. 佐剂的应用　用可溶性抗原免疫动物时，须加入佐剂，以延长抗原对机体的刺激时间，提高巨噬细胞对抗原的摄取效率，并可降低抗原的毒副作用。

三、用于免疫的动物

免疫用的动物有哺乳类和禽类，主要为羊、马、家兔、猴、猪、豚鼠、鸡等，实验室常用家兔、山羊和豚鼠等。动物种类的选择主要根据抗原的生物学特性和所要获得抗血清的多少。用于免疫的动物应适龄、健壮、无感染性疾患，最好为雄性。此外还需十分注意动物的饲养，以消除动物的个体差异以及在免疫过程中死亡的影响。若用家兔，最好用纯种新西兰兔，每组 3 只，兔的体重以 2 ~ 3 kg 为宜。

四、免疫途径与免疫间隔时间

免疫途径有多种多样，如静脉内、腹腔内、肌肉内、皮内、皮下、淋巴结内注射等，一般常用皮下或背部多点皮内注射，每点注射 0.1 ml 左右。免疫途径的选择决定于抗原的生物学特性和理化特性。颗粒性抗原（细菌悬液、红细胞悬液）多采用小鼠腹腔注射法，而可溶性抗原（如 IgG）多采用含弗氏完全佐剂的佐剂（油包水型），家兔背部多点皮下注射法。

免疫间隔时间是影响抗体产生的重要因素，其中首次与第二次免疫的间隔时间尤为重要，一般 10 ~ 20 天，二次后间隔时间一般为 7 ~ 10 天，若间隔时间太长，则刺激减弱，抗体效价不高。

五、免疫方法

可溶性抗原基础免疫后（即初次免疫）的 3 周左右，应进行加强免疫，以后每隔两周进行一次加强免疫。加强免疫的次数取决于试血的结果。末次免疫后，从家兔耳缘静脉、小鼠眶静脉采血少量，进行试血，当抗体效价达到预期水平时，可以从兔颈动脉或心脏采集全部血液，分离血清。如果抗体效价较低，继续加强免疫，一般需 4 ~ 5 次免疫，抗体效价即可达到合适水平，如果此时仍不能达到采血的抗体效价要求，应该考虑重新免疫。颗粒性抗原免疫第一周免疫两次，随后每周加强免疫一次，加强免疫以后 4 ~ 5 天试血，如未达到预期效价，需再进行加强免疫，直到满意时为止。当抗体效价达到预期水平时，即可采血制备抗血清。

六、抗血清的采集与保存

家兔是最常用产生抗体的动物。羊等较大动物以颈静脉、动脉取血，鼠等小动物可经内眦静脉或心脏取血。取兔血有三种方法，一是耳缘静脉或耳动脉采血，二是颈动脉放血，三是心脏采血。取动脉或静脉放血时，将兔放入一个特制的木匣或笼内，耳露于箱（笼）外，也可由另一人捉住兔身。剪去耳缘的毛，用少许二甲苯涂抹耳郭，30 s后，耳血管扩张、充血。用手轻拉耳尖，以单面剃须刀或尖的手术刀片快速切开动脉或静脉，血液即流出，每次可收集 30～40 ml。然后用棉球压迫止血，凝血后洗去二甲苯。两星期后，可在另一耳放血。此法可反复多次放血。颈动脉放血时，将兔仰卧，固定于兔台，剪去颈部的毛，切开皮肤，暴露颈动脉，插管，放血。放血过程中要严格按无菌要求进行。心脏采血时，固定动物仰卧或垂直位，用手指探明心脏搏动最明显处，用 16号针头在预定部位与胸部呈 45°角刺入，待见血液进入针筒后，将注射器位置固定取血。一只家兔一次可采血 20～30 ml。

此法也用于豚鼠、大白鼠、鸡等小动物。收集的血液置于室温下 1 h 左右，凝固后，置 4 ℃下，过夜（切勿冰冻）析出血清，4000 r/min 离心 10 min。在无菌条件下，吸出血清，分装（0.05～0.2 ml），贮于 -40 ℃以下冰箱，或冻干后贮存于 4 ℃冰箱保存。

七、抗血清质量的评价

在免疫期间，不仅各个不同的动物，而且同一动物在不同的时间内抗血清效价、特异性、亲和力等都可能发生变化，因而必须经常采血测试。只有在对抗血清的效价、特异性、亲和力等方面做彻底的评价后，才可使用所取得的抗血清。

（一）效价测定

抗血清的效价，就是指血清中所含抗体的浓度或含量。效价测定的方法常用的是放射免疫法，此法对所有的抗体均适用。某些由大分子抗原（如蛋白质类）所产生的抗体，可用双向扩散等方法测定。

1. 放射免疫法　以不同稀释度的抗血清与优质标记抗原混合，孵育 24 h 后，测定其结合率。通常以结合率为 50% 的血清稀释度为效价。如某抗血清的结合率为 50% 时的稀释度为 1∶15 000，则该血清的效价就是 1∶15 000。

2. 双向扩散法　将大分子抗原和抗体在琼脂平板上扩散，两者在相交处产生沉淀线，以此观察和判断抗血清中是否有抗体及其浓度。琼脂板的制备：将 100 ml pH 7.1 的磷酸盐缓冲液加到 15 g 的琼脂内，于水浴中加温、搅拌，使琼脂完全溶解，趁热用纱布过滤，待溶液冷却到 65 ℃左右时，加入叠氮化钠（NaN_3），使其在溶液中的浓度为 0.1%。用移液管把琼脂放在干净平皿或玻片上，约 3 mm 厚，待其冷却，完全凝固后，用打孔器打孔。中央孔内加适量抗原（容量为 50 μl），周围各孔内分别加入 50 μl 1∶2、1∶4、1∶8、1∶16、1∶32 及不稀释的抗血清，37 ℃下孵育 24 h，观察有无沉淀线产生，以判断血清的稀释度。

（二）特异性测定

抗血清的特异性或称专一性是指抗血清对相应的抗原及近似的抗原物质的识别能力。特异性好就是抗血清的识别能力强。通常，特异性是以交叉反应率来表示的。交叉反应率低，表示抗血清的特异性好，反之则特异性差。交叉反应率一般是用竞争抑制曲线来判断的。以不同浓度的抗原和近似抗原物质分别做竞争抑制曲线，计算各自的结合率，求出各自在 IC_{50} 时的浓度，按下列公式计算交叉反应率。

$$交叉反应率（\%）= \frac{IC_{50}\,时抗原浓度}{IC_{50}\,近似抗原物质的浓度} \times 100\%$$

如果所用抗原浓度 IC_{50} 浓度为 pg/ 管，而一些近似抗原物质的 IC_{50} 浓度几乎是无穷大，表示这一抗血清与其他抗原物质的交叉反应率近似为 0，即该血清的特异性较好。

（三）抗体的亲和力

抗体的亲和力是指抗体和抗原结合的牢固程度。亲和力的高低是由抗原分子的大小、抗体分子的结合位点与抗原决定簇之间立体构型的合适度决定的。有助于维持抗原抗体复合物稳定的分子间力有氢键、疏水键、侧链相反电荷基因的库仑力、范德瓦耳斯力和空间斥力。亲和力以亲和常数 K 表示，K 的单位是 L/mol，通常 K 的范围在 $10^{8} \sim 10^{10}$ L/mol，也有多达 10^{14} L/mol。抗体亲和力的测定对抗体的筛选、确定抗体的用途、验证抗体的均一性等均有重要意义。

八、多克隆抗体制备的意义

对传染病的诊断、预防和治疗有重要意义，而且对器官移植、肿瘤以及某些科研工作也有重要意义。

九、多克隆抗体优缺点

优点：作用全面，具有中和抗原，免疫调理，介导补体介导的细胞毒作用，ADCC 等作用，来源广泛，制备容易。

缺点：特异性不高，易发生交叉反应，从而应用受限。

【思考题】

（1）佐剂的种类有哪些？

（2）佐剂的作用原理是什么？有何用途？

（3）弗氏完全佐剂和弗氏不完全佐剂有何区别？

（4）抗原的免疫原性与哪些因素有关？

◆ 实验二　单克隆抗体制备 ◆

一、单克隆抗体的基本概念和制备原理

1975 年 Kohler 和 Milstein 发现将小鼠骨髓瘤细胞与经绵羊红细胞免疫的小鼠脾细胞进行融合，形成的杂交瘤细胞既可产生抗体，又可无限增殖，从而创立了单克隆抗体杂交瘤技术。这一技术上的突破使血清学的研究进入了一个高度精确的新纪元。

抗体主要由 B 淋巴细胞合成，每个 B 淋巴细胞有合成一种抗体的遗传基因，动物脾

有近百万种不同的 B 淋巴细胞系，含遗传基因不同的 B 淋巴细胞合成不同的抗体。当机体受抗原刺激时，抗原分子上的许多决定簇分别激活各个具有不同基因的 B 细胞。被激活的 B 细胞分裂增殖，即克隆。由多个被激活的 B 细胞分裂增殖形成多克隆，并合成多种抗体。选出一个制备一种专一抗体的细胞进行培养，就可得到由单细胞经分裂增殖而形成的细胞群，即单克隆。单克隆细胞将合成针对一种决定簇的抗体，称为单克隆抗体（monoclonal antibody，McAb）。

根据致敏的单一 B 细胞克隆具有分泌特异性抗体和骨髓瘤细胞在体外长期增殖的特性，采用细胞融合技术在体外可将上述两种细胞融合形成杂交瘤细胞。杂交瘤细胞因具备了 B 细胞和骨髓瘤细胞的双重特性，既可分泌抗体，又能在 HAT 培养基（hypoxanthine，aminopterin and thymidine medium）中长期存活。因此，可通过 HAT 选择性培养，筛选出目的杂交瘤细胞株，再利用杂交瘤细胞培养上清或杂交瘤细胞接种小鼠产生的腹水，获取大量的杂交瘤细胞分泌的单克隆抗体。

二、动物的选择与免疫

（一）动物的选择

纯种 BALB/C 小鼠，较温顺，离窝的活动范围小，体弱，食量及排污较小，一般环境洁净的实验室均能饲养成活。目前开展杂交瘤技术的实验室多选用纯种 BALB/C 小鼠。

（二）免疫方案

选择合适的免疫方案对于细胞融合杂交的成功，获得高质量的 McAb 至关重要。一般在融合前两个月左右根据免疫方案开始初次免疫，免疫方案应根据抗原的特性而定。

1. 可溶性抗原免疫原性较弱，一般要加佐剂，半抗原应先制备免疫原，再加佐剂。常用佐剂：弗氏完全佐剂、弗氏不完全佐剂。

初次免疫抗原 1～50 μg 加弗氏完全佐剂皮下多点注射或脾内注射（一般 0.8～
1 ml，0.2 ml/ 点）
↓ 3 周后
第二次免疫剂量同上，加弗氏不完全佐剂皮下或 i.p.（腹腔内注射）（i.p. 剂量
不宜超过 0.5 ml）
↓ 3 周后
第三次免疫剂量同上，不加佐剂，i.p.（5～7 天后采血测其效价）
↓ 2～3 周
加强免疫，剂量 50～500 μg 为宜，i.p. 或 i.v.（静脉内注射）
↓ 3 天后
取脾融合

目前，用于可溶性抗原（特别是一些弱抗原）的免疫方案也不断有所更新，如：

①将可溶性抗原颗粒化或固相化，一方面增强了抗原的免疫原性，另一方面可降低抗原的使用量。②改变抗原注入的途径，基础免疫可直接采用脾内注射。③使用细胞因子作为佐剂，提高机体的免疫应答水平，增强免疫细胞对抗原的反应性。

2. 颗粒抗原免疫性强，不加佐剂就可获得很好的免疫效果。

以细胞抗原为例，免疫时要求抗原量为 $1 \times 10^7 \sim 2 \times 10^7$ 个细胞。

初次免疫 $1 \times 10^7/0.5$ ml i.p.

↓ 2 ~ 3 周后

第二次免疫 $1 \times 10^7/0.5$ ml i.p.

↓ 3 周后

加强免疫（融合前 3 天）$1 \times 10^7/0.5$ ml i.p. 或 i.v.

↓

取脾融合

三、细胞融合

（一）细胞融合前准备

1. 主要试剂及配制

（1）细胞培养液：杂交瘤技术中使用的细胞培养基主要有 RPMI-1640 培养液或 DMEM 培养液（Dulberco modified eagles medium）两种基础培养液，具体配制方法按厂家规定的程序，配好后过滤除菌（0.22 μm），分装，4 ℃保存。

（2）氨基蝶呤（A）贮存液（100×，4×10^{-5} mol/L）：称取 1.76 mg 氨基蝶呤，溶于 90 ml 超纯水或四蒸水中，滴加 1 mol/L NaOH 0.5 ml 中和，再补加超纯水或四蒸水至 100 ml。过滤除菌，分装小瓶（2 ml/瓶），–20 ℃保存。

（3）次黄嘌呤和胸腺嘧啶核苷（HT）贮存液（100×，H：10^{-2} mol/L，T：1.6×10^{-3} mol/L）：称取 136.1 mg 次黄嘌呤（hypoxanthine，分子量 136.1）和 38.8 mg 胸腺嘧啶核苷（thymidine，分子量 242.2），加超纯水或四蒸水至 100 ml，置 45 ~ 50 ℃水浴中完全溶解，过滤除菌，分装小瓶（2 ml/瓶），–20 ℃冻存。用前可置 37 ℃加温助溶。

（4）L-谷氨酰胺溶液（100×，0.2 mol/L）：称取 2.92 g L-谷氨酰胺（L-glutamine，分子量 146.15），用 100 ml 不完全培养液或超纯水（或四蒸水）溶解，过滤除菌，分装小瓶（4 ~ 5 ml/瓶），–20 ℃冻存。

（5）青、链霉素（双抗）溶液（100×）：取青霉素 G（钠盐）100 万单位和链霉素（硫酸盐）1 g，溶于 100 ml 灭菌超纯水或四蒸水中，分装小瓶（4~5 ml/瓶），–20 ℃冻存。

（6）7.5% NaHCO₃溶液：称取分析纯 NaHCO₃ 7.5 g 溶于 100 ml 超纯水或四蒸水中，过滤除菌，分装小瓶（4 ~ 5 ml/瓶），盖紧瓶塞，4 ℃保存。

（7）HEPES 溶液（1 mol/L）：称取 23.83 g HEPES（N-2-Hydroxyethylpiperazine-N,

2-ethanesulfonic acid，N-2-羟乙基哌嗪 -N，2- 乙基磺酸，分子量238.3）溶于 100 ml 超纯水或四蒸水中，过滤除菌，分装小瓶（4 ~ 5 ml/ 瓶），4 ℃保存。

（8）8- 氮鸟嘌呤贮存液（100×）：称取 200 mg 8- 氮鸟嘌呤（8-azaguanine，MW 152.1），加入 4 mol/L NaOH 1 ml，待其溶解后，加入超纯水或四蒸水 99 ml，过滤除菌；分装小瓶，–20 ℃冻存。使用时按 1% 浓度加入到培养液中（终浓度为 20 μg/ml）。

（9）50% 聚乙二醇（polyethylene glycol，PEG）：称取 PEG1000 或 PEG4000 20 ~ 50 g 于三角瓶中，盖紧，60~80 ℃水浴融化，0.6 ml 分装于青霉素小瓶中，盖紧，高压灭菌，–20 ℃存放备用。临用前加热融化，加等量不完全培养液，用少许 7.5% NaHCO₃ 调 pH 值至 8.0。

2. 骨髓瘤细胞系的选择 骨髓瘤细胞系应和免疫动物属于同一品系，这样杂交融合率高，也便于接种杂交瘤在同一品系小鼠腹腔内产生大量 McAb。常用的骨髓瘤细胞系见表3-4。

表3-4 用于融合试验的主要骨髓瘤细胞系

名称	来源	耐受药物	Ig 链
P3/X63-Ag8（X63）	BALB/C 骨髓瘤 MOPC-2	8- 氮鸟嘌呤	r1K
P3/X63-Ag8.653（X63-Ag8.653）	P3/X63-Ag8	8- 氮鸟嘌呤	—
P3/NSI-1-Ag4-1（NS-1）	P3/X63-Ag8	8- 氮鸟嘌呤	-K（不分泌型）
P3/X63-Ag8.Ul（P3Ul）	（X63×BALB/C 脾细胞）杂交瘤	8- 氮鸟嘌呤	—
SP2/0-Ag14（SP2/0）	（X63×BALB/C 脾细胞）杂交瘤	8- 氮鸟嘌呤	—
F0	BALB/C 骨髓瘤	8- 氮鸟嘌呤	—
S194/5.XXO.BU.1	P3/X63-Ag8	5- 溴脱氧尿嘧啶核苷	—
MPC11-45.6TG1.7	BALB/C 骨髓瘤 MPC-11	6- 巯鸟嘌呤	r2bK
210.RCY3.Ag1.2.3	LOU 大鼠骨髓瘤 R210	8- 氮鸟嘌呤	-K
GM15006TG-A12	人骨髓瘤 GM1500	6- 巯鸟嘌呤	r1K
U-266AR	人骨髓瘤 U-266	8- 氮鸟嘌呤	ε λ

骨髓瘤细胞的培养可用一般的培养液，如 RPMI-1640、DMEM 培养液。小牛血清的浓度一般在 10% ~ 20%，细胞浓度以 $1×10^4$ ~ $5×10^5$ 个 /ml 为宜，最大浓度不得超过 $1×10^6$ 个 /ml。当细胞处于对数生长的中期时，可按 1：3 ~ 1：10 的比例传代。每 3 ~ 5 天传代一次。在传代过程中，部分细胞可能有返祖现象，应定期用 8- 氮鸟嘌呤进行处理，使生存的细胞对 HAT 呈均一的敏感性。

3. 饲养细胞 在组织培养中，单个或少数分散的细胞不易生长繁殖，若加入其他活细胞，则可促进这些细胞生长繁殖，所加入的这种细胞被称为饲养细胞。在制备 McAb 的过程中，许多环节需要加饲养细胞，如在杂交瘤细胞筛选、克隆化和扩大培养过程中，加入饲养细胞是十分必要的。常用的饲养细胞有：小鼠腹腔巨噬细胞（较为常用）、小鼠脾细胞或胸腺细胞。也有人用小鼠成纤维细胞系 3T3 经放射线照射后作为饲养细胞。饲养细胞的量一般为 2×10^4 个细胞 / 孔或 1×10^5 个细胞 / 孔。

（二）细胞融合的步骤

1. 制备饲养细胞层

一般选用与免疫小鼠相同品系的小鼠腹腔巨噬细胞，常用 BALB/C 小鼠，6～10 周

↓

断颈处死，浸泡在 75% 乙醇内，3～5 min

↓

用无菌剪刀剪开皮肤，暴露腹膜

↓

用无菌注射器注入 5～6 ml 预冷的培养液（严禁刺破肠管）

↓

反复冲洗，吸出冲洗液

↓

冲洗液放入 10 ml 离心管，1200 r/min 离心 5～6 min

↓

用 20% 小牛血清（NCS）或胎牛血清（FCS）的培养液混悬，调整细胞数至
1×10^5 个 /ml

↓

加入 96 孔板，100 μl/ 孔

↓

放入 37 ℃ CO_2 孵箱培养

2. 制备免疫脾细胞

最后一次加强免疫 3 天后小鼠拉颈处死

↓

无菌取脾，培养液洗一次

↓

研碎脾，过不锈钢筛网

↓

离心，细胞用培养液洗 2 次

↓

计数，取 1×10^8 个脾淋巴细胞悬液备用

3. 制备骨髓瘤细胞

取对数生长骨髓瘤细胞离心

↓

用无血清培养液洗 2 次

↓

计数为 1×10^7 个细胞备用

4. 融合

（1）将骨髓瘤细胞与脾细胞按 1∶10 或 1∶5 的比例混合在一起，在 50 ml 离心管中用无血清不完全培养液洗 1 次，离心，1200 r/min，8 min；弃上清，用吸管吸净残留液体，以免影响聚乙二醇浓度。轻轻弹击离心管底，使细胞沉淀略松动。

（2）90 s 内加入 37 ℃预温的 1 ml 45% PEG（分子量 4000）溶液，边加边轻微摇动。37 ℃水浴作用 90 s。

（3）加 37 ℃预温的不完全培养液以终止 PEG 作用，每隔 2 min 分别加入 1 ml、2 ml、3 ml、4 ml、5 ml 和 6 ml。

（4）离心，800 r/min，6 min。

（5）弃上清，用含 20% 小牛血清 HAT 选择培养液重悬。

（6）将上述细胞，加到已有饲养细胞层的 96 孔板内，每孔加 100 μl。一般一个免疫脾可接种 4 块 96 孔板。

（7）将培养板置 37 ℃、5% CO_2 培养箱中培养。

四、选择杂交瘤细胞及抗体检测

1. HAT 选择杂交瘤细胞　脾细胞和骨髓瘤细胞经 PEG 处理后，形成多种细胞的混合体，只有脾细胞与骨髓瘤细胞形成的杂交细胞才有意义。在 HAT 选择培养液中培养时，由于骨髓瘤细胞缺乏胸苷激酶或次黄嘌呤鸟嘌呤核糖转移酶，故不能生长繁殖，而杂交瘤细胞具有上述两种酶，在 HAT 选择培养液可以生长繁殖。

在用 HAT 选择培养 1～2 天内，将有大量瘤细胞死亡，3～4 天后瘤细胞消失，杂交细胞形成集落，HAT 选择培养液维持 7～10 天后应换用 HT 培养液，再维持 2 周，改用一般培养液。在上述选择培养期间，杂交瘤细胞布满孔底 1/10 面积时，即可开始检测特异性抗体，筛选出所需要的杂交瘤细胞系。在选择培养期间，一般每 2～3 天换一半培养液。

2. 抗体的检测　检测抗体的方法应根据抗原的性质、抗体的类型不同，选择不同的筛选方法，一般以快速、简便、特异、敏感为原则。

常用的方法有：

（1）放射免疫测定（RIA）：可用于可溶性抗原、细胞 McAb 的检测。

（2）酶联免疫吸附试验（ELISA）：可用于可溶性抗原、细胞和病毒等 McAb 的检测。

（3）免疫荧光试验：适合于细胞表面抗原的 McAb 的检测。

（4）其他：间接血凝试验、细胞毒性试验、旋转黏附双层吸附试验等。

五、杂交瘤的克隆化

杂交瘤克隆化一般是指将抗体阳性孔进行克隆化。因为经过 HAT 筛选后的杂交瘤克隆不能保证一个孔内只有一个克隆。在实际工作中，可能会有数个甚至更多的克隆，可能包括抗体分泌细胞、抗体非分泌细胞、所需要的抗体（特异性抗体）分泌细胞和其他无关抗体的分泌细胞。要想将这些细胞彼此分开就需要克隆化。克隆化的原则是：对于检测抗体阳性的杂交克隆尽早进行克隆化，否则抗体分泌的细胞会被抗体非分泌的细胞所抑制，因为抗体非分泌细胞的生长速度比抗体分泌的细胞生长速度快，二者竞争的结果会使抗体分泌的细胞丢失。即使克隆化过的杂交瘤细胞也需要定期再克隆，以防止杂交瘤细胞的突变或染色体丢失，从而丧失产生抗体的能力。

克隆化的方法很多，最常用的是有限稀释法克隆和软琼脂平板法克隆。

1. 有限稀释法克隆

（1）克隆前 1 天制备饲养细胞层（同细胞融合）。

（2）将要克隆的杂交瘤细胞从培养孔内轻轻吹干，计数。

（3）调整细胞为 3～10 个 /ml。

（4）取前一天准备的饲养细胞层的细胞培养板，每孔加入稀释细胞 100 μl。孵育于 37 ℃、5% CO$_2$ 孵箱中。

（5）在第 7 天换液，以后每 2～3 天换液 1 次。

（6）8～9 天可见细胞克隆形成，及时检测抗体活性。

（7）将阳性孔的细胞移至 24 孔板中扩大培养。

（8）每个克隆应尽快冻存。

2. 软琼脂培养法克隆

（1）软琼脂的配制：含有 20% NCS（小牛血清）的 2 倍浓缩的 RPMI-1640 培养液。

1）1% 琼脂水溶液：高压灭菌，42 ℃预热。

2）0.5% 琼脂：由 1 份 1% 琼脂加 1 份含 20% 小牛血清的 2 倍浓缩的 RPMI-1640 培养液配制而成。置 42 ℃保温。

（2）将上述 0.5% 琼脂液（含有饲养细胞）15 ml 倾注于直径为 9 cm 的平皿中，在室温中凝固后作为基底层备用。

（3）按 100 个 /ml、500 个 /ml 或 5000 个 /ml 等浓度配制需克隆的细胞悬液。

（4）1 ml 0.5% 琼脂液（42 ℃预热）在室温中分别与 1 ml 不同浓度的细胞悬液相混合。

（5）混匀后立即倾注于琼脂基底层上，室温放置 10 min，使其凝固，孵育于 37 ℃、

5% CO_2 孵箱中。

（6）4 ~ 5 天后即可见针尖大小白色克隆，7 ~ 10 天后，直接移种至含饲养细胞的 24 孔板中进行培养。

（7）检测抗体，扩大培养，必要时再克隆化。

六、杂交瘤细胞的冻存与复苏

1. 杂交瘤细胞的冻存　及时冻存原始孔的杂交瘤细胞。每次克隆化得到的亚克隆细胞是十分重要的。因为在没有建立一个稳定分泌抗体的细胞系的时候，细胞在培养过程中随时可能发生污染、分泌抗体能力的丧失等。如果没有原始细胞的冻存，则可因上述意外而前功尽弃。

杂交瘤细胞的冻存方法同其他细胞系的冻存方法一样，原则上每支安瓿应含细胞 1×10^6 个以上，但原始孔的杂交瘤细胞可以因培养环境不同而改变，在 24 孔培养板中培养，当长满孔底时，一孔就可以装一支安瓿冻存。

细胞冻存液：50% 小牛血清、40% 不完全培养液、10% DMSO（二甲基亚砜）。

冻存液最好预冷，操作动作轻柔、迅速。冻存时可立即从室温降至 0 ℃后放入 –70 ℃超低温冰箱，次日转入液氮中。也可用细胞冻存装置进行冻存。冻存细胞要定期复苏，检查细胞的活性和分泌抗体的稳定性，在液氮中细胞可保存数年或更长时间。

2. 细胞复苏方法　将玻璃安瓿自液氮中小心取出，放 37 ℃水浴中，在 1 min 内使冻存的细胞解冻，将细胞用完全培养液洗涤两次，然后移入前一天已制备好的饲养层细胞的培养瓶内，置 37 ℃、5% CO_2 孵箱中培养，当细胞形成集落时，检测抗体活性。

七、单克隆抗体纯化

1. 盐析法　腹水 10 ml 加等量生理盐水混匀，在电磁搅拌下逐滴缓慢加入饱和硫酸铵 20 ml，4 ℃放置 0.5 h 以上或过夜。3000 r/min 离心 30 min，弃上清。沉淀加生理盐水 20 ml 溶解后，再次加入饱和硫酸铵 10 ml，4 ℃放置 0.5 h 或过夜。离心（3000 r/min）30 min，弃上清。沉淀加少量生理盐水溶解，装入透析袋中，用流动自来水透析 40 min，再用生理盐水透析 24 h，中间换液 3 ~ 4 次，检测无 NH_4^+ 离子存在即可。–20 ℃下储存，备用。

2. 凝胶柱层析

1）实验原理：凝胶本身是多孔的分子筛，在交联剂作用下形成三维空间网状结构。蛋白质溶液流经凝胶柱时，大分子蛋白质不能进入胶粒内部，在胶粒间隙随洗脱液最先流出，小分子蛋白质可进入胶粒内部而洗脱较慢。因此，蛋白质按分子量由大到小的顺序洗脱而进行分离。

2）关键点：①装柱切忌有气泡和断层，有断层要重新装柱；②加样时缓冲液面应恰好在滤纸片上，及时加样避免柱干涸，干涸凝胶不能继续使用；③因操作时间长，宜在 4 ℃下操作，防止影响免疫球蛋白活性。

八、单克隆抗体的鉴定

对制备的 McAb 进行系统的鉴定是十分必要的，应做下述几个方面的鉴定：

1. 抗体特异性的鉴定　除用免疫原（抗原）进行抗体的检测外，还应该用与其抗原成分相关的其他抗原进行交叉试验，可采用 ELISA、免疫荧光分析等方法。例如：①制备抗黑色素瘤细胞的 McAb，除用黑色素瘤细胞进行反应外，还应该用其他脏器的肿瘤细胞和正常细胞进行交叉反应，以便挑选肿瘤特异性或肿瘤相关抗原的单克隆抗体。②制备重组细胞因子的单克隆抗体，应首先考虑是否与表达菌株的蛋白质有交叉反应，其次是与其他细胞因子间有无交叉反应。

2. McAb 的 Ig 类与亚类的鉴定　一般用酶或荧光素标记的第二抗体进行筛选时已经基本上确定了抗体的 Ig 类型。如果用的是酶或荧光素标记的兔抗鼠 IgG 或 IgM，则检测出来的抗体一般是 IgG 类或 IgM 类。至于亚类则需要用标准抗亚类血清系统做双向免疫扩散试验或夹心 ELISA 来确定。在做双向免疫扩散试验时，如加入适量的 PEG（3%），更有利于沉淀线的形成。

3. McAb 中和活性的鉴定　可用动物或细胞保护试验来确定 McAb 的生物学活性。例如，可用抗体和病毒同时接种于易感的动物或敏感的细胞，来观察动物或细胞是否得到抗体的保护。

4. McAb 识别抗原表位的鉴定　用竞争结合试验，测相加指数的方法，测定 McAb 所识别的抗原位点，来确定 McAb 识别的表位是否正确。

5. McAb 亲和力的鉴定　用 ELISA 或 RIA 竞争结合试验来确定 McAb 与相应抗原结合的亲和力。

【临床意义】

与多抗相比，单抗纯度高、专一性强、重复性好且能持续地无限量供应。

【思考题】

1. 制备单克隆抗体时细胞融合的对象是哪两种细胞？各自有何特点？

2. 以制备单克隆抗体为例说明，为何不用两个而是用多个细胞进行动物细胞间的融合？

3. 单克隆抗体制备过程中两次筛选的目的和方法有何不同？大量制备单克隆抗体所用的体外培养与体内培养法各有哪些优缺点？

4. 单克隆抗体制备过程中应用的技术手段有哪些？

第五节　免疫组织化学技术

免疫组织化学技术（immunohistochemistry）或免疫细胞化学技术（immunocytochemistry）是应用免疫学抗原抗体反应，即抗原与抗体特异性结合的原理，通过化学反应使标记抗体的显色剂（荧光素、酶、金属离子、放射性核素）显色来确定组织细胞内抗原（多肽和蛋白质），对其进行定位、定性及定量的研究，简称免疫组化。

免疫组织化学技术按照标记物的种类可分为免疫荧光法、免疫酶法、免疫铁蛋白法、免疫金法及放射免疫自显影法等。

一、免疫组化实验常用的组织和细胞标本

主要分为组织标本和细胞标本两大类，前者包括石蜡切片（病理切片和组织芯片）和冰冻切片，后者包括组织印片、细胞爬片和细胞涂片。

标本的处理：组织材料处理得当是获得良好免疫细胞组织化学分析的保障，必须保证要检测的细胞或组织取材新鲜、固定及时、形态保存良好，抗原物质的抗原性不被破坏。

标本的主要来源：活体组织、各种体液、穿刺液、培养细胞。

（一）石蜡切片

石蜡切片是制作组织标本最常用、最基本的方法，其优点是组织形态保存好，且能做连续切片，有利于各种染色对照观察；石蜡块还能长期存档，供回顾研究。石蜡切片制作过程对组织内抗原显现有一定的影响，但可通过某些措施予以改善，因而它是大多数免疫组化中首选的组织标本制作方法。

1. 取材的特殊要求及注意事项　①标本新鲜：一般在 2 h 以内进行，超过 2 h，组织将有不同程度的自溶，其抗原或变性消失，或严重弥散。②取材部位：除取病灶或含待检抗原部位外，还应取病灶与正常组织交界处，即所取组织切片中同时应有抗原阳性和阴性区，以形成自身对照。细胞坏死后，不仅抗原弥散或消失，还经常引起非特异着色，干扰观察，因此取材时应尽可能避开坏死区。③避免挤压：取材时组织受挤压可使边缘部细胞形态改变并加深非特异着色，因而取材时应使用锋利的刀刃，镊取组织动作要轻。经窥镜直接钳取的组织往往有过度挤压，观察结果时应有所考虑。

2. 固定　取材后的组织需立刻投于固定剂中固定，使组织和细胞的蛋白质凝固，终止内源性或外源性酶反应，防止组织自溶或异溶，以保持原有结构和形态。对免疫组化而言还有原位保存抗原的作用，避免抗原失活或弥散。常用固定剂品种很多，但大多属于醛类和醇类。如以 pH 值 7.2 ~ 7.4 0.01 mol/L 的磷酸盐缓冲液配制成 10% 甲醛固定液、戊二醛、多聚甲醛（常用 4%）、乙醇和丙酮。

3. 抗原修复　常规的石蜡切片标本均用甲醛固定，结果使得抗原性物质形成醛键、羧甲键而被封闭了部分抗原决定簇，蛋白质之间发生交联而使抗原决定簇隐蔽。所以在染色时，需要先进行抗原修复或暴露，将固定时分子之间形成的交联破坏，从而恢复抗原的原有空间形态。抗原修复方法有化学方法、加热方法（水浴加热法、微波照射法、高压加热法、酸水解法）。

（1）化学方法：主要是通过一些酶的作用，使抗原决定簇暴露。常用的酶有胰蛋白酶、胃蛋白酶等。①胰蛋白酶：一般使用浓度为 0.05% ~ 0.1%，37 ℃，消化 10 ~ 40 min，主要用于细胞内抗原的显示。②胃蛋白酶：一般使用浓度为 0.1% ~ 0.4%，

37 ℃，消化 30 ~ 180 min，主要用于细胞间质抗原的显示。

（2）水浴加热法：将玻片放入装有抗原修复液的容器中，加热至沸腾，持续 10 ~ 15 min。优点是操作简单、经济，适用于所有的实验室，缺点是对封闭牢固的抗原决定簇暴露不理想。

（3）微波照射法：将玻片放入装有抗原修复液的容器中，置微波炉加热至 95 ℃以上，持续 10 ~ 15 min，冷却后，按免疫组化染色步骤进行。此方法由于微波场内极性分子、离子高速运动，撞击交联的网链，使抗原异常的构象恢复正常，且因分子运动产热效率高、时间短，对于抗原再现效果好。

（4）高压加热法暴露抗原：将玻片浸入抗原修复液内，置高压锅中加热 2 ~ 3 min，可取得极好的效果。由于高压下受热均匀，特别适用于大批量标本的染色。

（5）酸水解法：酸水解可使交联断裂、暴露抗原。将玻片浸入 1 mol/L HCl 溶液中，室温作用 20 min（温度升高，作用时间缩短）。此法能增强特异性染色，降低背景，但需注意水解过度将破坏抗原性及蛋白质形态结构。用加热法时应注意达到规定的温度（92 ~ 95 ℃以上），维持一定的时间，并避免切片干涸（抗原可能完全丢失）。加热后必须经过室温自然冷却 20 ~ 30 min，使未折叠的蛋白质分子链恢复天然构型。最常用的修复液是 pH 6.0 的 0.01 mol/L 的柠檬酸盐缓冲液。最新研究表明碱性修复液更有效，推荐使用 1 mmol/L pH 8.0 的 EDTA 缓冲液。

4. 载玻片的处理　抗原修复过程中，由于高温、高压等诸多因素的影响，极易造成脱片。为防止脱片，常用黏附剂处理载玻片。新载玻片上有油污，要用洗液浸泡 12 ~ 24 h，自来水冲洗后再用蒸馏水清洗，用绸布擦干或烤箱烤干。清洁的载玻片再用黏附剂处理。

常用的黏附剂有：3- 氨基丙基三乙氧基硅烷 [（3-aminopropyl, triethoxysilane, APTES）]、多聚赖氨酸（poly-l-lysine）、铬明胶溶液。

（1）APTES：现用现配，用纯丙酮或甲醇配制 2% APTES。将洗净的玻片浸于此液中 20 ~ 30 s，取出稍停片刻，再用纯丙酮溶液洗去未结合的 APTES，置通风橱中晾干或 60 ℃烤箱烤干。

（2）多聚赖氨酸：将清洁玻片浸于 100 mg/ml 的多聚赖氨酸溶液中（去离子水稀释），37 ℃放置 30 min，然后 60 ℃烤箱烘烤 1 h 或室温过夜干燥。装盒备用。

（3）铬明胶溶液：铬明矾 0.25 g、明胶 2.5 g、蒸馏水 500 ml，先将铬明矾溶解于 40 ℃少量蒸馏水中，再加入明胶及蒸馏水，可在 70 ℃水浴中使明胶溶化，搅拌均匀后，即可使用。如有残渣，可过滤后再用。用时稍加溶化，切片浸入 2 ~ 3 min，过夜晾干。

（二）冰冻切片

冰冻切片是指将组织在冷冻状态下直接切片。在切片前组织不经过任何化学药品处理或加热过程。其优点是缩短了制片时间、抗原性不受损失。对稳定性差的抗原，如淋巴细胞表面抗原尤其适合。组织冻结过程中，细胞内、外的水分会形成冰晶，冻结的速度愈慢，冰晶颗粒愈大，可严重影响组织、细胞的形态结构。因此，制备冻块时要求低温、速冻。

1. 组织块冰冻　组织浸埋于 OCT 包埋剂或甲基纤维素糊状液内，−70 ℃冰箱中冰冻过夜。

2. 切片　供免疫组化用的冰冻切片要求贴附平整，并有连续性。载玻片也应清洁无油污，但一般无需涂抹黏附剂；切片时，使用恒温冷冻切片机，箱内温度为 −25 ℃。切片厚度一般为 4 ~ 8 μm。

3. 切片后处理　切好的冰冻切片，室温下自然晾干 1 ~ 2 h 后，放入 4 ℃丙酮溶液中固定 10 min，待干燥后做免疫组化染色或封存于 −20 ℃。冰冻切片由于切片技术要求较高，不易得到连续性很好的切片，其形态结构亦不如石蜡片，且冻块和切片不便于长期贮存，因此冰冻切片的应用受限。

（三）组织印片

将洁净载玻片轻压于已暴露病灶的新鲜组织切面，细胞即黏附于玻片，晾干后浸入冷丙酮或乙酸乙醇固定 10 min，自然干燥后染片或于 −20 ℃保存。

（四）细胞培养片（细胞爬片）

贴壁细胞培养时，置盖片于培养瓶中，使细胞在盖片上生长，达适当密度后取出固定（丙酮 −20 ℃，固定 10 ~ 20 min），再进行免疫染色。盖片的处理方法同载玻片的处理，但浸泡 2 h 即可。为了防止细胞脱片，可用多聚赖氨酸处理。

（五）细胞涂片

大多数细胞涂片由细胞悬液制成，包括：血液、尿液、脑脊液；体腔积液；组织穿刺吸取，如骨髓、淋巴结或其他实质性组织；悬浮培养的细胞或贴壁细胞经消化后形成的悬液。

细胞涂片有以下两种方法：

1. 手涂法　将细胞浓度调节到 1×10^6 个 /ml 左右，可直接涂于载玻片上，但要均匀、不重叠。涂片范围直径应小于 1 cm，以节约试剂。

2. 涂片机涂片法　将细胞样品制成 2×10^5 ~ 2×10^6 个 /ml 细胞悬液，吸取 50 ~ 100 ml $[(1 ~ 2) \times 10^4$ ~ $(1 ~ 2) \times 10^5$ 细胞] 加入涂片机内，1000 r/min 离心 2 min 后细胞就均匀分布于玻片上。

二、免疫组化常用的染色方法

根据标记物的不同分为免疫荧光法、免疫酶标法、亲和组织化学法。组织标本的良好固定是保证免疫组化获得理想的染色效果和正确判断结果的重要环节。因为如果抗原物质在组织细胞间弥散、丢失或失去免疫活性，无论采取何种染色都是徒劳的。在这方面，应统一组织固定程序。首先，固定液的配制要统一，要求使用"中性福尔马林（甲醛溶液）"。其次，标本要及时固定，固定时间亦要充分，但一般不超过 24 小时。大标本要注意及时用充足的固定液浸透固定，必要时测量后切开再固定，或取小块合适的病变组织后再固定。这对普通病理形态结构的显示可能也有好处，更是建立具有可重复性的标准免疫组化程序的至关重要的一步。

（一）免疫荧光法

用于免疫荧光的标记物是小分子的荧光素，可标记抗体或抗原。荧光素经某种特定波长的光照射激发后，能发射出一种比激发光波波长更长而且能量更低的荧光，借此可作定位观察或示踪，借助荧光显微镜进行观察。

1. 常用的荧光素　有异硫氰酸荧光素（fluorescein isothiocyanate，FITC）、四甲基异硫氰酸罗丹明（tetramethyl rhodamine isothiocyanate，TRITC）、碘化丙啶（propidium iodide，PI）。

2. 荧光抗体的保存　一要防止抗体失活，二要保持荧光素不脱落和不受激发猝灭。一般认为 0～4℃可保存 1～2 年，–20℃可保存 3～4 年。要小量分装，防止反复冻融。

3. 免疫荧光的染色方法

（1）直接法：是将荧光素标记在相应的抗体上，直接与相应抗原反应（用来检测未知抗原）。直接免疫荧光法的操作步骤如下：

1）标本的处理：将细胞涂片、细胞爬片浸入冷丙酮或 4% 的多聚甲醛中固定 10 min，然后用 0.01 mol/L PBS 缓冲液（含 0.1%Triton-X-100 pH 7.4）漂洗 3 次，每次 5 min；石蜡切片经脱蜡、梯度乙醇脱水后，进行抗原修复，然后用 0.01 mol/L PBS 缓冲液漂洗 3 次，每次 5 min。

2）2% BSA 或 10% BSA 37℃湿盒内封闭 30 min。

3）抗体染色：在标本片上滴加适当稀释的荧光标记抗体（1∶8 或 1∶16 稀释），放在湿盒中，37℃孵育箱孵育 30 min。

4）0.01 mol/L PBS（pH7.4）漂洗 3 次，每次 5 min，不时振荡（洗去多余游离的荧光素标记的抗体）。

5）缓冲甘油封片：用分析纯无荧光的甘油 9 份加 pH 9.2 0.2 mol/L 碳酸盐缓冲液 1 份配制缓冲甘油，并封片。

6）镜检：在荧光显微镜下观察。

直接法的优点是方法简便、特异性高，非特异性荧光染色少。缺点是敏感性偏低，而且每检查一种抗原就需制备一种荧光抗体。若检测多种抗原需制备多种相应的荧光标记抗体。

（2）间接法：又称为荧光抗抗体法，需要两种抗体参与，即一抗和二抗（荧光素标记）。一抗对标本中的抗原来说起抗体的作用，但对荧光标记的二抗来说又起着抗原作用。标本的处理及非特异染色的封闭同直接法。间接免疫荧光法操作步骤：

1）一抗染色：加未标记的特异性抗体（通常 1∶100 稀释，用 0.01 mol/L pH 7.4 的 PBS 稀释），37℃作用 30 min 或 4℃过夜。

2）0.01 mol/L PBS 漂洗 3 次，每次 5 min（振荡漂洗）。

3）加荧光标记的二抗抗体，37℃湿盒避光作用 30 min。

4）0.01 mol/L PBS 避光漂洗 3 次，每次 5 min（例如包上锡纸，在摇床上漂洗）。

5）甘油缓冲液封片。

6）镜检。

间接法的优点是敏感性较高，比直接法高 10 倍左右，制备一种荧光标记抗体，可应用于多种一抗。缺点是参加反应的因子较多，产生非特异性染色的机会增多。

（二）免疫酶标法

以酶作为标记物与外加底物作用后产生不溶性色素，沉积于抗原和抗体反应的部位。酶降解底物的量与色泽浓度成正比。可反映被测定的抗原或抗体的量。

1. 常用的标记酶及其显色底物　辣根过氧化物酶（horseradish peroxidase，HRP）及底物：HRP 是应用最广的一种酶，来源于植物辣根，由无色的酶蛋白和深棕色的铁叶啉结合而成，分子量约为 40 000，稳定性好。底物为过氧化物和供氢体。常用过氧化物为过氧化氢和过氧化氢尿素。供氢体多用无色的还原型染料，通过反应生成有色的氧化型染料，最常用的供氢体是二氨基联苯胺（diaminobenzidine，DAB）。DAB 本身无色，反应后呈棕色，不溶于水，不易褪色，电子密度高，最为常用。目前已经有商品化的试剂盒，使用起来非常方便。

（2）碱性磷酸酶（alkaline phosphatase，ALP）及底物：ALP 为磷酸酯的水解酶，可通过两种反应显色。

1）偶氮偶联反应：底物为 α- 萘酚磷酸盐，经水解后得 α- 萘酚，与重氮化合物如坚牢蓝或坚牢红形成不溶性沉淀，分别呈蓝色或红色。

2）靛蓝 - 四唑反应：底物为溴氯羟吲哚磷酸盐（5-bromo-4-chloro-3-indodyl phosphate，BCIP），经酶水解并氧化形成靛蓝，而氮蓝四唑（nitro-blue tetrazolium，NBT）在此氧化过程中被还原成不溶性紫蓝色沉淀。

2. 常用的免疫酶染色方法　有酶标抗体法（直接法、间接法）、非标记抗体酶法（酶桥法）。

（1）酶标抗体法：通过共价键将酶结合在抗体上，制成酶标抗体，与标本进行反应后，再用酶组化法将酶显色，使之生成有色的不溶性产物或具有一定电子密度的颗粒，以供光镜和电镜观察。优点是切片能长期保存、反复观察，适于镜下半定量分析。缺点是酶与抗体形成的共价键可损害抗体和酶的活性，易产生非特异染色。

直接法是将酶直接标记在一抗上，然后直接与相应抗原特异性结合。形成抗原抗体酶复合物，最后用底物显色剂显色。

间接法是将酶标记在二抗上，先将一抗与相应的抗原结合，形成抗原抗体复合物，再用二抗（酶标抗体）与复合物中的特异抗体结合，形成抗原抗体酶标抗体复合物，最后用底物显色剂显色。酶标抗体间接法的操作步骤如下：

1）标本准备：石蜡脱蜡至水；冰冻切片浸入 4 ℃丙酮溶液固定 10 min，0.01 mol/L PBS 缓冲液漂洗 3 次，每次 5 min；细胞爬片先用 PBS 洗，然后 4 ℃丙酮溶液固定 10 min，再用 0.01 mol/L PBS 缓冲液漂洗 3 次，每次 5 min；石蜡切片需要进行抗原修复，其他标本则不用。

2）封闭内源性过氧化物酶：3% H_2O_2 甲醇溶液室温孵育 5～10 min（湿盒内）；0.01 mol/L PBS 漂洗 3 次，每次 5 min；5%～10% 正常山羊血清（0.01 mol/L PBS 稀释）封闭，室温孵育 30 min（湿盒内）；倾去血清勿洗，加 1% BSA（PBS 配制）稀释的一抗，37 ℃孵育 60 min 或 4 ℃过夜（湿盒内）；用 0.01 mol/L PBS 漂洗 3 次，每次 5 min；加 HRP 标记的二抗室温孵育 1 h 或 37 ℃孵育 30 min；加 0.01% H_2O_2，0.05% DAB 显色（显色液应新鲜配制）；经 PBS 漂洗 3 次后，梯度乙醇脱水，二甲苯透明，明胶甘油封片，显微镜观察。

（2）非标记抗体酶法——酶桥法：首先用酶免疫动物，制备效价高、特异性强的抗酶抗体；以二抗作桥，将抗酶抗体联结在一抗上；再将酶结合在抗酶抗体上，经显色显示抗原的分布。优点：任何抗体均未被酶标记。酶是通过免疫学原理与酶抗体结合的。避免了共价连接对抗体和酶活性的损害，提高了方法的敏感性，而且节省一抗的用量。但抗酶抗体不易纯化。

（三）亲和组织化学法

该方法以一种物质对某种组织成分具有高度亲和力为基础。这种方法敏感性更高，有利于微量抗原（抗体）在细胞或亚细胞水平的定位。下面以生物素 - 抗生物素蛋白染色法为例进行介绍。

生物素（biotin）又称维生素 H，是一种小分子维生素，分子量为 244，是转氨甲酰基化过程中的辅酶。抗生物素蛋白（avidin），又称卵白素或亲和素，是一种分子量为 67 000 的碱性蛋白质，对生物素具有很强的亲和力，比抗原抗体间的亲和力要高出 100 万倍。它由 4 个亚基组成，每个亚基都有生物素的结合位点。两者均可与抗体等大分子生物活性物质相偶联，又可被酶类等多种示踪物所标记，形成生物素 - 抗生物素蛋白系统。该系统一端偶联大分子生物反应体系，另一端连接标记物，后者加入酶的底物，产生颜色反应。

（1）标记抗生物素蛋白 - 生物素法（labelled avidin-biotin method，LAB）：分为直接法和间接法。

1）直接法：用生物素标记第一抗体，与抗原结合；酶标记抗生物素蛋白，与生物素结合，然后进行酶呈色反应。

2）间接法：用生物素标记二抗，酶标记抗生物素蛋白，先用第一抗体与组织抗原结合，再将第二抗体与第一抗体相连接，最后进行呈色反应。

（2）桥抗生物素蛋白 - 生物素法（bridge avidin-biotin method，BRAB）：是用生物素分别标记抗体和酶，以抗生物素蛋白为桥，把二者连接起来，进行呈色反应。

（3）抗生物素蛋白 - 生物素 - 过氧化物酶法（avidin-biotin-peroxidase complex technique，简称 ABC 法）：是在 BRAB 和 LAB 的基础上改良的方法。ABC 复合物是将过氧化物酶结合在生物素上，再将其与过量的抗生物素蛋白反应而制备的。可分为直接法和间接法。直接法是生物素标记的一抗与 ABC 复合物结合；间接法是生物素标记的二抗与 ABC 复合物结合。

优点：①特异性强，专一性好。②敏感性高，检测阈值达 ng 或 pg 水平。③定位准确，即可定性、定位，又可定量。④三位一体形态、功能和代谢三结合。缺点是干扰多，易出现假阳性。

【注意事项】

1. 抗体的保存　①浓缩抗体：在有效期内，只需放在 4 ℃冰箱内，保存时间可达 1～3 年。②即用型抗体：理论上在 4 ℃冰箱内可保存半年左右。③ PBS 或抗体稀释液稀释的抗体：一般只可放置 1～2 个月。

2. 出现假阳性的原因　①组织切片质量不佳，造成假象，如刀痕裂缝边缘的组织着色过深，不能作为判断阳性的依据。②出血和坏死：红细胞和坏死细胞释放的内源性过氧化物酶可造成假阳性反应。③抗体的交叉反应。

3. 出现假阴性的原因　①固定时间过长，浸蜡、烤片温度过高，导致抗原丢失，无法补救。②固定液不合适或浓度不对，导致固定不佳。最好使用 10% 中性甲醛溶液。③抗体浓度过低。④孵育时间太短，或孵育温度太低。⑤缓冲液 pH 值不准确。

【思考题】

1. 常用的免疫组化技术有哪些？

2. 你所了解的免疫组织化学技术在临床病理诊断中的应用有哪些？

（王建杰）

第四章

补体系统及其相关实验

第一节　补体系统及其激活途径

补体（complement，C）系统是存在于血清、组织液和细胞膜表面的一组具有精密调控机制的蛋白质反应系统，包括 30 余种可溶性蛋白质。补体系统组成生物级联反应系统，具有持续紧张、随时可发、精密调控等特点，是体内重要的免疫效应放大系统，广泛参与固有免疫和适应性免疫的效应机制。

一、补体系统的组成

补体系统包括补体固有成分、调控蛋白与补体受体三类成分。多种微生物成分、抗原抗体复合物及其他内、外源性物质，可循三条激活途径启动一系列丝氨酸蛋白酶的级联反应而激活补体。

二、补体的理化性质

1. 补体系统各成分均为糖蛋白。

2. 某些补体固有成分对热不稳定，56 ℃加热 30 min 即被灭活，应保存于 –20 ℃以下。

3. 血清补体蛋白占总蛋白的 5%～6%，含量相对稳定，但在某些疾病情况下可有波动。

4. 紫外线、机械振荡与某些添加剂均可破坏补体。

三、补体系统的活化过程

（一）经典途径

1. 抗原抗体结合后，抗体构型改变，暴露 Fc 段中补体结合部位，C1q 可主动识别其补体结合位点，启动经典途径。当一分子 C1q 中两个以上的球形头部与免疫复合物中

IgM 或 IgG 的 Fc 段结合后，C1q 的构象发生改变，C1r 活化并激活 C1s 的丝氨酸蛋白酶活性。

2. C1s 依次裂解 C4、C2，产生 C4b、C4a 和 C2a、C2b，C2a 与 C4b 结合形成 C4b2a 复合物（经典途径的 C3 转化酶）。

3. C3 转化酶将 C3 裂解成 C3b、C3a，C3b 与 C4b2a 结合形成 C4b2a3b 复合物（经典途径的 C5 转化酶）。

（二）旁路途径

各种因素产生的 C3b 结合于激活物表面，再与 B 因子结合产生 C3bB，在 D 因子的作用下产生 C3bBb（旁路途径的 C3 转化酶）。C3bBb 与多份 C3b 结合形成 C3bBb3b（旁路途径的 C5 转化酶），后者裂解 C5，引起共同的末端效应。旁路途径具有放大效应。

（三）MBL 途径（甘露糖结合凝集素途径）

略。

（四）补体活化的共同终末效应

三条途径产生的 C5 转化酶均可裂解 C5，引发共同终末效应。C5 转化酶作用于 C5，产生 C5b 和 C5a，C5b 结合在细胞表面，依次与 C6、C7 结合形成 C5b67 复合物，插入细胞膜中，再与 C8 结合形成 C5b678，后者可牢固附着于细胞表面。C5b678 再与多个 C9 分子结合形成 C5b6789n，即攻膜复合物（membrane attack complex，MAC），导致细胞崩解。

（五）补体三条激活途径的比较（表 4-1）

表 4-1　补体三条激活途径的比较

	经典途径	旁路途径	MBL 途径
激活物	IgG1～3 或 IgM 与抗原	细菌内毒素、酵母多糖、形成的免疫复合物凝聚的 IgA、IgG4	MBL 与病原体结合
起始分子	C1q	C3	C2、C4
C3 转化酶	C4b2a	C3bBb	C4b2a
C5 转化酶	C4b2a3b	C3bBb3b	C4b2a3b
作用	参与特异性体液免疫，在感染晚期发挥作用	参与非特异性免疫，在感染早期发挥作用	参与非特异性免疫，在感染早期发挥作用

四、补体的生物学功能

1. 溶解细胞、细菌和病毒　攻膜复合物的形成可以导致靶细胞溶解。这是机体抵抗微生物感染的重要防御机制。

2. 调理作用　血清调理素（C3b、C4b 和 iC3b）可结合于巨噬细胞表面的受体如 CR1、CR3，从而促进微生物与巨噬细胞黏附，并吞噬杀伤微生物。

3. 炎症介质作用 炎性活性片段，如 C3a、C4a、C5a 被称为过敏毒素，与表达于肥大细胞、嗜碱性粒细胞等细胞表面的相应受体结合后促进细胞脱颗粒，并释放组胺，从而增强血管通透性并刺激血管平滑肌收缩，引起超敏反应。其中 C5a 作用最强。C5a 还是中性粒细胞趋化因子。

4. 维护机体内环境稳定

（1）清除免疫复合物：补体结合免疫球蛋白可改变免疫球蛋白的空间构象，抑制新的 IC 形成，另外补体可以溶解免疫复合物。C3b 与免疫复合物中的抗体结合，IC 借助 C3b 与表达 CR1 的血细胞结合，并通过血流运送至肝被清除。

（2）清除凋亡细胞：多种补体成分可识别和结合凋亡细胞，并通过与吞噬细胞相应受体相互作用而参与对这些细胞的清除。

5. 参与适应性免疫

（1）补体参与免疫应答的诱导：补体的调理作用可促进抗原提呈细胞摄取和提呈抗原；与抗原结合的 C3d 可与 B 细胞表面的活化辅助受体结合，为 B 细胞活化提供第一信号；补体调节蛋白 CD55 等能参与 T 细胞活化。

（2）补体参与免疫细胞的增殖分化：C3b 与 B 细胞表面的 CR1 结合促进 B 细胞增殖分化为浆细胞。

（3）补体参与免疫记忆：淋巴结滤泡树突状细胞表面的 CR1 和 CR2 可将免疫复合物固定于生发中心，诱导和维持记忆 B 细胞。

（4）补体与其他酶系统的相互作用：如 C3a、C5a 可促使血管内皮细胞释放组织因子，启动并加速凝血过程，也可激发纤溶过程。

（商　宇）

第二节　血清补体活性测定实验

◆ 实验一　总补体活性测定（CH$_{50}$ 法）◆

【实验目的】

1. 掌握 CH$_{50}$ 测定总补体活性的原理及方法。

2. 了解本实验的实际应用价值。

【实验原理】

补体与一定量的溶血素和绵羊红细胞混合孵育后，可产生溶血现象。溶血程度与补体量呈正相关，但并非直线关系。以补体量为横坐标，红细胞的溶血程度为纵坐标，通过绘图可得到一条清晰的"S"形曲线。当溶血程度在 0 ~ 30% 时，补体量的变化对溶血的程度影响不大；当溶血程度在 30% ~ 70% 时，补体量与溶血程度几乎呈直线关系；

当溶血程度在 70% ~ 100% 时，补体量的变化对溶血的程度影响不大。由此可知，溶血程度在 30% ~ 70% 区间时，更利于总补体含量的精确测量。因此，通常用 50% 溶血作为判定终点并计算补体活性，即总补体活性测定用补体 50% 溶血单位的测定来表示，称为 CH_{50}（50% hemolytic unit complement）。补体活性效价（含量）通常以单位 "U" 表示。人血清总补体正常值为 50 ~ 100 CH_{50} U/ml。

【实验材料】

1. pH7.0 磷酸盐缓冲生理盐水（PBS）。

2. 绵羊红细胞悬液。

3. 溶血素（抗绵羊红细胞抗体）　用绵羊红细胞免疫家兔后，所获得的免疫血清即为溶血素，或（成品溶血素），做适量稀释。

4. 新鲜待检血清。

5. 50% 溶血标准管的配制　取 2% 绵羊红细胞悬液 10 ml，置于刻度离心管内，2000 r/min，离心 10 min。弃去上清后加蒸馏水至 9.5 ml，使其全部溶血。加 0.5 ml 17% NaCl 缓冲盐水混匀，恢复等渗。取 0.1 ml 加 2% 绵羊红细胞悬液 0.1 ml 和生理盐水 0.8 ml 混合，2000 r/min，离心 5 min，其上清液即为 50% 溶血标准。

6. 1.25% 绵羊红细胞悬液　用 pH7.0 PBS 洗涤由阿氏液保存的绵羊红细胞 3 次，最后一次 2000 r/min，离心 10 min。用 PBS 配成 1.25% 绵羊红细胞悬液。

7. 致敏绵羊红细胞悬液的制备　取 1.25% 绵羊红细胞悬液和适量稀释的溶血素按 1:1 比例混合，放入 37℃ 水浴箱内孵育 15 min 后，即为致敏绵羊红细胞。

8. 离心机、试管、吸管、恒温水浴箱、分光光度计、比色杯等。

【实验方法】

1. 取洁净试管 10 支排在试管架上。

2. 将待检血清用 pH 7.4 巴比妥缓冲液稀释成 1:30 的浓度。

3. 按表 4-2 所示加入各成分，振荡混匀。

4. 2000 r/min 离心 5 min 后与 50% 溶血标准管比较，判定结果。

表 4-2　血清总补体活性测定各管加入的成分（ml）

试管编号	1	2	3	4	5	6	7	8	9	10
1:20 稀释血清（ml）	0.03	0.04	0.05	0.06	0.08	0.10	0.12	0.15	0.20	–
PBS（ml）	0.37	0.36	0.35	0.34	0.32	0.30	0.28	0.25	0.20	0.4
致敏绵羊红细胞悬液（ml）	0.2	0.2	0.2	0.2	0.2	0.2	0.2	0.2	0.2	0.2
结果判定	0	0	0	1	2	3	4	4	4	0
溶血百分率（%）	0	0	0	25	50	75	100	100	100	0

摇匀，置 37℃ 水浴 30 min

【实验结果】

取出试管，肉眼观察初步判定结果，分别用 0、1、2、3、4 代表溶血的程度。

"0" 不溶 = 0%

"1" 稍溶 = 25%

"2" 半溶 = 50%

"3" 大部溶 = 75%

"4" 全溶 = 100%

将 50% 溶血标准管与各测定管做初步目视比色。选择与标准管颜色相近的两管，于 721 分光光度计上在波长 542 nm 处测 OD 值，选择最接近 50% 溶血标准管 OD 值的一管，根据此管中加入的血清量和血清稀释倍数计算出 50% 溶血的总补体值。如终点为第 5 管，则 $CH_{50}=1/0.08 \times 20=250$ U/ml。

【注意事项】

1. 待检血清必须新鲜，如室温放置 2 h 以上，可使补体活性下降。

2. 待检血清应无溶血、无污染等。

3. 实验器材应清洁，残留的酸碱等化学物质均可使补体受到破坏。

4. 绵羊红细胞等试剂均应新鲜配制。

5. 补体的溶血活性可受多种因素的影响，如溶液的酸碱度变化、钙和镁离子浓度增加等，可使补体溶血活性下降。

6. 补体性质不稳定，所以需对试验条件和各个环节加以严格控制。

【临床意义】

目前的研究发现，补体的功能异常与炎症性疾病、感染性疾病、肿瘤的发生、器官移植的排斥反应都有着密切的关系。补体活化异常导致的炎症性疾病，如肾炎、急性呼吸窘迫综合征、阿尔茨海默病、心肌梗死、自身免疫性疾病、严重创伤和烧伤后病情发展等有直接的联系。总补体活性测定对临床疾病的治疗具有重要的参考价值。

【思考题】

1. 简述 CH_{50} 测定总补体活性的原理。

2. 简述分光光度计测定 OD 值的具体操作步骤。

◆ 实验二　补体 C3、C4 含量测定 ◆

【实验目的】

1. 学习补体 C3、C4 含量测定的原理和方法。

2. 了解补体 C3、C4 含量变化在临床领域中的应用价值。

【实验原理】

人血清中补体 C3、C4 成分与其相应抗体（羊抗人补体 C3、羊抗人补体 C4）在液相中相遇，立即形成抗原抗体复合物，发生沉淀反应并产生一定浊度。该浊度的高低与样品中补体成分 C3、C4 的含量成正比。因此，检测其浊度即可测知血清中补体 C3、C4

的含量。

【实验材料】

1. 待检血清。

2. 补体单体成分 C3 试剂　羊抗人补体单体成分 C3 血清、表面活性剂、防腐剂、保护蛋白。

3. 补体单体成分 C4 试剂　羊抗人补体单体成分 C4 血清、表面活性剂、防腐剂、保护蛋白。

4. 补体单体成分 C3、C4 标准血清　补体单体成分 C3，浓度为 1.40 g/L，补体单体成分 C4，浓度为 0.32 g/L。

5. 表面活性剂及防腐剂。

6. 手动或自动的紫外分光光度计。

（一）C3 测定

【实验方法】

1. 按试剂实际用量从试剂瓶内吸出 C3 试剂，并将其平衡至室温。

2. 标记空白管、标准管、样品管、质控管。

3. 按表 4-3 加入各成分。

4. 将各管置于 37 ℃恒温箱孵育 20 min 后取出，在分光光度计上，调节波长为 340 nm，再以空白管调零后，分别检测标准管、样品管和质控管的吸光度。

表 4-3　血清补体 C3 含量测定

	空白管	标准管	样品管	质控管
蒸馏水（μl）	100	–	–	–
补体 C3 标准血清（μl）	–	100	–	–
待检血清（μl）	–	–	100	–
质控血清（μl）	–	–	–	100
C3 试剂（含羊抗人补体单体成分 C3）（ml）	1	1	1	1
生理盐水（ml）	1	1	1	1

【实验结果】

1. 计算　补体单体成分 C3（g/L）= 样品管吸光度 / 标准管吸光度 × C3 标准液浓度（g/L）。也可将至少 3 种不同浓度的 C3 标准血清绘制标准曲线，在所测得的 C3 标准曲线上查找，即可得到样品中 C3 的含量。

2. 正常值　补体单体成分 C3，浓度 0.80 ~ 1.60 g/L

（二）C4 测定

【实验方法】

1. 从试剂瓶内吸出试验所需用量的 C4 试剂，并将其平衡至室温。

2. 标记空白管、标准管、样品管、质控管。

3. 按表 4-4 加入各成分。

4. 将各管置于 37 ℃恒温箱孵育 20 min 后取出，在分光光度计上，调节波长为 340 nm，再以空白管调零后，分别检测标准管、样品管和质控管的吸光度。

表 4-4　血清补体 C4 含量测定

	空白管	标准管	样品管	质控管
蒸馏水（μl）	200	–	–	–
补体 C4 标准血清（μl）	–	200	–	–
待检血清（μl）	–	–	200	–
质控血清（μl）	–	–	–	200
C4 试剂（含羊抗人补体单体成分 C4）（ml）	1	1	1	1
生理盐水（ml）	1	1	1	1

【实验结果】

1. 计算　补体单体成分 C4（g/L）＝样品管吸光度 / 标准管吸光度 ×C4 标准液浓度（g/L）。亦可将至少 3 种不同浓度的 C4 标准血清绘制标准曲线，在所测得的 C4 标准曲线上查找，即可得到样品中的 C4 的含量。

2. 正常值　补体单体成分 C4，浓度 0.10 ~ 0.40 g/L。

【注意事项】

1. 试剂储存　试剂自生产之日起置于 2 ~ 8 ℃冷藏条件下可稳定 1 年，18 ~ 25 ℃室温条件下可稳定 14 天。

2. 标本的收集与处理　本法使用血清样本，如果不能及时检测，则应置于 2 ~ 8 ℃保存。

3. 试剂稀释　待检血清样品、标准血清、质控血清先用生理盐水以 1∶11 的比例稀释（0.1 ml 血清加 1 ml 生理盐水）。

【临床意义】

补体成分测定对免疫缺陷疾病、自身免疫性疾病、免疫复合物性疾病等的诊断有一定价值。通常补体单体成分 C3、C4 升高可见于多种传染病、炎症、组织损伤、多发性骨髓瘤；补体单体成分 C3、C4 降低可见于肾炎、系统性红斑狼疮、病毒性感染、肝硬化、肝炎等。

【思考题】

1. 本实验试剂的储存需要注意哪些问题？试说明原因。

2. 正式实验阶段，样品管和质控管的作用是什么？请简要说明。

第三节　补体参与的抗原抗体反应

◆ 实验　补体结合实验 ◆

【实验目的】

掌握补体结合试验的原理，熟悉其操作方法，了解其应用及评价。

【实验原理】

补体结合试验中有两个系统，一个是以已知抗原（或抗体）和待检抗体（或抗原）组成的待检系统，另一个是以绵羊红细胞与其相应抗体（溶血素）组成的指示系统。补体能与抗原抗体复合物结合。如果待检系统抗原抗体不相对应，不能形成抗原抗体复合物，补体就会与后加入的指示系统反应出现溶血现象；如果待检系统抗原抗体相对应，形成抗原抗体复合物，则补体与抗原抗体复合物结合后，就不再与致敏红细胞反应，不出现溶血现象。因此，根据溶血现象发生与否可定性或定量检测抗体或抗原。本试验以检测抗体为例。

【实验材料】

1. 标本　特异性抗原，待检人血清（56 ℃ 30 min 灭活补体）。
2. 补体　由三只以上豚鼠新鲜血清混合而成。
3. 1.25% 绵羊红细胞悬液、溶血素。
4. 缓冲盐水（pH7.4）、水浴箱、离心机、吸管、小试管、试管架等。

【实验方法】

1. 预实验

（1）溶血素滴定：按表 4-5 成分、次序、剂量加入各管进行滴定。

表 4-5　溶血素滴定（ml）

试管	溶血素	1∶30 补体	缓冲盐水	1.25% 绵羊红细胞	悬液	假定结果
1	0.1（1∶300）	0.2	0.2	0.1		全溶
2	0.1（1∶400）	0.2	0.2	0.1		全溶
3	0.1（1∶500）	0.2	0.2	0.1		全溶
4	0.1（1∶600）	0.2	0.2	0.1		全溶
5	0.1（1∶800）	0.2	0.2	0.1	置 37 ℃水浴	全溶
6	0.1（1∶1000）	0.2	0.2	0.1	箱中 30 min	全溶
7	0.1（1∶1200）	0.2	0.2	0.1		全溶
8	0.1（1∶1600）	0.2	0.2	0.1		全溶
9	0.1（1∶2000）	0.2	0.2	0.1		全溶
10	0.1（1∶2400）	0.2	0.2	0.1		全溶

试管	溶血素	1：30 补体	缓冲盐水	1.25% 绵羊红细胞	悬液	假定结果
11	0.1（1：3200）	0.2	0.2	0.1		大半溶
12	0.1（1：4000）	0.2	0.2	0.1	置 37 ℃水浴箱中 30 min	半溶
13	0.1（1：4800）	0.2	0.2	0.1		微溶
14	0.1（1：6400）	0.2	0.2	0.1		完全不溶
15	–	–	0.5	0.1		完全不溶

（2）补体滴定：将补体按 1：30 比例稀释，按表 4-6 成分、次序、剂量加入各管中滴定。整个试验过程中补体应放在冰水盒中，防止活性下降。

补体单位，即能发生完全溶血现象的最小补体量。按表 4-6 假定结果，1：30 补体 0.12 ml 内含 1 个单位，则 0.24 ml 含有 2 个单位。为使 0.2 ml 中含有 2 个单位，可按下法计算稀释度：

$$0.20/0.24 \times 30 = 25$$

补体做 1：25 稀释后，每 0.2 ml 中含有补体 2 个单位。

（3）抗原滴定

1）将 64 支试管排方阵，即 8 行与 8 排。

2）先二倍稀释已灭活（56 ℃ 30 min）的免疫血清，于第一排 1～8 各管中加 1：2 稀释血清 0.1 ml，将 1：4 稀释血清加至第二排 1～8 管中，如此二倍递增稀释血清加到第七排。第八排不加血清，以 0.1 ml 缓冲盐水代替，作为抗原对照。

3）同上法稀释抗原，第一行 1～8 各管中加 1：2 稀释抗原 0.1 ml；第二行中 1～8 各管中加 1：4 稀释抗原 0.1 ml，如此，二倍递增稀释抗原加到第七行。第八行不加抗原，以 0.1 ml 缓冲盐水代替，作为血清对照。

表 4-6 补体滴定（单位 ml）

试管号	1：30 补体	缓冲盐水	2 单位抗原	2 单位溶血素	1.25% SRBC	假定结果
1	0.03	0.27	0.1	0.1	0.1	不溶
2	0.04	0.26	0.1	0.1	0.1	不溶
3	0.05	0.25	0.1	0.1	0.1	不溶
4	0.06	0.24	0.1	0.1	0.1	不溶
5	0.08	0.22	0.1 置 37 ℃水浴箱中 30 min	0.1	0.1 置 37 ℃水浴箱中 30 min	微溶
6	0.10	0.20	0.1	0.1	0.1	微不溶
7	0.12	0.18	0.1	0.1	0.1	全溶
8	0.14	0.16	0.1	0.1	0.1	全溶
9	0.16	0.14	0.1	0.1	0.1	全溶

4）在各对照管中补充缓冲盐水 0.1 ml。

5）于每管中加入 2 单位补体 0.2 ml，放置 4 ℃冰箱 16～18 h，次日置 37 ℃水浴箱中 30 min，各管中加入 1.25% 绵羊红细胞悬液及溶血素（2 单位）各 0.1 ml，再放置 37 ℃水浴箱中 30 min。

6）观察结果："4+"表示补体完全被待检系统所固定，呈现完全不溶血；"–"表示补体完全未被待检系统固定，呈现完全溶血；在二者之间不同程度者则以"3+""2+""+"表示。抗原单位：选择抗原与抗体两者都呈强阳性反应（4+）的最高稀释度即为 1 个单位。

如表 4-7 所示，抗原在 1∶16、抗体在 1∶64 为 1 个单位。正式实验中，测抗体时，抗原一般采用 2～4 个单位（即 1∶4～1∶8）；如测抗原，则抗体采用 4 个单位（即 1∶16）。

表 4-7 抗原抗体滴定结果

抗原 血清	1∶2	1∶4	1∶8	1∶16	1∶32	1∶64	1∶128	血清对照
1∶2	4+	4+	4+	4+	4+	4+	4+	–
1∶2	4+	4+	4+	4+	4+	4+	2+	–
1∶2	4+	4+	4+	4+	4+	2+	+	–
1∶2	4+	4+	4+	4+	4+	±	±	–
1∶2	4+	4+	4+	4+	3+	–	–	–
1∶2	4+	4+	4+	4+	–	–	–	–
1∶2	4+	4+	4+	2+	–	–	–	–
抗原对照	–	–	–	–	–	–	–	–

2. 正式试验 排列试管 12 支，前 8 支管加入不同稀释度待检血清，检查抗体的有无及效价，后 4 支管作血清、抗原、溶血素、绵羊红细胞对照。另取 4 支管作不同量补体对照，按表 4-8 中内容加入各种材料。

表 4-8 补体结合试验操作（单位 ml）

试管号	待检 血清	稀释 度量	2 个单 位抗原	缓冲 盐水	2 个单 位补体		1.25% SRBC	2 个单位 溶血素	结果
1	1∶2	0.1	0.1	–	0.2		0.1	0.1	
2	1∶4	0.1	0.1	–	0.2		0.1	0.1	
3	1∶8	0.1	0.1	–	0.2	4 ℃冰箱	0.1	0.1	置 37 ℃
4	1∶16	0.1	0.1	–	0.2	6～8h 后置 37 ℃水浴	0.1	0.1	水浴箱 中 30 min
5	1∶32	0.1	0.1	–	0.2	箱中 60 min	0.1	0.1	

续表

试管号	待检血清	稀释度量	2个单位抗原	缓冲盐水	2个单位补体		1.25% SRBC	2个单位溶血素	结果
6	1:64	0.1	0.1	–	0.2		0.1	0.1	
7	1:128	0.1	0.1	–	0.2		0.1	0.1	
8	1:256	0.1	0.1	–	0.2		0.1	0.1	
9（血清对照）	1:2	0.1	–	0.1	0.2	4℃冰箱 6~8 h后置 37℃水浴 箱中60 min	0.1	0.1	置37℃水浴箱中30 min
10（抗原对照）	–	–	0.1	0.1	0.2		0.1	0.1	
11（溶血素对照）	–	–	–	0.2	–		0.1	0.1	
12（SRBC对照）	–	–	–	0.5	–		0.1	–	
13	–	–	0.1	0.25	0.05		0.1	0.1	
14	–	–	0.1	0.2	0.1		0.1	0.1	
15	–	–	0.1	0.15	0.15		0.1	0.1	
16（补体对照）	–	–	0.1	0.1	0.2		0.1	0.1	

【实验结果】

1. 先观察对照管血清、抗原及溶血素 对照须完全溶血，绵羊红细胞对照管应完全不溶血。补体对照中，一个单位以上的补体对照管应完全溶血，否则试验结果的可靠性应加以考虑。必要时增设阳性血清及阴性血清对照。

2. 反应结果的判断 应按溶血的不同程度记录，管中反应呈"2+"者（50%不溶血）为阳性。呈"2+"反应的最高血清稀释度作为效价终点。

【注意事项】

1. 温度、时间、电解质、pH值等因素均可影响补体活性，最适的酸碱度是pH 6.3~7.8。

2. 试验中血清中的某些非特异性成分可发生抗补体作用，从而影响结果。某些脂类和变性的球蛋白能吸附大量的补体，器材不洁净，带有酸、碱、肥皂等也可产生抗补体现象。

3. 抗原、抗体的剂量应当配以适当的比例，使反应系统进行较完全的反应，所以标本在检测前应做合理的稀释。

【临床意义】

补体结合实验可快速诊断相关疾病，在临床上具有重要的参考价值。补体结合实验可用于传染病的诊断，通过该实验可明确病原性抗原以及相应抗体的检测，从而辅助诊断相应的传染病。另外，肿瘤相关抗原、血迹中的蛋白质鉴定，HLA分型也可用此实验方法。

【思考题】

1. 补体结合试验的原理是什么，如何进行结果判定？

2. 做该试验应注意哪些事项？

3. 正式试验时，血清对照、抗原对照、溶血素对照、绵羊红细胞对照、补体对照有没有作用？如果有，请具体说明。

（邵长利）

第五章

细胞因子及其相关实验

第一节　细胞因子的分类与免疫学功能

细胞因子（cytokine，CK）是由机体多种细胞分泌的、在细胞间发挥相互调控作用的小分子可溶性多肽或蛋白质，通过结合细胞表面的相应受体调节细胞生长、分化和发挥效应，调控免疫应答。

一、细胞因子分类

根据结构和功能，细胞因子可被分为白细胞介素、干扰素等六类。

1. 白细胞介素（interleukin，IL）　目前发现 38 种白细胞介素，比较重要的是 IL-1、2、4（表 5-1）。

表 5-1　重要的白细胞介素

白细胞介素	产生细胞	主要功能
IL-1	单核 - 巨噬细胞、内皮细胞	发热、激活 T 细胞、激活巨噬细胞
IL-2	活化的 T 细胞	促进 T 细胞增殖
IL-4	活化的 T 细胞、肥大细胞	促进 B 细胞激活、增殖、活化、Ig 产生，Ig 类别转换，抑制 Th1 细胞

2. 干扰素（interferon，IFN）　最早发现的细胞因子，具有干扰病毒感染和复制的能力（表 5-2）。

表 5-2　干扰素家族成员与功能

干扰素	产生细胞	主要功能
IFN- α	病毒感染的细胞	抗病毒、促进 MHC- Ⅰ类分子和Ⅱ类分子的表达

干扰素	产生细胞	主要功能
IFN-β	病毒感染的细胞	抗病毒、抗细胞增殖、促进 MHC-Ⅰ类分子和Ⅱ类分子的表达
IFN-γ	活化 T 细胞、NK 细胞	激活巨噬细胞，抗病毒，促进 MHC 分子表达和抗原提呈，抑制 Th2 细胞

3. 肿瘤坏死因子（tumor necrosis factor，TNF） TNF 是一种能使肿瘤发生出血坏死的物质。具有杀伤或抑制肿瘤、激活内皮细胞、杀伤靶细胞和激活巨噬细胞等功能。

4. 集落刺激因子（colony stimulating factor，CSF） 集落刺激因子是指能够刺激多能造血干细胞和不同发育分化阶段的造血祖细胞增殖分化，在半固体培养基中形成相应细胞集落的细胞因子。CSF 主要包括红细胞生成素（erythropoietin，EPO）、血小板生成素（thrombopoietin，TPO）、粒细胞 - 单核细胞集落刺激因子（granulocyte-macrophage colony stimulating factor，GM-CSF）、粒细胞集落刺激因子（granulocyte colony-stimulating factor，G-CSF）等。

5. 趋化因子（chemokine） 主要功能为招募血液中的单核细胞、中性粒细胞、淋巴细胞等进入感染发生的部位。

6. 生长因子（growth factor，GF） 具有刺激细胞生长作用的细胞因子，包括转化生长因子（transforming growth factor，TGF）、表皮生长因子（epidermal growth factor，EGF）、血管内皮细胞生长因子（vascular endothelial growth factor，VEGF）等。

二、细胞因子作用方式及特点

1. 作用方式（表 5-3）

表 5-3　细胞因子的作用方式

自分泌	CK 作用的靶细胞也是其产生细胞，如 T 淋巴细胞产生的 IL-2 促进 T 细胞本身生长
旁分泌	CK 产生的细胞和靶细胞非同一细胞，且二者邻近，如 DC 产生的 IL-2 支持 T 淋巴细胞增殖分化
内分泌	CK 产生细胞和靶细胞距离较远，两者通过循环系统发挥作用，如 TNF、IL-1 在高浓度时作用于远处靶细胞

2. 作用特点（表 5-4）

表 5-4　细胞因子的作用特点

多效性	一种细胞因子作用于多种靶细胞，产生多种生物学效应
重叠性	几种不同的细胞因子作用于同一靶细胞，产生相同或相似的生物学效应
拮抗性	一种细胞因子抑制其他细胞因子的功能，两者表现为拮抗性
协同性	一种细胞因子强化另一种细胞因子的功能，两者表现为协同性
网络性	免疫细胞通过不同生物学效应的 CK 之间相互刺激、彼此约束，形成复杂而又有序的细胞因子网络，调节免疫应答，维持系统稳态

三、细胞因子生物学作用

细胞因子种类众多，可产生以下生物学作用：①抗细菌作用；②抗病毒作用；③调节特异性免疫应答；④刺激造血；⑤促进血管生成。

（商　宇）

第二节　细胞因子的检测

◆ 实验一　IL-1 生物学活性检测 ◆

【实验目的】

1. 掌握 IL-1 生物学活性检测的原理和方法。
2. 掌握小鼠巨噬细胞的获取方法。
3. 掌握小鼠胸腺细胞获取的流程和要点。

【实验原理】

白细胞介素 1（IL-1）是一种主要由活化的单核 - 巨噬细胞合成和分泌的细胞因子，同时 TNF-α、IFN-γ 及 IL-1（以自分泌的方式发挥作用）也能够诱导 IL-1 的表达和分泌，具有活化淋巴细胞、协同刺激胸腺细胞增殖、参与抗体产生和促炎症反应等多种生物学功能，是固有免疫应答过程中最为重要的调节因子之一。IL-1 有 IL-1α 和 IL-1β 两种，虽然两者结构有差异，氨基酸序列同源性只有 26%，但两者所结合的受体和所发挥的生物学作用几乎完全相同。用于检测 IL-1 生物活性的方法有多种，如小鼠胸腺细胞增殖法、热源实验、小鼠胸腺瘤细胞系 EL-4 细胞测定法及细胞毒性 T 淋巴细胞系联合检测法、人皮肤纤维母细胞增殖实验和 IL-2 受体诱导实验。此次实验以小鼠胸腺细胞增殖法为例。

IL-1 与小鼠胸腺细胞共同培养时，IL-1 可刺激小鼠胸腺细胞增殖。进一步通过 ^{3}H-TdR 掺入法或染料摄入法判定小鼠胸腺细胞增殖量，推定 IL-1 的生物学活性。通过检测 IL-1 的生物学活性，可进一步了解单核 - 巨噬细胞等的功能。

【实验材料】

1. 培养液　10% FCS-RPMI-1640 培养液。
2. LPS　用 10% FCS-RPMI-1640 培养液配制成 10 μg/ml。
3. 刀豆蛋白 A（ConA）　用 10% FCS-RPMI-1640 培养液配制成 2.5 μg/ml。
4. ^{3}H-TdR。
5. 实验动物　C57BL 小鼠，6 ~ 8 周龄，雌雄均可。

【实验方法】

1. 小鼠巨噬细胞产生 IL-1 的诱导

（1）常规收集小鼠腹腔巨噬细胞，10% FCS-RPMI-1640 培养液悬浮细胞 2×10^6 个 /ml，接种于 24 孔培养板，每孔 0.5 ml。

（2）每孔加 20 μg/ml LPS 0.15 ml，37 ℃，5% CO_2 孵育 36 ~ 48 h。

（3）此时培养上清内含巨噬细胞分泌的高水平 IL-1，收集培养上清，12000 r/min 离心 15 min，将上清移入新的 1.5 ml EP 管中，–20 ℃冻存。

2. IL-1 的生物学活性测定

（1）胸腺细胞的制备：颈椎脱位处死小鼠，无菌取胸腺至平皿中，加入 5 ml 10% FCS-RPMI-1640 培养液，200 目不锈钢网制成单个细胞悬液；1500 r/min 离心 10 min，再用 5% HBSS 洗涤细胞 2 次后，重悬于 10% FCS-RPMI-1640 培养液中，调整细胞浓度为 1.0×10^7 个 /ml。

（2）加样：取上述胸腺细胞加入 96 孔细胞培养板，每孔 0.1 ml。再加入 IL-1 待测样品或 IL-1 标准品，每孔 50 μl，实验孔再加入 50 μl ConA（终浓度 0.625 μg/ml），同时设培养液对照孔（0.1 ml 细胞 +0.1 ml 培养液）、ConA 对照（0.1 ml 细胞 +50 μl 培养液 +50 μl ConA），均设 3 复孔。37 ℃，5% CO_2 孵育 36 ~ 60 h。

（3）^{3}H-TdR 掺入：每孔加 1.85×10^{10} μBq/20 μl（0.5 μCi/20 μl）^{3}H-TdR，继续培养 8 h。

（4）结果测定：多孔细胞收集器收集细胞于玻璃纤维滤纸上，用 β 液体闪烁仪测定 ^{3}H-TdR。

【实验结果】

掺入量（cpm）以不同稀释浓度 IL-1 标准品为横坐标，净 cpm 值（实验孔 -ConA 对照孔 cpm 值）为纵坐标，在半对数图纸上绘制出标准曲线，再从标准曲线上查出待测样品中的 IL-1 含量。或用刺激指数（SI）表示：

$$SI（\%）= \frac{实验组\ cpm}{对照组\ cpm} \times 100\%$$

【注意事项】

1. 获取 LPS 刺激的小鼠巨噬细胞培养上清前，需进行离心操作，来消除细胞及细胞破碎后成分对实验结果判定的影响。

2. 不同品系小鼠对 IL-1 的反应性有差异。根据资料记载，以 C57BL 小鼠反应性较好。且以 6 ~ 8 周龄为宜，小于 5 周或大于 10 周小鼠的胸腺细胞对 ConA 不稳定。

3. ConA 促丝裂原反应要做测试，且应选择淋巴细胞转化实验的亚剂量，选择既能够激活胸腺细胞，又不引起明显增殖的量。如果 ConA 过量，则不能有效地反映 IL-1 的刺激活性。

【临床意义】

病原体相关分子模式能够有效地诱导巨噬细胞分泌 IL-1。在发生革兰氏阴性菌感染时，患者血液中 IL-1 的水平明显提高，这主要与 IL-1 介导的急性期反应有关。同时，部分研究表明，IL-1 还参与胰岛炎症反应的发生，这对糖尿病的发生具有较大的影响。还有其他的研究及应用成果，此处且不进行赘述。IL-1 的相关检测，对临床的诊断具有重要的参考价值。

【思考题】

1. IL-1 的诱导过程中有哪些需要注意的问题？

2. 检测过程中加入刀豆蛋白 A 的作用是什么？

◈ 实验二　IL-4 生物学活性检测 ◈

【实验目的】

1. 掌握 IL-4 生物学活性检测方法。

2. 了解 IL-4 诱生的原理和操作方法。

3. 掌握小鼠脾 B 细胞悬液的制备方法。

4. 掌握上清 IL-4 的测定方法和原理。

【实验原理】

IL-4 介导 Th2 细胞亚群的分化，与 B 细胞的增殖、分化和成熟相关，其功能是调节 IgE 和肥大细胞或嗜酸性粒细胞介导的免疫应答。具体表现为诱导 Th2 细胞的生长和分化，诱导 B 细胞发生抗体类别转换产生 IgE，刺激内皮细胞表达黏附分子等功能。制备 IL-4 多取用正常组织细胞（如人脾、扁桃体、淋巴结）、外周血和大鼠或小鼠脾细胞等，传代细胞（如小鼠胸腺瘤细胞系 EL-4 细胞、L1/1 细胞、MBI-1T 细胞系）和一些 T 细胞杂交瘤，经抗原或非特异性激活剂刺激后获得。

本实验采用亚适剂量抗 IgM 抗体刺激 B 细胞增殖法检测 IL-4 生物学活性。亚适剂量抗 IgM 抗体对 B 淋巴细胞的刺激较弱，当加入 IL-4 时，B 淋巴细胞对亚适剂量抗 IgM 抗体刺激表现出明显的 DNA 合成增加，^{3}H-TdR 的掺入量与 IL-4 含量相关。

【实验材料】

1. 试剂　肝素抗凝血、淋巴细胞分离液、植物凝集素（phytohemagglutinin, PHA）、钙离子载体（A23187）、10% NBS-IMDM 培养液、8% NBS-IMDM 培养液、HBSS、抗小鼠 T 细胞血清、新鲜豚鼠混合血清、无血清培养液、抗 IgM 抗体、^{3}H-TdR。

2. 器材　24 孔培养板、96 孔培养板、CO_2 培养箱、离心机等。

3. BALB/c 或 C57BL/6 小鼠。

【实验方法】

1. IL-4 的诱生

（1）取肝素抗凝血 10 ml，用生理盐水等比稀释，置于淋巴细胞分层液上层，离心制备淋巴细胞悬液。

（2）调整细胞浓度为 1×10^6 个 /ml，同时加入 PHA 100 μg/ml 或 TPA 1 ng/ml 和钙离子载体（A23187）0.1 μg/ml，培养液为 8% NBS-IMDM 培养液，37 ℃，5% CO_2 孵育箱中孵育 24 h。

（3）离心，分层过滤后，分装，−20 ℃冻存。

2. IL-4 的生物活性检测

（1）小鼠脾 B 细胞悬液的制备

1）取 BALB/c 或 C57BL/6 小鼠，常规方法分离脾淋巴细胞，用 HBSS 洗涤两次；再用 10%NBS-IMDM 培养液调整细胞浓度为 $1.0 \times 10^7 \sim 2.0 \times 10^7$ 个 /ml。

2）去除黏附细胞：将上述脾细胞悬液置 24 孔培养板，每孔 1 ~ 1.5 ml，置 37 ℃，5% CO_2 温箱中培养 1 h；将细胞悬液移至另外培养孔内，继续培养 1 h，收集非黏附脾细胞；亦可通过 Sephadex G-10 柱过滤去除黏附细胞。

3）去除 T 细胞：调整细胞浓度至 1.0×10^7 个 /ml，按 1∶40（V/V）加入抗小鼠 T 细胞血清，置 4 ℃ 30 min 后，按 1∶15（V/V）加入新鲜豚鼠混合血清，充分混匀后温育 1 h；离心弃上清，用无血清培养液悬浮细胞，此时 T 细胞已死亡破碎，通过淋巴细胞分离液，低速离心以去除 T 细胞死亡碎片。

4）B 细胞的相对纯化：将淋巴细胞分层液 500 ~ 800 r/min 离心 6 ~ 8 min，将细胞悬液再次纯化。用 HBSS 洗 1 ~ 2 次，调整细胞浓度至 $1.0 \times 10^6 \sim 2.0 \times 10^6$ 个 /ml。

（2）诱生上清 IL-4 的测定

1）将上述 B 细胞悬液加入 96 孔培养板，100 μl/ 孔，分别加待测 IL-4 诱生上清或不同量标准品 IL-4，其浓度为每毫升 0.5 U、1 U、2 U、3 U、4 U、5 U、6 U，各组均设 3 复孔。

2）加亚适剂量抗 IgM 抗体，一般终浓度 0.5%（V/V）为抗 IgM 的亚适剂量，也可在实验前自行测定。

3）常规培养 48 ~ 72 h，结束前 8 ~ 16 h 加入 ^{3}H-TdR，收获细胞测定 cpm 值。

【实验结果】

通过培养后收获的细胞测定 cpm 值，以标准品 cpm 值绘制标准曲线，从标准曲线上查出 IL-4 活性。

【注意事项】

（1）B 细胞纯度直接影响结果。B 细胞悬液中若含有 T 细胞或死亡 T 细胞及其碎片，可影响试验结果。可通过不连续密度梯度离心，去除死细胞及碎片，从而得到较高纯度的 B 细胞悬液。

（2）纯化 B 细胞悬液时，应尽量缩短操作时间，减少不利因素，保证细胞活力，使实验结果较稳定，重现性好。

（3）诱生细胞上清收获时间必须控制在 30 h 左右。若时间过长，上清中的 IL-4 含量会降低。

【临床意义】

IL-4 具有促进抗原或丝裂原活化的 B 细胞增殖的作用。对于某些超敏反应的疾病发生有一定的作用；同时对淋巴细胞的迁移有重要作用。IL-4 的测定对临床部分疾病的诊断具有一定的参考价值。

【思考题】

1. IL-4 诱生的原理是什么？

2. ³H-TdR 在此实验中的作用是什么？

◆ 实验三　IL-6 生物学活性检测 ◆

【实验目的】

1. 熟悉 IL-6 生物学活性检测方法。

2. 了解 IL-6 诱生的原理和方法。

3. 掌握 IL-6 生物学活性测定的原理和方法。

【实验原理】

IL-6 是生物学功能广泛，可通过旁分泌、自分泌和内分泌三种方式发挥作用的细胞因子。IL-6 可诱导 Th 细胞表达 IL-2R，在全身的炎症反应中发挥相关作用，包括刺激下丘脑体温中枢，促进 B 细胞增殖分化，促进造血干细胞再生和血小板产生等。单核 - 巨噬细胞、T/B 淋巴细胞、成纤维细胞、肝细胞、血管内皮细胞和某些肿瘤细胞系均可产生 IL-6（一些患者血清中也含有 IL-6）。

本实验采用人急性髓系白血病细胞（central eurasian studies society，CESS）分化反应测定法。CESS 细胞在 IL-6 作用下分化生成免疫球蛋白分泌细胞，采用 SPA 溶血空斑法测定 CESS 细胞分化成免疫球蛋白分泌细胞的数量，即可间接测定 IL-6 含量。

【实验材料】

1. 小鼠。

2. 试剂　ConA、生理盐水稀释的 SPA（0.5 mg/ml）、氯化铬溶液 2.5×10^4 mol/L）、压积的 SRBC、CESS 细胞、HBSS、抗人 IgG 抗体、1∶4 稀释的豚鼠血清、0.5% 琼脂、0.5% 琼脂（内含 DEAE- 葡聚糖 0.75 mg/ml）。

3. 其他　96 孔板、培养箱、水浴箱、湿盒、培养皿、光学显微镜。

【实验方法】

1. IL-6 的诱生　获取小鼠脾淋巴细胞后将其细胞浓度调整成 2.0×10^6 个 /ml，培养 24 h 后，收集细胞培养上清。小鼠脾细胞可自发产生 IL-6，或加入终浓度 3 μg/ml 的 ConA 作为诱生剂。亦可使用天然样品，人血清经 56 ℃ 30 min 灭活后可用于检测 IL-6。

2. IL-6 的生物学活性测定

（1）SPA-SRBC 的交联：取 1 份用生理盐水稀释的 SPA（0.5 mg/ml），10 份氯化铬溶液（2.5×10^{-4} mol/L）及 1 份压积的 SRBC（先用生理盐水洗 3 次），迅速混匀，30 ℃ 温育 1 h，并不时摇动。再用生理盐水洗 1 次，用 HBSS 洗 2 次。交联的 SPA-SRBC 置 4 ℃ 冰箱可保存 3 天。

（2）将不同稀释度的待测上清加入 96 孔板，100 μl/ 孔。加入 CESS 细胞 1×10^4 个 /（100 μl/ 孔），培养 3 天后，收集细胞洗 3 次用于测定。

（3）SPA-SRBC 用 HBSS 洗 1 次，稀释成 30% 的 SPA-SRBC，取 20 μl 并加入 CESS 细

胞悬液 100 μl，加稀释成最适浓度的抗人 IgG 抗体和 1 : 4 稀释的豚鼠血清各 20 μl，混匀。

（4）混匀后的反应物迅速加入在 45 ℃保温的 0.5% 琼脂（内含 DEAE- 葡聚糖 0.75 mg/ml）300 μl 中，摇匀后快速倒于培养皿或玻片上，凝固后置湿盒，37 ℃温育 4 ~ 6 h，直接在低倍镜下计数空斑形成细胞（plaque forming cell，PFC）即可。

【实验结果】

结果以 PFC 数 /10^4 个细胞 ± SD 表示。

【注意事项】

1. 兔抗人 IgG 优于羊抗人 IgG，因前者与 SPA 结合更有效。

2. 豚鼠血清应用羊红细胞吸收，否则血清中的某些抗体可造成 SRBC 裂解。

【临床意义】

IL-6 与特发性肺纤维化、肾小球疾病、肿瘤、妊娠高血压等疾病的发生具有紧密的联系。其基因表达和分泌的异常可导致多种临床疾病的发生，对其基因表达的调控及其抗体拮抗剂的研究不仅为发现这些疾病的发病机制提供了重要信息，而且为这些疾病的诊断和治疗提供了依据。

【思考题】

1. CESS 细胞分化反应测定法的原理是什么？

2. 简述空斑形成细胞计数的步骤。

◆ 实验四　IL-8 生物学活性检测 ◆

【实验目的】

1. 掌握 IL-8 生物学活性的检测原理和方法。

2. 熟练掌握琼脂板的制作方法。

【实验原理】

利用细胞因子的趋化活性和细胞因子增强细胞随机运动能力的特性，采用琼脂糖小滴化学动力学实验检测细胞因子的活性；亦可借助滤膜渗透法或琼脂平板法检测细胞因子的趋化活性，从而进一步研究细胞因子的生物学活性。因 IL-8 对中性粒细胞具有激活和趋化作用，故通过检测中性粒细胞的迁移距离即可确定 IL-8 的生物学活性，即对中性粒细胞的趋化活性。本实验通过琼脂平板法检测细胞因子的趋化活性。

【实验材料】

1. 6% 右旋糖酐生理盐水溶液。

2. 淋巴细胞分离液比重为 1.077 ± 0.001。

3. 2% 琼脂糖。

4. 0.1% 白明胶 HBSS。

5. DMEM 培养液，内含 20% FCS 和 0.75 mg/ml Na_2CO_3 溶液。

6. 甲醇溶液。

7. 瑞特 - 吉姆萨染液。

【实验方法】

1. IL-8 的诱生

（1）常规分离 PBMC，洗涤后，调整细胞浓度为 5×10^6 个 /ml。

（2）将细胞接种于 24 孔细胞培养板，每孔 0.5 ml。

（3）加诱生剂 LPS（20 μg/ml），每孔 0.5 ml，37 ℃，5% CO_2 孵育箱中孵育 48 h。

（4）离心收集细胞培养上清液，用 HCl 溶液调为酸性（pH4.0），经 Sephadx G-75 柱分离，收集活性组分即为待测的 IL-8 粗品。

2. IL-8 的生物活性检测

（1）琼脂板的制备：称取 2 g 琼脂糖，加入到 100 ml 蒸馏水中，煮沸溶解，置于 50 ℃水浴中待用；配制好的 2% 琼脂糖与等体积 50 ℃水浴预温的 DMEM 培养液混合，取 3 ml 加到洁净的载玻片上，铺成薄层，室温凝固后，放置于 4 ℃冰箱，进一步凝固 30 ~ 60 min，用打孔器打孔。

（2）中性粒细胞制备：常规分离人外周血中性粒细胞。

（3）加样：取 10 μl 中性粒细胞悬液加入琼脂板各组中心孔，分别取 10 μl 待检样品及阳性对照品加入样品孔，取 10 μl DMEM 培养液加入对照孔；将玻片置于湿盒内，37 ℃温育 2 h。

（4）染色：用甲醇溶液固定 30 min，用瑞特 - 吉姆萨染液染色后干燥。

【实验结果】

显微镜下分别测量细胞从中心孔向样品孔游走的距离（趋化游走距离）及向阳性对照孔的游走距离（自发游走距离），趋化活性以趋化指数表示。

$$趋化指数 = \frac{趋化游走距离}{自发游走距离}$$

【注意事项】

1. 为防止污染，2% 琼脂糖需提前配制并封膜保存于 50 ℃水浴中，便于使用。

2. 为确认待检样品中 IL-8 的特异性趋化效应，可同时比较抗 IL-8 抗体与待测样品作用后的趋化结果。

【临床意义】

IL-8 主要由激活的单个核细胞、组织细胞及巨核细胞产生，可趋化外周血中性粒细胞迁移至炎症部位，发挥抗感染作用。

【思考题】

1. 简述 IL-8 生物学活性检测的原理。

2. 趋化活性检测法还可用于哪些细胞因子的生物学活性检测？查阅资料，并做简要说明。

（邵长利）

第六章

固有免疫系统及其相关实验

第一节　固有免疫细胞的主要作用

固有免疫应答，亦称固有免疫（innate immunity）、天然免疫（natural immunity）或非特异性免疫（nonspecific immunity），是指机体在种系发生和进化过程中逐渐形成的一种天然免疫防御功能，构成机体抵御病原生物入侵的第一道防线。

一、概述

固有免疫是长期进化形成的防御机制，包括屏障结构、固有免疫细胞、体液中的抗菌物质。此免疫在个体出生时就具备，对外来病原体迅速应答，产生非特异性抗感染作用，同时在特异性免疫应答中也起作用。

二、组织屏障及其作用

1. 皮肤黏膜及其附属成分的屏障作用

（1）物理屏障

（2）化学屏障

（3）微生物屏障

2. 体内屏障

（1）血 - 脑屏障

（2）血 - 胎屏障

三、固有免疫细胞

主要包括吞噬细胞（中性粒细胞和单个核吞噬细胞）、树突状细胞（dendritic cell，DC）、NK 细胞、NKT 细胞、γδT 细胞、B1 细胞、肥大细胞、嗜碱性粒细胞、嗜酸性粒细胞等。

（一）吞噬细胞

1. 中性粒细胞 中性粒细胞有很强的趋化作用、吞噬功能，病原体在局部引发感染时，中性粒细胞可迅速穿越血管内皮进入感染部位进行杀伤。

2. 单核吞噬细胞 单核细胞包括血液中的单核细胞和组织器官中的巨噬细胞，可做变形运动，对玻璃和塑料表面有很强黏附能力，借此在体外培养时可与淋巴细胞分离。

（1）巨噬细胞特点：①寿命长，可在组织中生存数月；②形态大，呈不规则形态；③表达 MHC Ⅰ 或 Ⅱ 类分子；④可吸附于玻璃、塑料。

（2）巨噬细胞表面受体及其配体：①模式识别受体（pattern recognition receptor，PRR），指单核巨噬细胞和 DC 等固有免疫细胞表面或细胞器室膜上，能够识别病原体某些共有特定分子结构的受体。包括甘露糖受体、清道夫受体、Toll 样受体。②病原相关模式分子（pathogen associated molecular pattern，PAMP），指 PRR 识别结合的配体，是病原体及其产物所共有的、高度保守的特定分子结构。③调理性受体，巨噬细胞表面参与调理作用的受体，包括 IgG Fc 受体和补体受体。

（3）巨噬细胞的生物学功能

1）清除、杀伤病原体：巨噬细胞借助表面的 PRR 和调理性受体，摄取抗原性异物，杀伤病原体。

① 氧依赖性途径：主要效应分子是反应性氧中间物和反应性氮中间物。

② 氧非依赖性途径：无需氧分子参与的杀菌作用，包括酸性环境、溶菌酶、防御素。

2）参与和促进炎症反应：通过分泌趋化因子、促炎症细胞因子等发挥作用。

3）杀伤靶细胞。

4）加工、提呈抗原。

5）免疫调节。

3. 树突状细胞 能诱导初始 T 细胞活化，是重要的免疫调节细胞，广泛分布于脑以外的全身组织和脏器。

4. NK 细胞 来源于骨髓淋巴干细胞，发育成熟需要骨髓的微环境。主要分布于外周血和脾。无需抗原预先激活即可杀伤肿瘤及病毒感染细胞。在抗体存在的情况下，也可通过细胞表面的 Ig G FcR 杀伤与 IgG 结合的肿瘤细胞或病毒感染细胞，这种作用称抗体依赖性细胞介导的细胞毒作用。

（1）NK 细胞杀伤作用的机制：①穿孔素 / 颗粒酶途径；② Fas/FasL 途径；③ TNF-α/TNFR-I 途径。

（2）NK 细胞活性的调节：按照 NK 细胞受体识别的配体性质不同，分为识别 HLA Ⅰ 类分子和非 HLA Ⅰ 类分子的调节受体。按照受体功能分，有两类受体：①杀伤细胞活化受体，其与靶细胞表面相应配体结合后可激发 NK 细胞产生杀伤作用；②杀伤细胞抑制受体，其与靶细胞表面相应配体结合后，可抑制 NK 细胞产生杀伤作用。

5. NKT 细胞　指能同时组成性表达 CD56 和 TCR-CD3 复合受体的 T 细胞。

6. 其他固有免疫细胞　包括 γδT 细胞、B1 细胞、肥大细胞、嗜碱性粒细胞、嗜酸性粒细胞等。

四、固有免疫应答

固有免疫应答是指体内固有免疫细胞和分子，识别、结合病原体及其产物或其他抗原性异物，被迅速活化，并产生相应生物学效应，从而将病原体等抗原性异物杀伤、清除的过程。

（商　宇）

第二节　固有免疫细胞的功能检测

◆ 实验一　中性粒细胞吞噬功能实验（小吞噬实验）◆

【实验原理】

血液中的中性粒细胞，即小吞噬细胞，通过趋化、调理、吞入和杀菌等几个步骤，能吞噬和消化衰老、死亡细胞及病原微生物等异物，中性粒细胞是机体非特异性免疫的重要组成部分。将新鲜抗凝外周血与一定量细菌混合，经 37 ℃孵育一定时间后，推片染色。在显微镜下观察中性粒细胞吞噬细菌的现象，并可根据其吞噬细菌的百分率和吞噬指数来判断中性粒细胞的吞噬功能。

【实验材料】

1. 葡萄球菌培养液。

2. 2% 柠檬酸钠。

3. 其他　试管、玻片、采血针、乙醇棉球、吸管、滴管、显微镜、香柏油、瑞氏染液。

【实验方法】

1. 取小试管 1 支，用滴管加入 2% 柠檬酸钠溶液 0.2 ml，制备抗凝管。

2. 用乙醇棉球消毒手指和采血针，从消毒部位采取 0.2 ml 外周血加入抗凝管中。

3. 取 0.1 ml 菌液加入抗凝管中，用吸管混匀。

4. 置于 37 ℃温育 30 分钟。在第 10 分钟、第 20 分钟时各振荡一次，然后静置。在第 30 分钟时取出。

5. 用毛细管从白细胞层（即沉积红细胞的表层）吸取白细胞，制成血膜，自然干燥。

6. 瑞特染液染色

（1）将瑞特染液数滴，滴于血膜上，经 1 min。

（2）再加等量蒸馏水，轻轻摇动混合，经 5 min。

（3）用蒸馏水冲洗。

（4）干后，显微镜油镜检查。

7. 显微镜油镜下寻找白细胞，计数。

【实验结果】

显微镜油镜检查：查找中性粒细胞，染色结果正确，中性粒细胞呈淡红色、细胞核为紫色，细菌则染成深紫色。

计算吞噬百分率及吞噬指数。正常人吞噬百分率为 60%，吞噬指数大于 1。

1. 吞噬百分率　观察 100 个中性粒细胞，计算其中吞噬有细菌的中性粒细胞数，计算出吞噬细胞百分率。

$$吞噬百分率（\%）= \frac{吞有细菌的中性粒细胞数}{100 个中性粒细胞} \times 100\%$$

2. 吞噬指数　观察 100 个中性粒细胞，计算其中被吞噬的细菌总数，平均每个中性粒细胞吞噬的细菌数即为吞噬指数。

$$吞噬指数 = \frac{100 个中性粒细胞中所吞噬细菌总数}{100 个中性粒细胞}$$

【注意事项】

1. 血涂片应薄厚均匀适中，避免过薄或过厚。

2. 瑞特染液染色时间不能过长以免染色过重。

【临床意义】

中性粒细胞吞噬过程中某一环节发生障碍或缺陷，可导致其吞噬功能下降或缺如。现已知多种免疫缺陷病（如 Chediak-Higashi 综合征、Wiskott-Aldrich 综合征），某些慢性病（如糖尿病）以及烧伤患者和正常新生儿中性粒细胞的趋化能力明显低下，补体或抗体缺陷时中性粒细胞吞噬能力低下，而慢性肉芽肿及蚕豆病时中性粒细胞杀伤功能低下。

◆ 实验二　中性粒细胞活性实验 ◆

【实验原理】

中性粒细胞吞噬异物颗粒后，细胞内葡萄糖分解能力增强，葡萄糖氧化脱氢而使氯化硝基四氮唑蓝（nitrotetrazolium blue chloride，NBT）还原，由原来的淡黄色的 NBT 变成蓝紫色颗粒沉积于细胞质内。镜下计数有蓝紫色沉着物的中性粒细胞，计算出百分率，即可反映中性粒细胞的吞噬杀菌功能。

【实验材料】

1. 试剂　pH 7.2 的磷酸盐缓冲液、NBT 染液、肝素抗凝血、甲醇、吉姆萨染液。

2. 器材　显微镜。

【实验方法】

1. 于清洁玻片上滴肝素抗凝血 2 滴及 NBT 染液 2 滴。

2. 放置于湿盒中，于 37 ℃放置 15 min。

3. 再于室温下放置 15 min，并轻轻混匀。

4. 在载玻片上推成薄血涂片，干燥后用甲醇固定。

5. 吉姆萨染液染色。

【实验结果】

显微镜油镜检查，计数 100 个中性粒细胞中有还原 NBT（紫色沉着物）的中性粒细胞。

【注意事项】

1. 该实验是吞噬细胞内多种酶引起的反应，必须用在 0 ℃条件下贮存的细胞作对照，排除因细胞溶解或其他原因所致酶释放引起的非特异反应。

2. 影响吞噬细胞代谢的因素也可影响该实验结果，因此注意掌握开始被还原的时间（30 min 内）才能得到准确的结果。

3. NBT 染料在盐水中不易溶解，应注意除掉未溶解的染料颗粒，否则会影响结果。

◆ 实验三　中性粒细胞趋化功能实验 ◆

【实验原理】

中性粒细胞在趋化因子，如补体活性片段 C5a、C567，某些淋巴因子 IL-8，微生物的细胞成分及其代谢产物等作用下产生趋化运动。趋化运动是中性粒细胞整个吞噬过程的第一步，对吞噬功能影响很大。

【实验材料】

1. 器材　琼脂糖凝胶板、打孔器。

2. 试剂　中性粒细胞悬液、戊二醛。

【实验方法】

1. 制备琼脂糖凝胶板，用打孔器打 3 个孔。

2. 加样，中央孔加中性粒细胞悬液，两侧孔分别加趋化因子和不加趋化因子的对照组。

3. 孵育，中性粒细胞向含趋化因子孔方向移动。

4. 用戊二醛固定，移去琼脂。

5. 对黏附在玻璃板上的中性粒细胞进行染色，观察运动情况。

【临床意义】

对于一些反复慢性感染、白细胞迟钝综合征、类风湿关节炎或糖尿病等患者，中性粒细胞趋化运动不同程度地低于正常。本实验也可用于测定趋化因子活性。

◆ 实验四　巨噬细胞黏附实验 ◆

【实验原理】

巨噬细胞是一种多功能的细胞，它具有吞噬消化功能，能分泌多种物质，包括水解酶等组织损伤物质，补体、干扰素、溶菌酶等与防御有关的物质，以及具有免疫调节功能的物质，如 IL-1、PGE2。巨噬细胞还能通过吞噬、处理和提呈抗原，激活淋巴细胞或启动和加强淋巴细胞的免疫活性，参与细胞免疫和体液免疫。人的巨噬细胞可从经斑蝥激发的水疱液中获取，也可从肺灌洗液或患者腹膜透析液中分离，但操作烦琐，得量不多。小鼠和大鼠腹腔内有丰富的巨噬细胞，可用腹腔冲洗的方法直接获取。其他动物腹腔内巨噬细胞较少，需要预先注入刺激剂，如液状石蜡、蛋白胨、血清、甘油等，使巨噬细胞增多。许多实验室在进行基础或配合临床研究巨噬细胞功能及其与疾病的关系、筛检免疫增强药物和探讨其作用机制时，常选用小鼠腹腔巨噬细胞为研究对象。本实验以收集小鼠腹腔巨噬细胞为例。

【实验材料】

1. 试剂　医用消毒乙醇。
2. 器材　棉球、载玻片等。
3. 动物　小鼠。

【实验方法】

1. 小鼠脱颈致死，仰卧固定。
2. 消毒腹部，用冲洗液洗腹腔，并收集。
3. 将腹腔细胞悬液滴于干净载玻片上，孵育，用冲洗液清洗载玻片，即可见玻片上有毛玻璃样的单层巨噬细胞黏附。此时载玻片上黏附的细胞中巨噬细胞可达 90%。

◆ 实验五　巨噬细胞吞噬功能实验（大吞噬实验）◆

（一）巨噬细胞吞噬功能测定

【实验原理】

巨噬细胞具有对异物（细菌、绵羊红细胞、鸡红细胞等）吞噬和消化的功能，在机体固有免疫中发挥重要作用。小鼠腹腔内注射 5% 可溶淀粉溶液，可刺激巨噬细胞的聚集。2 天后小鼠腹腔内注入鸡红细胞悬液，1 h 后解剖收集腹腔巨噬细胞，染色、镜检可观察巨噬细胞对鸡红细胞的吞噬现象。通过计算吞噬百分率或吞噬指数可测定巨噬细胞的吞噬功能。

【实验材料】

1. 实验动物　小鼠。
2. 试剂　5% 鸡红细胞悬液、5% 可溶性淀粉溶液、pH6.4 的 PBS、生理盐水。
3. 其他　注射器、瑞特染液、毛细管、剪刀、载玻片等。

【实验方法】

1. 制备 5% 鸡红细胞悬液　取抗凝的鸡血 2.0 ml，生理盐水 8～10 ml，混匀，2000 r/min 离心 5 min，吸弃上清液，同法再洗 2 次，末次离心 10 min（2000 r/min），弃上清液。吸压积的红细胞 0.5 ml 加到 9.5 ml 生理盐水中，混匀后即为 5% 鸡红细胞悬液。

2. 实验前一天，给小鼠腹腔注射 5% 可溶性淀粉溶液 3.0 ml，使巨噬细胞从腹膜血管渗到腹腔，24 h 后再注入 5% 可溶性淀粉溶液 2.0 ml。

3. 实验前 30 min 在小白鼠腹腔注入 5% 鸡红细胞悬液 1.0 ml，轻揉腹部。

4. 30 min 后用脱颈法使小鼠死亡。死亡后立即剖开腹腔，用滴管吸出腹腔液（不得混入血液）滴加在载玻片上，每片约 0.2 ml。

5. 干燥后，用瑞特染液染色。

6. 瑞特染色

（1）将数滴瑞氏染液，滴于血膜上，经 1 min。

（2）再加等量蒸馏水，轻轻摇动混合，经 5 min。

（3）用蒸馏水冲洗。

（4）干后，油镜检查。

7. 油镜下寻找巨噬细胞，计数。

【实验结果】

巨噬细胞吞噬试验显微镜油镜检查：查找巨噬细胞，染色结果正确，胞质呈粉红色，胞核呈紫蓝色。胞体形态不规则，胞核较大，形态不规则，核染色质较粗糙，排列紧密呈团块状。部分巨噬细胞的胞质内可见到被吞噬的 1 个或多个有核鸡红细胞。应注意区别鸡红细胞是真正被吞入还是仅黏附于巨噬细胞表面，查找观察有吞噬作用的巨噬细胞数。被吞噬的鸡红细胞尚未消化者，胞质和核都很清晰；刚开始消化的鸡红细胞，胞质色变浅，界限不清，胞质被消化者可仅留下紫色的核；再进一步消化时，可能只看到浅紫色的核轮廓。这些都应列入被吞噬的鸡红细胞数。

计算吞噬百分率及吞噬指数（正常人吞噬百分率为 62%，吞噬指数大于 1）。

1. 吞噬百分率　查找 100 个巨噬细胞，计算其中吞噬有鸡红细胞的巨噬细胞数，计算出吞噬百分率。

$$吞噬百分率（\%）=\frac{吞有鸡红细胞的巨噬细胞数}{100\ 个巨噬细胞}\times100\%$$

2. 吞噬指数　查找 100 个巨噬细胞，计算其中被吞噬的鸡红细胞总数，平均每个巨噬细胞吞噬的鸡红细胞数即为吞噬指数。

$$吞噬指数=\frac{100\ 个巨噬细胞所吞噬鸡红细胞总数}{100\ 个巨噬细胞}$$

鸡红细胞被吞噬消化的程度分以下 4 级：

Ⅰ级：未消化，胞质浅红或浅黄，胞核呈浅紫红色。

Ⅱ级：轻度消化，胞质浅黄绿色，核固缩，呈紫蓝色。

Ⅲ级：重度消化，胞质淡染，胞核呈浅灰黄色。

Ⅳ级：完全消化，巨噬细胞内只见形状类似鸡红细胞大小的空泡，边缘整齐，胞核隐约可见。

【注意事项】

1. 充分揉搓腹腔，尽可能将吞噬细胞冲洗下来。

2. 如小鼠腹腔液过少时，可注入适量的生理盐水。

3. 用尖吸管吸取腹腔液时，尽量避开腹腔脏器，避免损伤血管引起出血，否则混入的红细胞将影响巨噬细胞的吞噬以及结果的观察。

4. 用瑞特染液染色时，切勿先将瑞特染液倾去后再冲洗，以免瑞特染液中细小颗粒附着于玻片上影响标本的清晰度。

5. 被吞噬的鸡红细胞时间过长可被消化，时间过短则尚未被吞噬，因此必须掌握好时间。

6. 鸡红细胞呈橄榄球形，有清楚的细胞核，呈橄榄球形，染色后清晰可见，容易与小白鼠的红细胞相区别。

（二）人巨噬细胞吞噬功能测定

【实验原理】

巨噬细胞对颗粒性抗原物质具有强大的吞噬功能。将一定量的红细胞或白色念珠菌等颗粒性物质与巨噬细胞悬液共同孵育，即可见吞噬现象发生。

【实验材料】

1. 器材　橡皮膏、无菌纱布、载玻片、试管、显微镜等。

2. 试剂　吉姆萨染液、10% 斑蝥浸出液。

3. 细胞　5% 鸡红细胞悬液。

【实验方法】

1. 水疱形成。用 1 cm² 滤纸 2 张，浸于 10% 斑蝥浸出液中，取出后放于受试者前臂屈侧皮肤上。在滤纸上盖一盖玻片，上面再敷以清洁纱布，用橡皮膏固定，防止斑蝥液蒸发。4 ~ 5 h 后，取下滤纸片、盖玻片及橡皮膏等。此时，于斑蝥作用处，皮肤表皮开始松动或已开始形成小疱。将一塑料盖置于水疱之上，用橡皮膏固定，防止开始形成的水疱破裂。48 h 后，前臂皮肤上可形成一个约 4 cm² 的小疱，内含丰富的巨噬细胞，用无菌注射器小心地将疱内液体全部吸出（注射器内事先吸入少许肝素），供实验用。局部盖以无菌纱布，2 ~ 3 天后，取下纱布。表皮干燥后不留瘢痕。

2. 取出渗出液 0.5 ml，加 5% 鸡红细胞悬液 0.01 ml（鸡红细胞的浓度是 500 ~ 600 万个 /ml），混匀。

3. 37 ℃下水浴 30 min，每 10 min 摇动试管 2 min。

4. 30 min 后，1000 r/min 离心 3 min。吸出上清液，将管底细胞充分混匀，涂片，用吉姆萨染液染色。

5. 使用显微镜油镜观察巨噬细胞并计算结果。

【实验结果】

油镜下计数 100 个巨噬细胞中吞噬鸡红细胞的吞噬细胞及被吞噬鸡红细胞的总数。同时可观察鸡红细胞被消化的程度，以判断巨噬细胞的消化功能。

计算吞噬百分率及吞噬指数（同"巨噬细胞吞噬功能测定"）。

【临床意义】

巨噬细胞吞噬功能低下见于某些免疫缺陷症以及多种肿瘤患者（如胃癌、肠癌），所以巨噬细胞吞噬功能可以作为判断机体抗肿瘤能力的指标之一。对肿瘤患者做定期检测可以考核治疗效果以及作为判定肿瘤复发、转移的简易指标。

◈ 实验六　NK 细胞活性测定 ◈

（一）NK 细胞活性测定——放射性核素释放法

【实验原理】

用放射性核素标记靶细胞，当靶细胞受到破坏时，放射性核素被释放出来，通过测定释放或残留在未被破坏细胞内的放射性核素的放射活性，即可计算和推测杀伤细胞的细胞活性。常用的放射性核素有 ^{51}Cr、^3H-Dr、$^{125}I-UdR$ 等。本实验采用 ^{51}Cr 释放法检测人 NK 细胞活性。

$Na^{51}CrO_4$ 半衰期为 27.7 天，当其进入增殖期靶细胞内，可与胞质内的大分子物质（如蛋白质）结合，使靶细胞被标记。当标记 ^{51}Cr 的细胞受到损伤或死亡后，即可释放出胞内 ^{51}Cr。通过测定受损伤或死亡靶细胞释放到培养上清中的 ^{51}Cr 的放射计数率（cpm），即可推算出 NK 细胞活性。

【实验材料】

1. 试剂　2% 十二烷基硫酸钠（sodium dodecylsulfate，SDS）（用无菌生理盐水配制）、0.5% 台盼蓝染色液（取 0.5 g 台盼蓝粉末，加生理盐水 100 ml）、铬酸钠（$Na^{51}CrO_4$）（100 ~ 200 μCi）、10% FCS-RPMI-1640 培养液、RPMI-1640 培养液、淋巴细胞分离液。

2. 器材　96 孔 U 型细胞培养板、解剖用具、离心管、平皿、消毒用品等。

3. 细胞　靶细胞：K562 细胞株、人 NK 细胞敏感株。效应细胞：人外周血单个核细胞（PBMC）。

【实验方法】

1. 靶细胞制备　取传代培养 24 ~ 48 h 对数生长期的 K562 细胞株，用 RPMI-1640 培养液洗涤 2 次，用 10% FCS-RPMI-1640 培养液调细胞浓度至 4×10^6 个 /ml。0.5 ml K562 细胞悬液加 3.7 ~ 7.4 MBq（100 ~ 200 μCi）^{51}Cr，5% CO_2，37 ℃孵育 90 min，每隔 15 min 振摇 1 次。RPMI-1640 培养液洗涤 3 次，洗去未标记的游离 ^{51}Cr。10% FCS-RPMI-1640 培养液调细胞浓度 1×10^5 个 /ml，同时检测细胞的 ^{51}Cr 标记率，一般要求标记率 > 0.1 cpm/ 细胞。如暂时不用，可放置 4 ℃保存 12 小时。

2. 效应细胞制备　淋巴细胞分离液分离的 PBMC，10% FCS-RPMI-1640 培养液调细胞浓度至 1×10^7 个 /ml。

3. 加样　取上述效应细胞和靶细胞各 0.1 ml（E：T=100：1）加入 96 孔培养板内，设 3 个复孔。同时设自然释放对照孔（0.1 ml 靶细胞 +0.1 ml 10% FCS-RPMI-1640 培养液）和最大释放孔（0.1 ml 靶细胞 +0.1 ml 2% SDS）。37 ℃，5% CO_2 孵育 4 h。

4. 测定　以 1000 r/min 离心培养板 5 min，用微量移液器吸出各孔上清 0.1 ml，加于计数管内，用 γ 计数仪测定放射活性 cpm 值。

5. 计算　根据下式计算 ^{51}Cr 自然释放率和 NK 细胞毒活性：

$$^{51}Cr \text{ 自然释放率（\%）} = \frac{\text{自然释放孔 cpm 值}}{\text{最大释放孔 cpm 值}} \times 100\%$$

$$\text{NK 细胞活性（\%）} = \frac{\text{试验孔 cpm 值 – 自然释放对照孔 cpm 值}}{\text{最大释放对照孔 cpm 值 – 自然释放对照孔 cpm 值}} \times 100\%$$

【注意事项】

1. 根据预试验确定效应细胞 / 靶细胞的最佳比例。

2. 靶细胞的质量非常重要，用台盼蓝染色法检测 K562 靶细胞的存活率应＞ 95%。标记后的自然释放率应＜ 15%。

3. 要求效应细胞 / 靶细胞比为 50-100：1，若比＞ 100：1，自然杀伤率不呈对数增加。且标本用量亦大。

4. 注意防护同位素放射性污染。由于放射性核素具有毒性，标记的靶细胞不宜放置过久，与效应细胞作用时间也不宜过长，因随时间的延长死细胞增多，自然释放率也随之增高。

（二）NK 细胞活性测定——乳酸脱氢酶释放法

【实验原理】

乳酸脱氢酶（lactate dehydrogenase，LDH）存在于细胞内，正常情况下，不能透过细胞膜。当细胞受到损伤时，由于细胞膜通透性改变，LDH 可从细胞内释放至培养液中。释放出来的 LDH 在催化乳酸脱氢反应的过程中，使氧化型辅酶 I（NAD^+）变成还原型辅酶（NADH），后者再通过递氢体 - 吩嗪二甲酯硫酸盐（phenazine methosulfate，PMS）还原碘硝基氯化氮唑蓝（iodonitrotetrazolium chloride，INT）或硝基氯化四氮唑蓝（nitrotetrazolium blue chloride，NBT）形成有色的甲基化合物，用酶标测定仪（490 nm 或 570 nm）测得 OD 值［optical density，OD（光密度）］。利用读取的 A 值（absorbance，吸光度），来反映 NK 细胞活性，测出的 LDH 浓度与 NK 细胞毒活性正相关。

【实验材料】

1. 试剂

（1）PBS（pH 7.4）：NaCl 8.0 g，KH_2PO_4 0.2 g，$NaHPO_4 \cdot 12H_2O$ 2.9 g，KCl 0.2 g，加去离子水至 1000 ml 溶解；

（2）1 mol/L 乳酸钠溶液：取 11.2 g 乳酸钠溶于 100 ml 去离子水；

（3）LDH 底物溶液（临用前配制）：NBT（硝基蓝四氮唑）4 mg，NAD^+（氧化型辅酶 I）10 mg，PMS（吩嗪二甲酯硫酸盐）1 mg，加蒸馏水 2 ml 溶解，混匀后取上清液 1.6 ml，加 1 mol/L 乳酸钠 0.4 ml，然后加入 PBS（pH 7.4）至 10 ml；

（4）1% NP-40：取 1 ml NP-40 加去离子水 99 ml；

（5）1 mol/L 柠檬酸终止液：取柠檬酸 4.2 g 加入去离子水 200 ml 溶解；

（6）Tris-NH_4Cl 溶液：NH_4Cl 3.735 g/450 ml 双蒸水 +Tris 1.3 g/50 ml 双蒸水（pH 7.65）。

2. 靶细胞　YAC-1 细胞株、小鼠 NK 细胞敏感株。

3. 效应细胞　小鼠脾细胞。

【实验方法】

1. 靶细胞制备　取传代培养 24 ~ 28 h 对数生长期的 YAC-1 细胞株，用 RPMI-1640 培养液洗涤 2 次，1000 r/min，离心 5 min。10% FCS-RPMI-1640 培养液重悬细胞，并用 0.5% 台盼蓝染色检测细胞存活大于 95%，调整细胞浓度至 1×10^5/ml。

2. 效应细胞制备　将小鼠颈椎脱位处死，用乙醇棉球消毒腹部，剪开腹部皮肤和腹膜，无菌取脾，除去脂肪膜等，放入加有约 5 ml PBS 的平皿中，用 5 ml 注射器抽取平皿内液体缓缓注入脾内，将脾细胞冲洗出来。如此反复冲洗，直到脾变白为止（约冲洗 5 ~ 6 次），将细胞移入离心管内，离心洗 1 次，1000 r/min 离心 5 ~ 10 min，重复洗 1 次，用 10% FCS-RPMI-1640 培养液重悬细胞，计数细胞，并调细胞浓度至 1×10^7 个 /ml。

3. 孵育　取效应细胞和靶细胞各 0.1 ml（E∶T=100∶1）加入细胞培养板中，设 3 个复孔，同时设靶细胞自然释放孔（0.1 ml 靶细胞 +0.1 ml 10% FCS-RPMI-1640 培养液）和最大释放孔（0.1 ml 靶细胞 +0.1 ml 1% NP-40 液），1000 r/min，离心 2 min。置 37 ℃，5% CO_2 孵育 2 h。1000 r/min，离心 5 min。

4. 测定　吸取各孔上清 0.1 ml 加至新 96 孔板中，37 ℃下，放置 10 min。每孔再加入 0.1 ml 新配制的 LDH 底物溶液，室温避光反应 10 ~ 15 min。加入 30 μl 1 mol/L 柠檬酸终止液终止酶促反应。酶联监测仪在 570 nm 波长下读各孔 OD 值。

5. 计算　根据下列公式计算 NK 细胞活性。

$$\text{NK 细胞活性（\%）} = \frac{\text{（实验组 OD 值 – 自然释放对照组 OD 值）}}{\text{（最大释放对照组 OD 值 – 自然释放对照组 OD 值）}} \times 100\%$$

【实验结果】

正常参考值 55.35 ± 14.92。

【注意事项】

1. 靶细胞一定要选择对数生长期细胞，活细胞应＞ 95%。

2. 淋巴细胞用新鲜活细胞，分离纯度越高越好。

3. 测定管要求无菌以免培养液被污染而影响结果。

4. 底物一定要临时配制。

【临床意义】

1. NK 细胞活性异常增高见于：病毒感染初期、颗粒性淋巴细胞增殖异常症、脾切除后、Down 症候群。

2. NK 细胞活性异常减低见于：重症联合免疫缺陷病、AIDS、自身免疫病、恶性肿瘤、地中海贫血、妊娠、酒精性肝炎。

（三）NK 细胞活性测定——MTT 比色法

【实验原理】

细胞生长旺盛时线粒体对噻唑蓝（thiazolyl blue，MTT）的代谢增强，形成甲臜

（formazan）颗粒增多，显色深；而细胞生长受抑制时则对 MTT 的代谢降低，细胞内形成的甲臜颗粒减少，显色浅。通过测定 OD 值，计算效应细胞对靶细胞生长的抑制率即为细胞毒活性。

【实验材料】

1. 效应细胞　淋巴细胞（来源于肝素抗凝血或脾）。

2. 靶细胞　用 K562 或 YAC-1 细胞株等。

3. 主要试剂　淋巴细胞分离液、5 mg/ml MTT 溶液、盐酸异丙醇、RPMI-1640 培养液等。

4. 酶标仪、CO_2 培养箱、倒置显微镜、离心机等。

【实验方法】

1. 效应细胞的制备　分离外周血淋巴细胞或制备脾细胞悬液，按常规洗涤细胞 2 次，调细胞浓度至 1×10^6 个 /ml。

2. 制备靶细胞　取对数生长期的靶细胞，用 RPMI-1640 培养液洗涤细胞 3 次后调细胞浓度至 2×10^5 个 /ml。

3. 细胞毒试验　取上述效应细胞及靶细胞悬液各 100 µl，加入 96 孔细胞培养板中混匀，设相应的对照孔及每个样本做 3 个复孔。

4. 将细胞培养板置 37 ℃、5% CO_2 条件下培养 4 h 后离心，每孔弃上清液 100 µl，每孔加入 MTT 10 µl，继续孵育 4 h。

5. 终止反应时每孔加入盐酸异丙醇 100 µl，充分混匀后置酶标仪测定 $OD_{570-630}$ 值。

【实验结果】

测定每孔 OD 值后按下式计算效应细胞的细胞毒活性：

$$杀伤率（\%）= \frac{1-（OD_{E+T}-OD_E）}{OD_T} \times 100\%$$

注：OD_E 为效应细胞的光密度值；

　　OD_{E+T} 为效应细胞 + 靶细胞孔的光密度值；

　　OD_T 为靶细胞孔的光密度值。

【注意事项】

1. 加入盐酸异丙醇后应将培养物充分混匀，使细胞内形成的甲臜颗粒充分溶解。

2. 根据预试验确定效应细胞 / 靶细胞的最佳值。

（梁立春）

第七章

主要组织相容性复合体及其相关实验

第一节　主要组织相容性复合体及编码分子

一、概述

主要组织相容性复合体（major histocompatibility complex，MHC）是一组紧密连锁的基因群，其编码的产物称 MHC 分子，其生物学功能是提呈抗原肽，调控免疫应答，在特异性免疫应答中发挥重要作用。人的 MHC 称为人类白细胞抗原（human leukocyte antigen，HLA）基因，其产物称为人类白细胞抗原。

二、MHC 结构及其多基因特性

MHC 结构复杂，显示多基因性。在诸多 MHC 基因中，最重要的是经典的 MHC Ⅰ、Ⅱ 类基因。

1. 多基因性　指复合体由多个紧密相邻的基因座位所组成，编码产物具有相同或相似的功能。

2. 经典的 MHC Ⅰ、Ⅱ 类基因　经典 HLA Ⅰ 类基因集中在远离着丝点的一端，按序包括 A、B、C 3 个座位。经典 HLA Ⅱ 类基因在复合体中靠近着丝点，结构复杂，顺序由 DP、DQ、DR 3 个压区组成。

三、HLA 分子

经典的 MHC Ⅰ、Ⅱ 类基因的编码分子其特点如表 7-1 所示。

表 7-1　经典的 MHC Ⅰ、Ⅱ类分子的特点比较

HLA 类别	分子结构	肽结合结构域	表达特点	组织分布	功能
HLA Ⅰ 类（A、B、C）	α 链 45kD	α1+α2	共显性	所有有核细胞表面	识别和提呈内源性抗原肽，与辅助受体 CD8 结合，对 CTL 的识别起限制作用
HLA Ⅱ类（DR、DQ、DP）	α 链 35kD\β 链 28kD	α1+β1	共显性	APC，活化的 T 细胞	识别和提呈外源性抗原肽，与辅助受体 CD4 结合，对 Th 的识别起限制作用

四、MHC 的多态性

1. 多态性的基本概念　多态性指一个基因座位上存在多个等位基因，是一个群体概念，指群体中不同个体在等位基因拥有状态上存在差异。*HLA* 等位基因的多态性，主要表现在构成抗原结合槽的氨基酸残基在组成和序列上的不同。

2. 连锁不平衡和单体型

（1）连锁不平衡：指分属两个或两个以上基因座位的等位基因，同时出现在一条染色体上的概率高于随机出现的概率。

（2）单体型：指染色体上 MHC 不同基因座位上等位基因的特定组合。

MHC 多态性从基因的储备上，造就了不同个体对病原体的反应性和易感性的不同。这一现象的群体效应，赋予物种极大的应变能力。

五、MHC 的生物学功能

1. 提呈抗原、参与适应性免疫应答

（1）提呈抗原供 T 细胞识别，启动特异性免疫应答。MHC Ⅰ类分子提呈内源性抗原肽供 CD8[+]T 细胞识别；MHC Ⅱ类分子提呈外源性抗原肽供 CD4[+]T 细胞识别。

（2）介导 T 细胞在胸腺中的分化、成熟。

（3）是疾病易感性个体的主要决定者。

2. 参与固有免疫应答

MHC 免疫功能相关基因参与对非特异性免疫应答的调控。

（1）补体基因——参与补体反应和免疫性疾病的发生。

（2）非经典Ⅰ类基因——调控 NK 细胞活性。

（3）炎症相关基因——调控炎症反应。

（官　杰　张　贺　王　琪）

第二节　人主要组织相容性复合体分型检测

人类白细胞抗原（HLA）是由 HLA 复合体编码的一组抗原，具有高度的多态性。HLA 不仅决定组织相容性，还具有免疫调节功能，无论是在基础研究还是在临床医学方面，都具有重要的作用。HLA 多态性分析主要依赖于 HLA 的分型技术，HLA 分型现已广泛应用于器官移植的组织配型、法医鉴定、遗传学研究以及探讨与疾病的相关性等领域。

HLA 的分型方法主要有血清学分型法、细胞学分型法和基因分型法。

一、血清学分型法

◆ 实验一　HLA 分型 ◆

血清学分型法目前主要采用的是补体依赖的微量细胞毒试验（complement dependent cytotoxicity，CDC）。用血清学方法鉴定的抗原称为 SD 抗原（serologically defined antigen），分型抗原包括 HLA-A、HLA-B、HLA-C、HLA-DR、HLA-DQ。

下面我们将对 HLA 分型的实验设计做一系统论述。

【实验目的】

1. 掌握血清学分型的原理和方法。

2. 了解倒置相差显微镜的使用方法和用途。

【实验原理】

HLA 抗原的分型，目前使用较多的方法是 Terasaki 改良的微量细胞毒试验。该方法的原理为，取 HLA 分型血清，加入从待检血中分离的淋巴细胞，在补体的参与下充分作用，最后在倒置相差显微镜下观察，根据淋巴细胞的死亡与否判定其表面是否具有与分型血清中抗体相对应的抗原。同时，HLA-DR、HLA-DQ 抗原分型所用抗血清须经过血小板吸收，以去除针对 I 型抗原的抗体。

血清学方法是 HLA 分型的基础，应用一系列已知的抗 HLA 特异性标准分型血清（抗体）与待检淋巴细胞混合，再加入一定量的补体，若待检淋巴细胞表面的 HLA 抗原与已知的分型抗体一致，则补体激活对淋巴细胞产生细胞毒效应，加入染料，使死亡细胞着色，计算显微镜下观察着色细胞的百分率（＞20% 为阳性反应）。此反应是在微量反应板上进行，因此称为微量细胞毒实验。

【实验材料】

1. 试剂

（1）HLA 分型血清。

（2）家兔补体：兔补体质量对 HLA 分型结果影响较大，一般是从多只（至少 10 只以上）健康家兔心脏采血分离血清，经检查合格后混合，小量分装，冷冻干燥后低温

（−30 ℃以下）保存，2 年内不失效。亦可选用质量可靠的商品补体制剂。

（3）对照血清：阳性对照为马抗人淋巴细胞血清与抗人 HLA-DR、HLA-DQ 单克隆抗体。阴性对照为不含 HLA 抗体的灭活 AB 型人血清。

（4）5% 伊红溶液：伊红 -Y 5.0 g 溶于 100 ml 重蒸水中，用滤纸过滤 2 ~ 3 次后使用。

（5）中性甲醛溶液：37% 甲醛用 1 mol/L NaOH 调节至 pH 7.2，配成 10% 浓度。

【实验方法】

1. 使用特制的 HLA 抗原分型试验板（通称 Terasaki 板），每孔加注无细胞毒性的液状石蜡 5 ~ 8 µl 和 HLA 分型血清 1 µl，同时设置阳性血清对照、阴性血清对照及补体对照。

2. HLA-A、HLA-B、HLA-C 抗原分型时，分型板每孔加待检淋巴细胞 1 µl（含 2000 ~ 2500 个细胞）；HLA-DR、HLA-DQ 抗原分型时，分型板每孔加 B 淋巴细胞 1 µl（含 2000 ~ 2500 个细胞）。

3. 将 HLA-A、HLA-B、HLA-C 分型板置室温下温育 30 min；HLA-DR、HLA-DQ 分型板置 37 ℃温育 60 min。

4. 各孔加入兔补体 5 µl。将 HLA-A、HLA-B、HLA-C 分型板置室温下温育 60 min；HLA-DR、HLA-DQ 分型板置 37 ℃温育 120 min。

5. 各孔加入 5% 伊红溶液 2 ~ 3 µl，室温下染色 5 min。

6. 各孔加 10% 中性甲醛溶液 10 µl，固定细胞和终止反应。

【实验结果】

分型板用倒置相差显微镜观察，阳性细胞（死细胞）呈暗红色，肿大，不折光；阴性细胞（活细胞）不着色、不肿大，有折光性。通常以大于 50%（包含）为阳性，大于 80%（包含）为强阳性。

【注意事项】

1. 用于血清学分型的血液标本以玻璃珠脱纤维抗凝为好，因为淋巴细胞获得率高，血液污染较少，结果容易观察。将血液注入装有玻璃珠的瓶内轻轻摇动 15 ~ 20 min，直至有白色纤维蛋白凝块包于玻璃珠外，听不到响声为止。

2. 待检淋巴细胞一定要加入到分型板的抗血清中，否则抗血清和抗体不能与细胞表面的特异性抗原充分作用，将导致分型试验失败。

【临床意义】

HLA 具有重要的生物学作用和临床价值，进行 HLA 分型有助于了解其功能和临床应用。目前，HLA 分型已广泛应用于多个领域，如 HLA 群体遗传的多态性、实体器官移植和造血干细胞供 / 受者组织相容性配型，药物个性化选择、造血干细胞捐献者资料库建设等。

【思考题】

1. 简述 HLA 血清学分型法的原理。

2. 倒置相差显微镜有何操作要点，请简要论述。

二、细胞学分型法

细胞学分型法是以混合淋巴细胞培养（mixed lymphocyte culture，MLC）或称混合淋巴细胞反应（mixed lymphocyte reaction，MLR）为基本技术的 HLA 分型法。能用本法分型的抗原称为 LD 抗原（lymphocyte-defined antigen），包括 HLA-DR、HLA-DP。

MLC 是将来自不同个体的外周血单个核细胞（PBMC）在体外混合培养、检查相容性的试验方法之一。PBMC 中的同种异型特异性 T 淋巴细胞在识别对方细胞的非己 HLA 抗原决定簇后被激活而发生增殖反应，用 ^{3}H- 胸腺嘧啶掺入法可以定量测定 MLR 反应的强度。HLA-Dw 特异性与 HLA-DP 特异性可分别通过纯合分型细胞（homozygote typing cell，HTC）及预致敏淋巴细胞试验（primed lymphocyte test，PLT）检测。但由于分型细胞来源困难以及操作手续繁琐，细胞学分型技术现已被逐渐淘汰。故不做过多论述。

三、基因分型法

基因分型法又称 DNA 分型法，相对灵敏度高，对陈旧和微量标本均可检测，克服了 CDC 和 MLC 的不足。近年来，该方法在研究和应用方面发展非常快，有取代其他方法的趋势。DNA 分型法主要包括两种：基于核酸序列识别的检测方法和基于序列分子构型的检测方法。基于核酸序列识别的方法主要有：聚合酶链反应 - 限制性片段长度多态性（polymerase chain reaction-restriction fragment length polymorphism，PCR-RFLP）、聚合酶链反应 - 序列特异的寡核苷酸（polymerase chain reaction-sequence specific oligonucleotide，PCR-SSO）、聚合酶链反应 - 序列特异性引物（polymerase chain reaction-sequence specific primer，PCR-SSP）和聚合酶链反应 - 序列分型（polymerase chain reaction-sequenced based typing，PCR-SBT）。

基于序列分子构型的分型方法主要有：聚合酶链反应 - 单链构象多态性分析（polymerase chain reaction-single strand conformational polymorphism，PCR-SSCP）、异源二聚体电泳多态性（heteroduplex analysis，HA）。PCR-SSCP 是最常用的根据构型的分型方法。

下面我们就以应用 PCR - SSP 方法进行 HLA-B27 分析型为例进行实验论述。

◆ 实验二　HLA-B27 分型——PCR-SSP ◆

【实验目的】

1. 掌握 HLA-B27 分型的原理和方法。

2. 初步了解 PCR 的原理、操作步骤及缓冲液中各成分的作用。

【实验原理】

HLA 具有高度的多态性，每一个等位基因均有特异性的 DNA 序列。通过设计等位基因序列特异性引物（allelic sequence-specific primer），对样本进行 PCR 扩增，观察扩增产物出现与否，可对样本的 HLA 型别作出判断。

本实验以技术体系比较成熟的 HLA-B27 分型为例，说明用 PCR-SSP 对样本进行 HLA 分型的操作步骤。

【实验材料】

1. 血样　0.2 ml EDTA 抗凝血。

2. DNA 提取试剂　包括红细胞裂解液、白细胞裂解液（含蛋白酶 K）。

3. PCR 缓冲液　包括 HLA-B27 序列特异性引物、Taq 酶、dNTP 和内参照引物（表 7-2）。

表 7-2　HLA-B27 及内参照的特异性引物

扩增基因	引物	产物大小	参考文献
HLA-B27	上游：5'-GCTACGTGGACGACACGC-3' 下游：5'-CAGTCTGTGCCTTGGCGTTGC-3'	144 bp	Olerup Q. HLA-B27typing by a group-specific PCR amplification. TissueAntigens, 1994, 43: 253-256
人生长激素基因	上游：5'-GCCTTCCCAACCATTCCCTTA-3' 下游：5'-TCACGGATTTCTGTTGTGTTT-3'	429 bp	—

4. PCR 扩增仪。

5. 琼脂糖凝胶和电泳装置。

6. 凝胶成像系统。

【实验方法】

1. DNA 的提取

（1）取 1 ml 红细胞裂解液加入含 0.2 ml EDTA 抗凝血的试管中混匀，裂解红细胞。

（2）4000 r/min 离心 2 min。

（3）重复步骤（1）～（2）两次，最后用棉签吸干管壁液体。

（4）取 100 µl 白细胞裂解液加入上述白细胞管中混匀。

（5）将白细胞管置于 60 ℃ 水浴中消化 20 min。

（6）取出白细胞管再置于 100 ℃ 水浴，3～5 min，灭活蛋白酶 K。

（7）10 000 r/min 离心 2 min。上清即为富含 DNA 的 PCR 模板。

2. PCR 扩增

（1）吸 2 µl 模板 DNA 加入装有 PCR 缓冲液的小管中（注意：不要加到液状石蜡层）。

（2）将小管置于 PCR 仪内进行扩增：预变性 94 ℃，2 min；（变性 94 ℃，12 s，复性 62 ℃，1 min）10 个循环，（94 ℃，12 s，58 ℃，50 s，延伸 72 ℃，30 s）20 个循环。

3. 电泳检测

（1）吸取 PCR 产物 10 µl 加到 2% 琼脂糖凝胶孔内。

（2）将琼脂糖凝胶板置于电泳槽内电泳，设定电压 160 V，20 min 后取出，观察结果。

【实验结果】

根据内参扩增产物和 HLA-B27 扩增产物条带的出现与否来判断实验结果。内参照产物条带出现，HLA-B27 扩增产物条带均出现，则样本为 HLA-B27 阳性；内参照产物条带出现而 HLA-B27 扩增产物条带未出现，则样本为 HLA-B27 阴性；内参照产物条带未出现，则分型失败。

【注意事项】

PCR 缓冲液各成分应在实验前进行验证。

【临床意义】

HLA 基因分型有取代血清学分型和细胞学分型的趋势，原因为基因分型具有准确性高、灵敏度好的特点。

【思考题】

1. 试述 PCR 反应的操作步骤。

2. 实验过程中，我们应该注意哪些操作事项，以提高实验结果的可信度？

（邵长利）

第八章

适应性免疫细胞及其介导的免疫应答

第一节　T 淋巴细胞及其介导的细胞免疫应答

一、T 淋巴细胞的表面分子及其作用

（一）T 细胞受体 -CD3 复合物

1. T 细胞受体的结构和功能

结构：两条不同肽链构成的异二聚体，分别为 α 链 β 链（95% ~ 99%）或 γ 链 δ 链（1% ~ 5%）。

功能：识别抗原肽 -MHC 分子复合物。具有双重特异性（不能直接识别抗原）。

2. CD3 分子的结构和功能

结构：CD3 分子由 5 种肽链（γ、δ、ε、ζ 和 η 链），组合成 4 种二聚体（γε、δε、ζζ 或 ζη 二聚体）。CD3 分子通过盐桥与 T 细胞受体形成稳定的复合物结构，其胞质区含有免疫受体酪氨酸活化基序（immunoreceptor tyrosine-based activation motif，ITAM）。

功能：传递活化信号、稳定 T 细胞受体结构。

3. CD4 分子和 CD8 分子（T 细胞共受体）　成熟的 T 细胞只表达 CD4 或 CD8 分子。主要功能是辅助 T 细胞受体识别抗原和参与 T 细胞活化信号的传导，又称 T 细胞辅助受体。其特点见表 8-1。

表 8-1　CD4 分子和 CD8 分子的特点

	CD4 分子	CD8 分子
分布	60% ~ 65% αβT 细胞及部分 NK1.1T 细胞	30% ~ 35% αβT 细胞及部分 γδT 细胞
功能	结合 MHC Ⅱ 类分子的 β2 结构域	结合 MHC Ⅰ 类分子的 α3 功能区
配体	HIV 壳膜蛋白 gp120 受体	

4. 协同刺激分子（co-stimulatory molecule） 见表 8-2。

表 8-2　协同刺激分子成员与特点

T 细胞表面受体	APC 表面配体	表达	功能
CD28	B7	90%CD4⁺T、50%CD8⁺T	促进 T 细胞增殖分化
CTLA-4（CD152）	B7	活化的 T 细胞	亲和力大于 CD28，胞质区有抑制 T 细胞活化信号的传导
ICOS	ICOSL/B7-H2	活化的 T 细胞	调节活化 T 细胞多种细胞因子的产生，并促进 T 细胞的增殖
PD-1	PD-L1、PD-L2	活化的 T 细胞	抑制 T 细胞的增殖以及 IL-2 和 IFN-γ 等细胞因子的产生，并抑制 B 细胞的增殖、分化和 Ig 的分泌
CD2（IFA-2）	CD58（LFA-3）	95% 成熟 T 细胞、50%～70% 胸腺细胞、部分 NK 细胞	介导 T 细胞与 APC 或靶细胞之间的黏附，为 T 细胞提供活化信号；绵羊红细胞受体
CD40L（CD154）	CD40	活化的 CD4⁺T 细胞	促进 APC 活化，促进 T 细胞的活化，促进 B 细胞活化、增殖、分化和抗体生成，诱导记忆性 B 细胞的产生
LFA-1	ICAM-1	T 细胞、APC	介导 T 细胞与 APC 或靶细胞的黏附

5. 丝裂原受体及其他表面分子　植物血凝素受体、刀豆蛋白 A 受体、商陆丝裂原受体；细胞因子受体（IL-1R、IL-2R、IFN-γR 等）、FasL（CD95L）。

二、T 淋巴细胞亚群

T 细胞根据不同的分类方法可分为不同亚群。

1. 根据所处活化阶段，分为初始 T 细胞、效应 T 细胞和记忆 T 细胞，见表 8-3。

表 8-3　初始、效应、记忆 T 细胞

	初始 T 细胞	效应 T 细胞	记忆性 T 细胞
表达	CD45RA，高水平 L- 选择素（CD62 L^{high}）	高水平高亲和力 IL-2R、CD45RO	CD45RO、整合素、CD44
存活	短	较短	长
作用	参与淋巴细胞再循环，主要功能是识别抗原	不参与淋巴细胞再循环，主要向外周炎症组织等部位迁移	向外周炎症组织等部位迁移；介导再次免疫应答

2. 根据表达的 T 细胞受体类型，分为 αβT 细胞和 γδT 细胞，见表 8-4。

表 8-4 αβT 细胞和 γδT 细胞

	αβT 细胞	γδT 细胞
数量	60%～70%	5%～15%
分布	广泛分布	皮肤黏膜组织
抗原识别	具有 MHC 限制性	无 MHC 限制性
抗原受体	多样性	只识别多种病原体表达的共同抗原
杀伤细胞	CTL	γδT

3. 根据辅助受体的不同分为 CD4$^+$ 和 CD8$^+$T 细胞。

4. 根据效应功能，分为 Th 细胞、细胞毒性 T 淋巴细胞和 Treg（regulatory T cell）细胞。

（1）Th 细胞：辅助性 T 细胞，初始 CD4$^+$T 细胞可分化为 Th1、Th2、Th17 等亚群。前两者在细胞、体液免疫应答中发挥重要作用，后者通过分泌 IL-17 参与固有免疫和某些炎症的发生。

（2）CTL（cytotoxic T lymphocyte）细胞：细胞毒性 T 细胞，通常指表达 T 细胞受体 α/β CD8$^+$CTL 细胞，具有识别内源性抗原，杀伤表达内源性抗原的靶细胞的作用。

（3）Treg 细胞：可分为两类。自然调节性 T 细胞（nTreg）直接从胸腺中分化而来，表型为 CD4$^+$CD25$^+$Foxp3$^+$；适应性调节性 T 细胞，又称诱导性调节性 T 细胞（iTreg），一般在外周由抗原及其他因素诱导产生，主要来自初始 CD4$^+$T 细胞（表 8-5）。

三、T 淋巴细胞功能

1. CD4$^+$Th 细胞的效应功能　见表 8-5。

表 8-5 CD4$^+$Th 细胞的效应功能

细胞	功能
Th1	增强吞噬细胞介导的抗感染机制 1. IFN-γ 活化巨噬细胞，并且促进 IgG 生成，IgG 可以通过调理作用激活补体 2. IL-2、IFN-γ、IL-12 增强 NK 细胞杀伤能力 3. IL-2、IFN-γ 刺激 CTL 增殖和分化，特异性杀伤病毒或靶细胞 4. TNF 直接诱导靶细胞凋亡，并且促进炎症反应
Th2	1. 分泌细胞因子 IL-4、5、6、9、10、13，增强 B 细胞介导的体液免疫应答 2. 分泌细胞因子 IL-4、5，诱导 IgE 生成和嗜酸性粒细胞活化

2. CD8$^+$ 杀伤性 T 细胞的功能　主要功能是特异性直接杀伤靶细胞。通过以下机制：①分泌穿孔素、颗粒酶、颗粒溶解素及淋巴毒素直接杀伤靶细胞。②通过 Fas/FasL 途径诱导靶细胞凋亡。

3. Treg 细胞的功能　主要功能为抑制性调节 CD4$^+$ 和 CD8$^+$T 细胞活化与增殖。通过以下机制：①直接与靶细胞接触。②下调 IL-2Rα 表达。③抑制 APC（antigen-presenting cell）提呈功能。

第二节　B 淋巴细胞及其介导的体液免疫应答

一、B 淋巴细胞表面分子及其作用

（一）B 细胞抗原受体复合物

1. 结构　mIg-Igα/Igβ（CD79a/CD79b）复合物。

2. 功能　mIg：B 细胞的特征性表面标志，识别结合特异性 Ag。Igα/Igβ：胞质区含有 ITAM，加强和转导第一信号，参与 mIg 链的表达和转运。

（二）B 细胞共受体（B 细胞活化辅助受体）

1. 组成　CD19/CD21/CD81 复合体。CD19 胞质区可传递活化信号；CD21 即 CR2，可结合 C3d，发挥 B 细胞共受体作用，也是 EB 病毒受体。

2. 功能　提高 B 细胞对抗原刺激的敏感性，加强 B 细胞活化信号的传导。

（三）协同刺激分子（co-stimulatory molecule）

1. CD40　表达于成熟 B 细胞，配体 CD40L（CD154）表达于活化 T 细胞，两者结合是 B 细胞活化的第二信号，对于 B 细胞分化成熟和抗体产生起着十分重要的作用。

2. CD80（B7-1）和 CD86（B7-2）　在静息 B 细胞不表达或低表达，在活化 B 细胞表达增强，其受体是表达于 T 细胞上的 CD28 和 CTLA-4，提供 T 细胞活化的第二信号 / 抑制信号。

（四）黏附分子

ICAM-1（intercellular cell adhesion molecule-1）、LFA-1（lymphocyte function-associated antigen）

（五）其他表面分子

1. CD20　表达于除浆细胞外的发育分化各阶段的 B 细胞，在 B 细胞增殖分化中起重要的调节作用。

2. CD22　抑制性受体，负调节 B 细胞共受体。

3. CD32（FcγRⅡ）　FcγRⅡ B 亚型负反馈调节 B 细胞活化及抗体的分泌，是 Fc 受体。

二、B 细胞的分类

见表 8-6。

表 8-6　B 细胞的分类

性质	B-1 细胞	B-2 细胞
CD5	表达	不表达
定居位置	胸腹膜腔、肠道固有层	外周淋巴器官
产生时间	胚胎期	出生后

性质	B-1 细胞	B-2 细胞
更新方式	自我更新	骨髓产生
分泌 Ig	IgM >> IgG	IgG > IgM
针对抗原	糖类	蛋白质
特异性	多反应性	单反应性
Ab 亲和力	低	高
参与	固有免疫	适应性免疫
免疫记忆	少或无	有
Th 辅助	无需	需要
功能	能自发分泌针对微生物脂多糖的天然抗体，参与抗微生物感染；产生多反应性自身抗体，清除变异自身抗原，并导致自身免疫疾病	分化成为浆细胞，参与体液免疫

三、B 细胞的功能

1. 产生抗体介导体液免疫应答　中和作用、调理作用、参与补体的溶细胞或溶菌作用、ADCC 作用。

2. 提呈可溶性抗原　活化 B 细胞表面 B 细胞受体结合可溶性抗原，形成 B 细胞受体 - 可溶性抗原复合体，加工成抗原肽 -MHC 分子复合物后提呈给 T 细胞。

3. 免疫调节　B 细胞产生的细胞因子参与调节各类免疫细胞的功能，并参与自身免疫病、感染、肿瘤等诸多疾病的发生发展过程。

（商　宇）

第三节　淋巴细胞免疫功能检测

◆ 实验一　流式细胞术及其应用 ◆

流式细胞术（flow cytometry，FCM）是以流式细胞仪为检测手段的一项能快速、精确地对单个细胞理化特性进行多参数定量分析和分选的新技术。它不仅可以测量细胞大小、检测细胞内部颗粒的性状，还可以检测细胞表面和细胞质抗原，细胞内 DNA、RNA 含量等。可对群体细胞在单细胞水平上进行分析，在短时间内检测分析大量细胞，并收集、储存和处理数据，进行多参数定量分析。能够分类收集（分选）某一亚群细胞，分选纯度 > 95%。在血液学、免疫学、肿瘤学、药物学、分子生物学等学科广泛应用。其特点是细胞不被破坏，测量快速、准确、灵敏。

【实验原理】

流式细胞仪的发展综合了流体喷射技术、激光技术、显微荧光光度测定技术、计算机技术、分子生物学和免疫学等多门学科的知识，主要由液流系统、光学与信号转换测试系统和负责信号处理及放大的计算机系统三大基本结构组成。

1. 流式细胞仪的细胞分析原理

（1）液流系统　由样本和鞘液组成。待测细胞经荧光染料标记的单克隆抗体染色后制成单个细胞悬液，置入样品管，在一定压力下进入流动室形成样本流。不含细胞的磷酸缓冲液在高压下从鞘液管喷出，鞘液管入口方向与待测样品流成一定角度，这样，鞘液就能够包绕着样品高速流动，组成一个圆形的流束，待测细胞在鞘液的包被下单行排列，依次通过检测区域。

（2）光学与信号转换测试系统　流式细胞仪使用激光作为发光源。经过聚焦整形后的光束，垂直照射在样品流上，被荧光染色的细胞在激光束的照射下，产生散射光和激发荧光。散射光可分为前散射光（forward scatter light，FSC）和侧散射光（sides catter light，SSC）。前散射光信号强弱通常可以反映细胞的大小，而侧散射光通常可以反映细胞内部结构的复杂程度。荧光信号的接收方向与激光束垂直，经过一系列双色性反射镜和带通滤光片的分离，形成多个不同波长的荧光信号。这些荧光信号的强度代表了所测细胞膜表面抗原的强度或其核内物质的浓度。流式细胞仪通常可以同时检测单个细胞上的 3 ~ 4 种，甚至更多种类的荧光，所以，同时用几种不同特异性的荧光标记单克隆抗体染色后，可在单个细胞上同时检测多种细胞表面分子或胞内蛋白分子的表达。待检细胞如用核酸荧光染料染色后，可以检测到细胞不同周期的 DNA 含量的变化。这两种信号同时被前向光电二极管和 90° 方向的光电倍增管接收后可转换为电信号，再通过模 / 数转换器，将连续的电信号转换为可被计算机识别的数字信号。

（3）负责信号处理及放大的计算机系统　计算机把所测量到的各种信号进行处理，将分析结果显示在计算机上，检测数据的显示视测量参数的不同有多种形式可供选择。单参数数据以直方图的形式表达，其 X 轴为测量强度，Y 轴为细胞数目。一般来说，流式细胞仪坐标轴的分辨率有 512 或 1024 通道数两种，这视其模 / 数转换器的分辨率而定。对于双参数或多参数数据，既可以单独显示每个参数的直方图，也可以选择二维的三点图、等高线图、灰度图或三维立体视图。

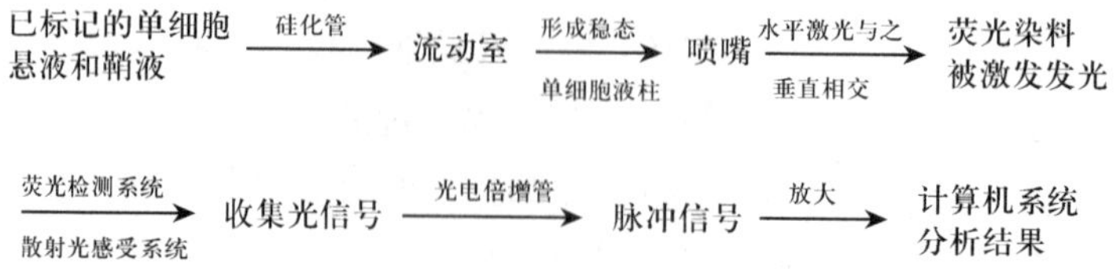

已标记的单细胞 悬液和鞘液 →（硅化管）→ 流动室 →（形成稳态 单细胞液柱）→ 喷嘴 →（水平激光与之 垂直相交）→ 荧光染料 被激发发光

→（荧光检测系统 散射光感受系统）→ 收集光信号 →（光电倍增管）→ 脉冲信号 →（放大）→ 计算机系统 分析结果

图 8-1　流式细胞仪分析细胞的基本过程

2. 流式细胞仪的细胞分选原理

细胞分选是通过分离含有单细胞的液滴而实现的。在流动室的喷口上配有一个超高频电晶体，充电后振动，使喷出的液流断裂为均匀的液滴，待测定的细胞就分散在这些液滴之中。将这些液滴充以正负不同的电荷，当液滴流经带有几千伏电压的偏转板时，在高压电场的作用下偏转，落入各自的收集容器中，不予充电的液滴落入中间的废液容器，从而实现细胞的分离。

【应用】

流式细胞术目前已被广泛地应用于免疫学基础研究和临床医学等方面。

1. FCM 通过荧光抗原抗体检测技术对细胞表面抗原成分进行标记分析（定性和定量），可区别多种细胞的特性，进行细胞分类和亚群分析，这一技术对于人体细胞免疫功能的评估以及各种血液病及肿瘤的诊断和治疗有重要的作用。

主要涉及：

（1）淋巴细胞及其亚群细胞免疫标记分析：如 T 淋巴细胞及其亚群的分析，CD4/CD8 升高可能与类风湿性关节炎、SLE 等自身免疫性疾病有关；其降低则可能与病毒感染、恶性肿瘤、再生障碍性贫血等有关。B 细胞亚群通过主要表面分子 CD19、CD20、CD22 等的分析，可判断机体的体液免疫功能状态等。

（2）造血系统的分化及白血病抗原标记分析：骨髓是人体的造血器官，细胞表面抗原在正常分化、成熟过程的不同阶段出现或消失。这些抗原是具有一定功能的生物效应分子，它们参与免疫应答和调控作用。白血病是白细胞在分化过程中出现的异常增殖，利用白细胞分化不同阶段出现的细胞表面标志可以对白血病进行免疫分型。

（3）血小板膜表面受体的标记分析：FCM 检测血小板膜受体，可以从分子水平诊断血小板功能和数量的异常，用于血栓与出血性疾病的诊断。

（4）肿瘤基因蛋白产物的免疫标记分析：恶性肿瘤是一种多基因异常的疾病，它发生的分子基础是原癌基因的激活或抑癌基因的突变失活或缺失，导致某些细胞分化不良和增殖失控而形成肿瘤。FCM 利用癌基因、抑癌基因蛋白产物的单克隆抗体对基因蛋白的表达进行研究，从分子水平研究恶性肿瘤的发生机制。

（5）人白细胞抗原配型的免疫标记分析：可以为异体干细胞移植患者选择出最合适的供体。造血干细胞移植技术主要包括干细胞的鉴别、活性测定，干细胞的动员和采集、分离纯化、保存扩增，肿瘤细胞的净化，干细胞回输以及术后保持移植物抗宿主病的低发生率等一系列过程。FCM 测定 CD34、HLA-DR、CD33 等细胞表面标志物，已成为干细胞移植技术重要的监测手段。

2. FCM 通过荧光染料（碘化吡啶）染色后对细胞的 DNA 含量进行分析，可判断细胞的增殖周期，区分正常细胞和肿瘤细胞以及检测细胞凋亡。

（1）细胞周期检测：由于细胞周期各时相的 DNA 含量不同，通常正常细胞的 G_1/G_0 期具有二倍体细胞的 DNA 含量（2N），而 G_2/M 期具有四倍体细胞的 DNA 含量（4N），而 S 期的 DNA 含量介于二倍体和四倍体之间。因此，FCM 通过对细胞内 DNA 含量的检测可以将细胞周期各时相区分为 G_1/G_0 期，S 期和 G_2/M 期，并可通过特殊软件计算各时相的百分率。

（2）肿瘤诊断：细胞均具有比较稳定的 DNA 二倍体含量。当人体发生癌变或具有恶性潜能的癌前病变时，在其发生、发展过程中可伴随细胞 DNA 含量的异常改变。FCM 可精确定量 DNA 含量的改变，作为诊断癌前病变发展至癌变过程中的一个有价值的标志，能对癌前病变的性质及发展趋势作出评估，有助于癌变的早期诊断。DNA 非整倍体细胞峰的存在可为肿瘤诊断提供有力的依据，肿瘤细胞 DNA 倍体分析对患者预后的判断也具有重要作用，异倍体肿瘤恶性病变的复发率高、转移率高、死亡率也高，而二倍体及近二倍体肿瘤的预后则较好。

（3）细胞凋亡检测：由于凋亡细胞核酸内切酶活化，DNA 降解，细胞 DNA 减少，因而 FCM 检测碘化吡啶染色的 DNA 含量时可在 G_0/G_1 峰前出现一个亚二倍体峰，也就是凋亡峰。

3. 细胞亚群的分选　利用荧光标记的特异性抗体流式细胞仪可分离出任何所需的细胞群，尤其是样本中含量极少的而又对研究非常重要的细胞，其分离纯度可高达 99%。

◆ 实验二　T 淋巴细胞亚群检测 ◆

T 淋巴细胞表面表达有 CD3、CD4、CD8 等多种分子，由此可将 T 细胞分为不同的亚群。通过检测这些分子可对 T 细胞及其亚群进行鉴定。

常用的方法很多，归纳起来主要有：① SPA 花环法；②间接荧光免疫法；③免疫酶标法，包括过氧化物酶 - 抗过氧化物酶法，碱性磷酸酶 - 抗碱性磷酸酶桥联酶标法；④生物素 - 亲和素 - 辣根过氧化物酶法；⑤免疫金银法等。以下我们主要介绍前三种方法。

一、SPA 花环法

【实验目的】

1. 掌握 SPA 花环法的实验原理。

2. 熟悉 SPA 花环法的方法和意义。

【实验原理】

SPA 可与多种动物的 IgG 抗体 Fc 段结合而不影响抗体的活性。利用此原理，用金黄色葡萄球菌结合抗人淋巴细胞亚群的单克隆抗体或兔抗鼠 IgG 抗体（二抗）形成 SPA-Ig 复合物。通过 SPA-Ig 复合物的直接或间接介导，可在 T 细胞周围形成花环。通过计数花环形成细胞百分率，可确定淋巴细胞亚群。此法可分为直接 SPA 菌花环法和间接 SPA 菌花环法。现以间接花环法为例介绍如下：

【实验材料】

1. 金黄色葡萄球菌 Cowan-1 株菌体悬液。

2. 瑞特染液或吉姆萨染液。

3. RPMI-1640 培养液。

4. 正常鼠 IgG。

5. 抗 CD3、抗 CD4、抗 CD8 的单克隆抗体。

6. 甲醇。

【实验方法】

（1）SPA 菌致敏：取冻干 SPA 菌体 1 支，加 5 ml PBS 混悬即为 2% 的 SPA 菌体悬液，加入 0.1 mlMcAb 或兔抗鼠 IgG，置 37 ℃水浴 30 min，每隔 5 min 摇动 1 次；用 PBS 离心洗涤 4 次，然后配成 2% 的致敏 SPA 菌体悬液。

（2）调整 PBMC 浓度至 1×10^6 个 /ml。加入 20 孔塑料软板中，每孔 100 μl，800 r/min 离心 10 s，去上清液。

（3）分别加入抗 CD3、抗 CD4、抗 CD8 的单克隆抗体，每孔 100 μl，对照孔只加 RPMI-1640 培养液，置 4 ℃湿盒作用 45 min。

（4）用 RPMI-1640 培养液洗涤 3 次，每次 800 r/min 离心 10 s。弃去上清液，加入二抗致敏的 SPA 菌体悬液，每孔 10 μl，对照孔加入正常鼠 IgG 致敏的 SPA 菌体悬液，置 4 ℃湿盒 45 min。

（5）用 RPMI-1640 培养液同上洗涤 4 次。弃去上清液，加入 100 μl RPMI-1640 培养液悬浮细胞。

（6）将细胞悬浮液置离心甩片机中制片，500 r/min 离心 6 min。标本片用甲醇固定，瑞特染液或吉姆萨染液染片 20 min。

【实验结果】

镜检计数：凡吸附 6 个以上葡萄球菌的淋巴细胞即为花环阳性细胞。计数 200 个淋巴细胞，计算出花环形成细胞百分率，从而确定 T 细胞各亚群的比值。

【注意事项】

制备致敏菌体悬液时，SPA 菌和单克隆抗体或兔抗鼠 IgG 的适合比例是直接影响实验结果的主要因素，一般认为使 1 ml 2% SPA 菌体致敏至少需要 20 μg 以上的 IgG。

二、间接荧光免疫法（indirect fluorescence immunoassay）

【实验目的】

1. 掌握间接荧光免疫法的实验原理。

2. 熟悉间接荧光免疫法的方法和意义。

【实验原理】

人 T 淋巴细胞表面均有 CD3 分子，按表达 CD4 和 CD8 分子的不同，可分为 CD4⁺T 细胞和 CD8⁺T 细胞两大亚群。利用鼠源抗 CD 抗原单克隆抗体分别与淋巴细胞混合孵育，然后再加入荧光素标记的羊（或兔）抗鼠 IgG 抗体（第二抗体）染色，在荧光显微镜下观察，计数荧光阳性细胞数并计算其所占百分率。

【实验材料】

1. 鼠抗 CD3、CD4、CD8 单克隆抗体。

2. FITC 标记羊（或兔）抗鼠 IgG 抗体。

3. 淋巴细胞分离液。

4. 含 2%BSA 的无 Ca^{2+}、Mg^{2+} HBSS（pH7.2 ± 0.2）。

5. 荧光显微镜、水平离心机、EP 管、吸管、试管、玻片等。

【实验方法】

1. 取肝素抗凝静脉血 2 ml，用淋巴细胞分离液分离获取单个核细胞，以含 2%BSA、无 Ca^{2+}、Mg^{2+} HBSS 洗涤 3 次，重悬细胞并计数，调整细胞浓度至 5×10^6 个 /ml。

2. 取 4 支 EP 管，每管加入上述淋巴细胞悬液 50 ml，然后分别加入适当稀释的抗 CD3、CD4、CD8 单抗各 50 ml，第 4 管加 HBSS 50 ml 作为阴性对照，轻轻混匀，冰浴作用 30 min。

3. 取出反应管，用 HBSS 洗涤 3 次，弃上清液，沉淀细胞每管加入适当稀释的 FITC 标记的羊（或兔）抗鼠 IgG 抗体（第二抗体）50 ml，轻轻混匀，冰浴 30 min。

4. 取出后，同上洗涤 3 次，用 HBSS 重悬细胞并恢复至 50 ml，取样滴于载玻片上，加盖玻片，在荧光显微镜下观察结果。

【实验结果】

先在普通光源下观察并计数视野中淋巴细胞总数，再用紫外光源计数同一视野中的荧光阳性细胞数，计算百分率。

一般需计数 200 个淋巴细胞，分别统计 $CD3^+$、$CD4^+$ 和 $CD8^+$ 细胞百分比，并计算 $CD4^+/CD8^+$ 比值。正常参考值：正常人外周血中 $CD3^+$ T 细胞占 60% ~ 80%；$CD4^+$ T 细胞占 35% ~ 55%；$CD8^+$ T 细胞占 20% ~ 30%；$CD4^+/CD8^+$ 细胞比值为 1.5 ~ 2.0。

【注意事项】

1. 实验样品应新鲜，荧光染色后最好尽快观察，否则荧光强度会随时间延长而逐渐降低。

2. 尽量减少非特异性荧光干扰。该法非特异性荧光来源较多，实验前应对各种抗体，尤其是第二抗体的浓度进行预实验，以确定最佳抗体浓度。

3. 结果判定时，应注意观察阳性对照管，排除假阳性。

【应用与评价】

T 细胞亚群的检测对观察机体细胞免疫功能有重要参考价值，而 $CD4^+/CD8^+$ 比值对评价机体免疫调节功能亦有重要意义。该法是目前临床上检测 T 细胞亚群较为常用的方法。该法特异性强，敏感性高，但样品不能长期保存，且结果判定易受主观因素影响。如在荧光染色后，采用流式细胞仪进行细胞计数，则可使结果更为准确、客观。

三、碱性磷酸酶 - 抗碱性磷酸酶桥联酶标法

【实验目的】

1. 掌握碱性磷酸酶 - 抗碱性磷酸酶桥联酶标法的实验原理。

2. 熟悉碱性磷酸酶 - 抗碱性磷酸酶桥联酶标法的方法和意义。

【实验原理】

碱性磷酸酶 - 抗碱性磷酸酶（alkaline phosphatase anti-alkaline phosphatase，APAAP）法是一种非标记抗体免疫酶组化染色法。该法检测 T 细胞亚群涉及 3 种抗体：第一抗体为鼠抗人 CD3、CD4、CD8 单克隆抗体，可与待检细胞表面抗原结合；第二抗体为羊（或兔）抗鼠 IgG，其 Fab 段可分别连接第一抗体和 APAAP 复合物，又称桥抗体；第三抗体为鼠抗碱性磷酸酶单克隆抗体，可与碱性磷酸酶结合形成复合物，加入碱性磷酸酶底物显色，以此鉴定相应的表面抗原。

该法检测 T 细胞亚群具有灵敏度高、无内源性酶干扰、易于观察计数等优点。而且克服了荧光法中样品不易保存、需要荧光显微镜、结果判断易受主观因素影响等缺点。

【实验材料】

1. APAAP 法 T 细胞亚群检测试剂盒（包括鼠抗人 CD3、CD4、CD8 单抗各 1 瓶；羊抗鼠 IgG 二抗 1 瓶；APAAP 复合物 1 瓶；底物液 1 瓶等）。

2. 淋巴细胞分离液、HBSS、0.01 mol/L pH 7.2 PBS 液。

3. 水平离心机、显微镜、玻片、盖片、吸管等。

【实验方法】

1. 样品的制备

（1）常规方法分离外周血单个核细胞，洗涤离心后，将试管倒置，去除上清液。用剩余的少许液体将沉淀细胞混匀，制成细胞悬液。

（2）取洁净玻片，用棉签取少许黏片剂均匀涂于玻片上，干后备用。

（3）将细胞悬液滴于涂有一层黏片剂的玻片上，然后再回吸液滴，剩一薄层细胞，快速吹干；也可取悬液用推片制片。

2. 样品的保存　样品如不立即染色，放室温可保存 3 ~ 5 天。如需较长期保存，可在吹干后用铝铂纸包起来密闭防潮，最好放干燥箱内，然后置 –20 ℃冰箱内，可保存半年至一年而抗原不丢失。

3. 样品的染色

（1）细胞涂片样品置室温干燥 2 h 或过夜后，先用画圈笔在样品外画圈，然后滴加戊二醛固定液，1 ~ 2 min 后用 PBS 液冲洗，快速吹干。

（2）分别加鼠抗人 CD3、抗 CD4 和抗 CD8 单克隆抗体 10 ~ 15 ml，置湿盒内放室温孵育 30 min，PBS 液洗 3 次，吹干。

（3）加羊抗鼠 IgG 二抗 10 ~ 15 ml，同上孵育，洗涤，吹干。

（4）加 APAAP 复合物 10 ~ 15 ml，同上孵育，洗涤，吹干。

（5）加碱性磷酸酶底物显色。临用前取底物液，按每毫升底物液加 1 mg 坚固红的比例加入坚固红，充分混匀。取 20 ~ 40 ml 加于样品上，室温或 37 ℃反应 15 ~ 30 min，在低倍镜下观察，可见细胞膜上出现红色标记物，待显色明显时，用自来水冲洗中止显色。

（6）加苏木素复染液 1 滴，复染 1 ~ 2 min，自来水冲洗。如核着色很深影响观察时，可用 1% HCl 分色 5 ~ 10 s，再用自来水冲洗。

4. 甘油明胶封片　如样品需长期保存，可将封片剂瓶放热水中融化，加 1 滴于样品上或加上盖片，封片镜检。如不需保存，可加 1 滴水于样品上，加盖片后观察。

【实验结果】

高倍镜下观察，细胞核呈蓝色，细胞表面有红色标记物的为阳性细胞，无红色标记物的为阴性细胞。分别计数 100 ~ 200 个淋巴细胞，计算 CD3、CD4 和 CD8 阳性细胞的百分率。正常参考值同前。

【注意事项】

1. 加各种单抗时，每一种抗体之间不要相混淆。

2. 底物应临用前避光配制，显色时应经常观察，显色理想后终止显色。

【思考题】

1. 间接荧光免疫法和 APAAP 法检测 T 细胞亚群各有什么特点？

2. T 细胞亚群检测的临床意义是什么？

◆ 实验三　T 淋巴细胞功能检测 ◆

一、T 淋巴细胞转化试验

T 淋巴细胞受到非特异性有丝分裂原（如 PHA、ConA）或特异性抗原刺激后，可出现代谢旺盛、蛋白质和核酸合成增加、细胞体积增大并能进行分裂的淋巴母细胞，称为淋巴细胞转化现象。T 淋巴细胞转化率的高低，可以反映机体的细胞免疫水平。因此，可作为测定机体免疫功能的指标之一。

T 淋巴细胞转化率降低表示细胞免疫水平低下，可见于运动失调性毛细血管扩张症、恶性肿瘤、霍奇金病、淋巴瘤、淋巴肉芽肿、重症真菌感染、重症结核、瘤型麻风等。此外，本试验还可帮助观察疾病的疗效和预后，经治疗后转化率由低值转变为正常者表示预后良好，反之则预后不良。T 淋巴细胞转化试验的方法有形态学方法、^{3}H- 胸腺嘧啶核苷（^{3}H-TdR）掺入法及 MTT 比色法三种。

（一）形态学方法

【实验目的】

掌握 T 淋巴细胞功能检测形态学方法的基本原理及实验方法；并了解该方法的临床意义。

【实验原理】

T 淋巴细胞在体外培养过程中，受有丝分裂原刺激后，可转化为体积较大的母细胞，胞质增多而深染，核增大并可见核仁，部分细胞可出现有丝分裂，计数转化细胞的百分率可反映机体的细胞免疫功能。

【实验材料】

1. 受检者血液。

2. 肝素抗凝剂。

3. PHA（用 RPMI-1640 培养液配成 500 ~ 1000 μg/ml）。

4. RPMI-1640 完全培养液（含 20% 灭活胎牛血清、青霉素 100 U/ml、链霉素 100 μg/ml）。

5. 无菌注射器及针头、无菌乙醇棉球、无菌尖吸管、载玻片。

6. 瑞特染液。

【实验方法】

1. 无菌取肘静脉血 2 ml，放入肝素管内抗凝，并迅速摇匀以免产生凝块，然后在 37 ℃温箱内静置 30 ~ 60 min。

2. 用 RPMI-1640 培养液将 PHA 稀释成浓度为 100 μg/ml，取 5 ml 含有 PHA 的 RPMI-1640 培养液放入细胞培养瓶中。

3. 用无菌尖吸管吸取抗凝血上层富含白细胞的血浆层（吸取时应尽量靠近红细胞层，同时还应尽量避免吸入红细胞）约 0.5 ml，加入培养液中，瓶口塞紧皮塞，置 37 ℃温箱中培养 72 h。

4. 用无菌尖吸管吸取培养液把贴壁的细胞轻轻冲洗下来，吸取培养物于试管中，1000 r/min，离心 5 min，弃去上清液，待管壁有少量液体再回流至管底，用尖吸管吸取沉淀制作推片，自然干燥后染色。

5. 用瑞特染液染色。

6. 在高倍镜下观察推片的头、体、尾三部分，已转化的淋巴母细胞易集中于尾部边缘部。

【实验结果】

油镜下观察转化的淋巴细胞和未转化的淋巴细胞，其形态学标准见表 8-7，每张标本计数 200 个细胞，其中头部 50、体部 50、尾部 100 个细胞。目的是减少推片中细胞分布不均的误差，并计算淋巴细胞转化百分率（图 8-2）。

$$淋巴细胞转化百分率（\%）= \frac{转化的淋巴细胞数}{转化的淋巴细胞数 + 未转化的淋巴细胞数} \times 100\%$$

表 8-7　转化的淋巴细胞的形态特征

细胞类别　形态特征　胞体大小（直径）μm		转化的淋巴细胞		未转化的淋巴细胞
		淋巴母细胞	过渡型	
		12～20	12～16	6～8
胞核	大小	增大	增大	不增大
	染色质	核疏呈网状	疏松	密集
	核仁	清晰可见 1～3 个	无	无
	有丝分裂	有或无	无	无
胞质	量	增多	稍增多	极少
	着色	嗜碱	嗜碱	天青色
	空泡	有或无	有或无	无
	伪足	有或无	有或无	无

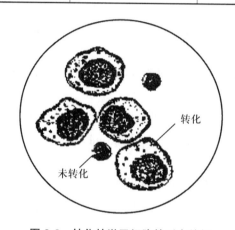

图 8-2　转化的淋巴细胞的形态特征

【注意事项】

1. 全部操作过程都应严格无菌，这是体外淋巴细胞转化成败的关键问题。

2. 培养基成分对转化率影响较大，注意其有效期。

3. 小牛血清用前需灭活。

4. 培养时要保证有足够的气体，一般 10 ml 培养瓶内液体总量不要超过 2 ml。

5. PHA 剂量过大对细胞有毒性，太小不足以刺激淋巴细胞转化，试验前应先测定 PHA 转化反应剂量。

6. 实验中要严格无菌操作，防止污染。

（二）^{3}H-TdR 掺入法

【实验目的】

掌握 T 淋巴细胞功能检测 ^{3}H-TdR 掺入法的基本原理及实验方法；并了解该方法的临床意义。

【实验原理】

淋巴细胞在特异性抗原或非特异物质刺激后转化为淋巴母细胞后同时伴有 DNA、RNA 合成明显增加，此时将放射性核素 ^3H 标记的胸腺嘧啶核苷（即 ^3H-TdR）加入培养液内，则作为 DNA 合成原料而被摄入到转化细胞内，测定细胞内掺入 DNA 中的 ^3H-TdR 的放射性的相对数量（cpm 表示脉冲数）可用来表示转化率高低，判定细胞增殖程度。

【实验材料】

1. RPMI-1640 培养液用前调至含 10% 小牛血清、100 U/ml 青霉素、100 μg/ml 链霉素、30.0 g/L 谷氨酰胺，并用 $NaHCO_3$ 调 pH 值至 7.2 ~ 7.4。

2. PHA 用 RPMI-1640 培养液配成 500 ~ 1000 μg/ml。

3. ^3H-TdR 工作液（25 μCi/ml）　取 ^3H-TdR 原液 37 MBq/ml（lm Ci/ml）用无菌生理盐水稀释 40 倍即成 ^3H-TdR 工作液，应用时每孔加 20 μl。

4. 闪烁液：2,5- 二苯基噁唑 5.0 g、1,4 双（5- 苯基噁唑基 -2）苯 0.5 g 溶于 1000 ml 二甲苯中。

5. 49 型玻璃纤维滤纸、多头细胞收集器、闪烁杯、β- 液体闪烁计数器。

6. 96 孔细胞培养板。

7. 5% CO_2 温箱水浴箱、超洁工作台、低速离心机、显微镜、高压灭菌器、微量加样器。

【实验方法】

1. 无菌取淋巴细胞，用 RPMI-1640 培养液调细胞浓度至 1×10^6 个 /ml。

2. 取上述细胞悬液加入 96 孔细胞培养板内，每孔 100 μl。每个样品加 6 孔，其中 3 孔为试验组，每孔加 10 μg/ml PHA 100 μl，3 孔为对照组，每孔加 RPMI-1640 培养液 100 μl。

3. 置 37 ℃、5% CO_2 孵育 40 ~ 48 h，每孔加 ^3H-TdR 20 μl，继续培养 6 h。

4. 多头细胞收集器将每孔培养物分别收集于直径 24 mm 的圆形玻璃纤维纸上，抽气过滤并用蒸馏水充分洗涤。

5. 将滤纸片放 50 ℃烘干约 1 h 后，分别将每片滤纸浸于闪烁液中，每杯 3 ~ 5 ml。

6. 在 β- 液体闪烁计数器上测定每个样品的每分钟脉冲数（cpm）值。

【实验结果】

结果表示方法用液体闪烁器每分钟记录的脉冲数（cpm）表示。

转化值 = 加入 PHA（ConA）孔的细胞掺入 ^3H-TdR 的 cpm 平均值减不加 PHA（ConA）对照孔之细胞掺入值，亦可用刺激指数（stimulation index，SI）表示实验结果。

$$SI = \frac{加刺激物之培养物\ cpm}{不加刺激物之培养物\ cpm}$$

【注意事项】

1. ^3H-TdR 加入的时间　细胞分裂周期中只有 S 期合成 DNA，故应在 S 期加入 ^3H-TdR，加入过早不但不被细胞摄取，反而被降解为胸腺嘧啶，不能作为合成 DNA 的原料，一般在培养终止前 6 h 或 16 h 加入 ^3H-TdR。

2. ^{3}H-TdR 法影响因素较多，需准确加样，精细操作，严格控制实验条件。

3. 闪烁液一般可重复使用 3 ~ 5 次，重复使用前先测本底，若大于 250 cpm 则不能再用。

4. 平行样品的孔间误差应 ≤ 20%，否则实验数据不可信。

【思考题】

1. T、B 淋巴细胞在何种情况下能发生转化现象，何谓转化现象？

2. ^{3}H-TdR 掺入法有何优缺点？

3. 为何用肝素而不用柠檬酸钠抗凝？

4. 营养液中为何要加入抗生素？

（三）MTT 比色法

【实验目的】

掌握 T 淋巴细胞功能检测 MTT 比色法的基本原理及实验方法；了解该方法的临床意义。

【实验原理】

MTT 全称为 3-（4,5-dimethylthiazol-2-yl）-2,5-diphenyltetrazolium bromide，即 3-（4,5- 二甲基噻唑 2）-2,5- 二苯基四氮唑溴盐，商品名：噻唑蓝，是一种黄颜色的染料。细胞活化增殖时通过线粒体能量代谢过程，将 MTT 代谢形成蓝紫色的甲臜（fomazan），沉积于细胞内或细胞周围，形成甲臜的量与细胞活化增殖的程度呈正比。甲臜经异丙醇溶解后呈紫蓝色，根据显色程度即可知甲臜量，并反映细胞活化增殖情况。

【实验材料】

1. RPMI-1640 培养液用前调至含 10% 小牛血清、100 U/ml 青霉素、100 μg/ml 链霉素、30.0 g/L 谷氨酰胺，并用 NaHCO$_3$ 调 pH 至 7.2 ~ 7.4。

2. PHA 用 RPMI-1640 培养液配成浓度为 500 ~ 1000 μg/ml。

3. HBSS。

4. 5 mg/ml MTT 用 0.01 mol/L pH 7.4 PBS 缓冲液配制，溶解后用针头滤器经 0.22 μm 滤膜过滤除菌，4 ℃避光保存。

5. 0.04 mol/L 盐酸异丙醇。

6. 酶联免疫检测仪、96 孔细胞培养板等。

【实验方法】

1. 用密度梯度离心法分离单个核细胞并用 HBSS 洗涤 2 次，用含 10% 小牛血清的 RPMI-1640 培养液悬浮细胞，调细胞浓度至 2×10^6 个 /ml。

2. 取上述细胞悬液加入 96 孔培养板中，每孔加 100 μl，每个样品 3 个复孔，并设相应对照孔，对照孔加不含 PHA 的 RPMI-1640 培养液 100 μl，试验孔每孔加含 PHA（10 μg/ml）的培养液 100 μl，混匀后置 37 ℃、5%CO$_2$ 孵育 68 h。

3. 每孔弃上清液 100 μl，加 MTT 10 μl/ 孔，混匀后继续培养 4 h，培养结束时，每孔加 10 μl 盐酸异丙醇，充分溶解，静置 10 min，置酶联免疫检测仪分别在波长 570 nm

和 630 nm 下测定 OD 值。

【实验结果】

以刺激指数判断淋巴细胞转化程度：

$$SI = 试验孔\ OD\ 值\ /\ 对照孔\ OD\ 值$$

【注意事项】

1. 加入盐酸异丙醇后要在 1 h 内进行测定，若 1 h 内来不及测定，可将未加盐酸异丙醇的培养板置 4 ℃保存，测定前取出，置室温数分钟后再加盐酸异丙醇，依上法测定。

2. 实验过程注意无菌操作。

【思考题】

1. 试比较各淋巴细胞转化试验的优缺点。

2. 淋巴细胞转化试验有何意义？

【应用评价】

淋巴细胞转化试验被广泛用于测定细胞增殖活性、细胞生长因子及某些细胞毒反应。淋巴细胞转化试验的形态学方法、^{3}H-TdR 掺入法及 MTT 比色法各有特点。形态学方法操作简单，能在显微镜下观察到淋巴细胞在不同时期转化的形态特征，但统计淋巴细胞转化率有差异。^{3}H-TdR 掺入法，比形态学方法更为客观、准确、重复性好。MTT 比色法的最大优点是测定迅速，可用酶联免疫检测仪同时多孔测定，结果准确，与 ^{3}H-TdR 掺入法测得的结果相关性很好，无放射性污染，操作简单，但敏感性较 ^{3}H-TdR 掺入法稍差。

二、E 花环形成试验

【实验目的】

1. 掌握 E 花环形成试验的基本原理及实验方法。

2. 了解 E 花环形成试验的临床意义。

【实验原理】

人的 T 细胞表面具有能与 SRBC 相结合的受体（E 受体）。该受体能够与 SRBC 结合形成花环样细胞团（即 E 花环）。已证实 E 受体是 T 细胞所特有的表面标志；因此本试验可用于人外周血 T 细胞的鉴定和计数。常用的 E 花环试验方法有总 E 花环试验（erythrocyte total rosette test，Et）和活性 E 花环试验（erythrocyte active rosette test，Ea）。由于 T 细胞的异质性，其对 SRBC 的亲和力亦不同，因而 T 细胞可形成不同类型的 E 花环，其中在 4 ℃放置 1 h 以上，所形成的花环数代表 T 细胞总数，称为总花环（Et 花环），而淋巴细胞与 SRBC 混合后不经 4 ℃作用立即反应形成的花环称为活性花环（Ea 花环）。前者是测定外周血总 T 细胞百分数，后者是测定具有活性功能的 T 细胞百分数。目前，该试验已用于淋巴系统增生病、恶性肿瘤、自身免疫性疾病、免疫缺陷病等方面的研究，作为判断这些疾病患者的细胞免疫功能指标之一。此外也可用于评估药物的疗效以及监视器官移植的排斥反应。

【实验材料】

1. 肝素抗凝人外周血 2 ml。

2. 淋巴细胞分离液（聚蔗糖泛影葡胺密度 1.077）2 ml。

3. 0.5% SRBC 悬液（约含 SRBC 8×10^7 个 /ml）。

4. 新生小牛血清　经 SRBC 吸收并灭活。

5. HBSS（pH 7.4）。

6. 0.8% 戊二醛溶液。

7. 瑞特染液、血细胞计数板、毛细吸管、试管、玻片等。

8. 水浴箱、培养箱、超洁工作台、低速离心机、显微镜、高压灭菌器、微量加样器受检者血液。

【实验方法】

1. 分离淋巴细胞，配成 1×10^7 个 /ml 淋巴细胞悬液。

（1）取静脉血 2 ml，置于含 0.1% 肝素 0.2 ml 的试管中，混匀后再加入 2 ml HBSS，用毛细管充分混匀。

（2）取淋巴细胞分离液 2 ml 置 10 ml 圆底试管中，用毛细管将稀释血沿管壁徐徐加入分离液界面上（稀释血与分离液比例 2∶1）。

（3）置水平离心机 2000 r/min，离心 25 min。离心后分为 4 层（图 8-3）。用尖吸管吸取血浆与分离液界面处云雾状的单个核细胞（淋巴细胞及单核细胞为主）置于含 4~5 ml HBSS 的试管中，充分混匀。

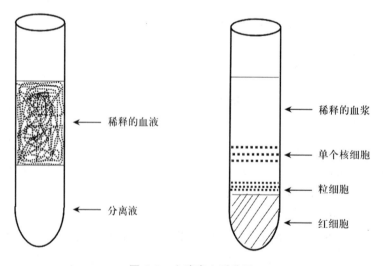

图 8-3　血液离心后分层

（4）1000 r/min 离心 10 min，洗两次，末次离心后，弃上清液，加入 HBSS 1 ml，混匀，用微量加样器吸取 0.02 ml 加入 0.38 ml 白细胞计数液中，在血细胞计数板上于低倍镜下计数，并根据下式算出每毫升细胞数。

$$细胞数（个）/ml=\frac{4大方格细胞总数}{4}\times10^4\times20（稀释倍数）$$

然后用 HBSS 配成 1×10^7 个 /ml 细胞悬液。

经此方法分离的淋巴细胞纯度在 90% 以上，收获率可达 80%～90%，淋巴细胞存活率在 95% 以上（95%～98%）。

2. 花环形成（Et、Ea）分别按下述步骤进行

（1）Et 花环形成：0.1 ml 淋巴细胞悬液 +0.1 ml NBS+0.2 ml 0.5% SRBC 悬液，混匀

↓

37 ℃水浴 5 min

↓

500 r/min，离心 5 min

↓

4 ℃冰箱 2 h 或过夜

↓

吸去上清，留少许沉淀（约 0.1 ml）

↓

轻微旋转法摇匀

↓

加 0.8% 戊二醛 0.1 ml，轻轻摇匀使再悬浮

↓

4 ℃冰水浴 15 min

↓

用毛细吸管轻轻吹吸 3 次，滴于玻片上

↓

自然干燥，瑞特染色，镜检（高倍镜）

（2）Ea 花环试验：与 Et 花环试验基本相同，不同之处是 SRBC 悬液的浓度为 0.1%，SRBC 与淋巴细胞混合之比为 10∶1～20∶1，混合后立即 1000 r/min 离心 5 min。加入戊二醛固定，染色，结果观察均与 Et 花环试验相同。

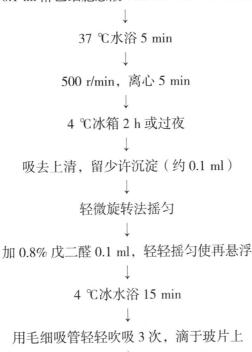

【实验结果】

计数 200 个淋巴细胞，凡结合 3 个 SRBC 以上者为 E 花环阳性细胞，分别求出 Et 和 Ea 阳性细胞百分率（图 8-4）。

图 8-4　花环形成细胞

正常值 Et 为 68±9.9%，Ea 为 20%～40%。

$$花环形成百分率（\%）=\frac{花环形成细胞数}{花环形成细胞数+不形成花环淋巴细胞数}\times100\%$$

【注意事项】

1. 试验中加入 25% 新生小牛血清能增加 E 花环形成的稳定性。用前经 SRBC 吸收处理，去除异嗜性抗体，否则此抗体可导致 SRBC 的凝集。

2. 反应的温度和时间　在 0～4 ℃下至少反应 2 h，才能得到高的 E 花环形成百分率，4 ℃冰箱过夜不影响 E 花环形成百分率。0 ℃下反应少于 30 min 或 37 ℃孵育时间过长，均可使 E 花环值下降。

3. 5% SRBC 悬液需新鲜配制，脱纤维血 4 ℃保存不得超过 10 天。供血的绵羊个体应在一定时间内固定不变，因绵羊个体差异会影响试验结果。

4. SRBC 与淋巴细胞的比例以 16∶1～50∶1 为宜，过低或超过，均会降低 E 花环形成百分率。

5. 花环计数前，应轻轻悬浮，不能用尖吸管用力吹打，否则会使形成的花环脱落。

6. 本试验只有活的淋巴细胞才能与 SRBC 形成玫瑰花环。因此，检测的血标本需新鲜，放置时间不要超过 3～4 h。

【思考题】

1. 试验用的小牛血清有何作用？为何要用 SRBC 吸收？

2. 用分离液分离淋巴细胞的原理是什么？能否分离出非常纯的淋巴细胞？纯度及存活率各多少？

3. E 花环试验的临床意义是什么？

三、酸性 α- 醋酸萘酯酶的测定

【实验目的】

1. 掌握 ANAE 试验的基本原理及实验方法。

2. 了解 ANAE 试验的临床意义。

【实验原理】

T 淋巴细胞胞浆内含有酸性 α- 醋酸萘酯酶（acid-naphthyl acetate esterase，ANAE），此酶在弱酸性条件下（pH 5.8～6.4）水解相应底物（α- 醋酸萘酯）生成 α- 萘酚，后者与偶氮化合物偶联，产生不溶性红色反应物，沉淀于胞质局部，这种有色沉淀物可在光学显微镜下辨认。

【实验材料】

1. 甲醛 - 丙酮固定液　取 Na_2HPO_4 20 mg 和 KH_2PO_4 100 mg 加入双蒸水 30 ml 溶解，再加丙酮 45 ml 和 40% 甲醛 25 ml，混合后过滤，调 pH 值为 6.6，置 4 ℃备用。

2. 4% 副品红溶液　取副品红 4 g 加 2 mol/L 盐酸 100 ml，置 37 ℃水浴中，待完全溶解后过滤、备用。

3. 4% 亚硝酸钠溶液　亚硝酸钠 400 mg，溶于蒸馏水 10 ml 中，临用前配制。

4. 六偶氮副品红溶液　取新鲜配制的亚硝酸钠溶液 3 ml，慢慢滴入 4% 副品红中，边滴边摇充分混合后备用。

5. 2% α- 醋酸萘酯溶液 取 α- 醋酸萘酯 2 g 溶于乙二醇单甲醚 100 ml 中，避光 4 ℃保存。

6. 1/15M PB（pH 7.6） 甲液：Na_2HPO_4 9.47 g 加双蒸水至 1000 ml。乙液：KH_2PO_4 9.08 g 加双蒸水至 1000 ml。取甲液 87 ml，乙液 13 ml 充分混合后即成。

7. 孵育液：取六偶氮副品红液 6 ml 缓缓滴入 1/15 M PB（pH 7.6）89 ml 中，充分混合后再缓慢滴入 2% α- 醋酸萘酯溶液 2.5 ml，边滴边摇，上层出现油状液，呈琥珀色，有细颗粒沉淀物，调 pH 值为 5.8 ~ 6.4。

8. 甲基绿染色液 取甲基绿 1 g，加入到 37 ℃的 100 ml 蒸馏水中溶解后备用。

【实验方法】

1. 制片 采血，取分离的淋巴细胞或全血 1 滴，置载玻片上推成血涂片，吹干。

2. 固定 置血涂片于甲醛 - 丙酮固定液中，置 4 ℃冰箱内 1 min，取出，蒸馏水冲洗 1 ~ 2 min，吹干。

3. 孵育染色 将吹干的血涂片浸入孵育液中，置 37 ℃水浴 1 ~ 3 h，取出，蒸馏水冲洗 1 ~ 2 min，吹干。

4. 复染 用 1% 甲基绿染色液染色 1 ~ 2 min，蒸馏水冲洗 1 ~ 2 min，吹干。

5. 镜检、计数 油镜下计数 100 ~ 200 个淋巴细胞，求出阳性细胞百分率。

【实验结果】

1. T 淋巴细胞（阳性细胞） 呈棕灰色或灰绿色，胞质中有大小不等，数量不一，界线分明的红黑色颗粒或斑块，ANAE 阳性。

2. B 淋巴细胞 胞质内无红黑色颗粒，ANAE 阴性。

3. 单核细胞 阳性细胞胞质内有弥散细小棕褐色颗粒；阴性细胞胞质内无明鲜颗粒。

4. 血小板及幼稚粒细胞 胞质内有弥散细小的红色。

5. 成熟粒细胞 ANAE 阴性。

6. 红细胞 浅绿或棕色，无特殊结构。

【注意事项】

1. 不同质量的试剂，尤其是偶氮染料对反应产物的颜色、定位的清晰程度等影响很大，应加以注意。

2. 由于本反应为酶化学反应，反应非常灵敏，各种条件应严格掌握。尤其是试剂的 pH 值要求准确，需用精密 pH 试纸或 pH 计测定。

3. 配制反应液时，各溶液混合，必须边摇边缓慢加入，若滴入过快，可出现沉淀影响染色结果。

4. 制血涂片过程中，标本要尽快固定、干燥和冲洗。若时间过长，可影响酶活性。

5. 血涂片插入染色缸时，要注意必须将标本面与反应液接触，切勿将标本面紧贴缸壁，以免影响染色反应。如片子较多，反应液相对减少，会使阳性率减低。染色后冲洗不宜过久，防止酶反应产物的红色消减，造成标本观察困难。

【思考题】

ANAE 检验的临床应用有哪些？

◆ 实验四　B 淋巴细胞功能检测 ◆

一、Ea 花环试验

【实验目的】

1. 掌握 Ea 花环试验的基本原理及实验方法

2. 了解 Ea 花环试验的临床意义

【实验原理】

B 细胞表面带有免疫球蛋白（IgG）的 Fc 段结合的受体，它与自然游离状态的 IgG 分子结合较弱，且易解离，而与抗原抗体复合物的 Fc 段结合却很牢固。用 IgG 抗体致敏的鸡红细胞与 B 细胞表面 IgG 分子的 Fc 段受体结合，与中央的蓝色 B 淋巴细胞组成玫瑰花瓣状，形成花环，即 Ea 花环试验。可计算 B 淋巴细胞的数目，B 淋巴细胞的百分率。Ea 花环试验方法简单，不需特殊设备，易于应用，但这一表面标志不是 B 细胞所特有，血液中的单核细胞，中性粒细胞，或经活化的 T 细胞表面也有能与 Fc 段结合的受体，但这些细胞可以通过形态学加以区别。因此，用本法计数 B 细胞时，应注意除外上述带 Fc 受体的其他细胞。

【实验材料】

1. 淋巴细胞分离液（比重 1.077）。

2. 4% 鸡红细胞悬液　鸡翅静脉采血，肝素抗凝，用 HBSS 洗 3 次（2000 r/min，离心 10 min）的血球压积，配成 4% 悬液。

3. 兔抗鸡红细胞抗体的制备方法　使用健康，且体重 3 ~ 4 kg 的家兔，用上述 HBSS 洗过的鸡血细胞进行免疫，程序如下（表 8-8）：

表 8-8　兔抗鸡红细胞抗体的制备方法

注射次数	注射途径	注射计量
1	皮内	洗过的压积鸡血细胞 0.5 ml
2	皮内、皮下	洗过的压积鸡血细胞 1.0 ml
3	皮内、皮下	洗过的压积鸡血细胞 1.5 ml
4	皮内、皮下	洗过的压积鸡血细胞 2.0 ml
5	皮内、皮下	洗过的压积鸡血细胞 2.5 ml
6	静脉	50% 鸡血细胞悬液 0.5 ml
7	静脉	50% 鸡血细胞悬液 1.0 ml
8	静脉	50% 鸡血细胞悬液 1.0 ml

隔日免疫注射一次，末次注射后 7 天采血，测定血细胞凝集抗体的效价，若达 1/2000 以上，即可应用。

4. 4% 致敏鸡红细胞的制备方法　4% 鸡红细胞 5 ml 加入 1/3000 兔抗鸡红细胞抗体 5 ml，混合后室温放置 30 min，用 HBSS 洗二次，在洗过的致敏鸡红细胞中加入 5 ml HBSS，即为 4% 致敏鸡红细胞。

5. PH 7.2 ~ 7.4 HBSS。

6. 抗凝外周血 2 ml。

7. 瑞特染液、镜油、二甲苯。

8. 恒温箱、载玻片、显微镜。

【实验方法】

1. 用淋巴细胞分离液分离淋巴细胞，并配成 1×10^7 个 /ml。

2. 取 1×10^7 个 /ml，0.1 ml（相当于 1×10^6 个细胞），加入 4% 致敏鸡红细胞 0.1 ml，混匀，置 37 ℃温育 5 min，1000 r/min，离心 5 min，放置室温 20 min 后重新悬浮，取一滴置载玻片上，盖上加过瑞特染液的盖玻片，高倍镜下计数。

【实验结果】

高倍镜下计数 200 个淋巴细胞。结合 3 个以上有核鸡红细胞者即为 Fc 受体阳性细胞。计算出 Fc 受体阳性细胞的百分率。正常值为 21.35 ± 5.9%。

【注意事项】

1. 抗体浓者　应用亚凝集滴度，抗体浓度过高，凝集成团，难以计数。

2. 温度　12 ~ 37 ℃作用 20 min，或 4 ℃ 2 h 不影响 Ea 百分率。

3. 计数 B 细胞百分率时，应除外带有 Fc 受体的非淋巴细胞。将 Ea 花环试验的细胞涂片染色，根据细胞大小、形态鉴别淋巴细胞与非淋巴细胞。

【思考题】

1. 为什么鸡红细胞与相应抗体（IgG）先致敏再加分离的淋巴细胞？

2. 抗体浓度为何用亚凝集滴变？

3. 除 B 细胞外还有哪些细胞有 IgG Fc 受体，应如何在计数时鉴别和排除？

二、EAC 花环试验

【实验目的】

1. 掌握 EAC 花环试验的基本原理及实验方法。

2. 了解 EAC 花环试验的临床意义。

【实验原理】

EAC 花环试验是红细胞 - 抗红细胞抗体 - 补体（erythrocyte-antibiotic-complement）花环实验的简称。B 淋巴细胞表面带有补体（C3）受体，这一受体仅能与活化的 C3（即 C3 裂解 C3b、C3d 片段）特异性结合，因此测定 B 细胞补体受体时，必须有激活的 C3 以及能显示活化 C3 与相应受体结合的指示系统。红细胞（E）可与相应抗体（A）相结合形成抗原抗体复合物（EA），以红细胞作为指示细胞。EA 复合物通过经典途径激活补体而产生活化的 C3，EA 与活化 C3 结合形成 EAC。当 EAC 中 C3 与 B 细胞等细胞上的补体受体相结合时，EAC 即围绕 B 细胞形成花环。淋巴细胞中 B 淋巴细胞有补体受体，而 T 淋巴细胞无补体受体，因此 EAC 花还可测量带有补体受体的 B 淋巴细胞数目。

【实验材料】

1. 淋巴细胞分离液（比重 1.077）。

2. 4% 鸡红细胞　由于绵羊红细胞易与 T 淋巴细胞形成玫瑰花环，易造成混淆，所以一般在检测 B 淋巴细胞时，采用鸡红细胞。从鸡翼下静脉采血，用肝素抗凝，以 HBSS 洗涤 2 次备用。

3. 1∶4000 兔抗鸡红细胞抗体（稍低于溶血效价）　2～3 kg 的健康家兔，以 HBSS 洗过的压积鸡红细胞进行免疫，每日背部皮下注射 1 次，共注 5 次，注射量为 0.5 ml、1.0 ml、1.5 ml、2.0 ml、2.5 ml。第六次改用静脉注射 50% 压积鸡红细胞悬液 1 ml，一日一次，连注 3 天。末次注射后 7 天采血，测定红细胞的凝集效价，以出现凝集的最高抗血清稀释度判定为血凝效价。效价达 1∶2000 以上者为合格。应用时采用凝集效价的 1/2（亚凝集价）作为抗血清的稀释度（即 1∶4000）。

4. 1∶100 豚鼠血清（补体）　当日采集豚鼠混合血清，用 HBSS 稀释成 1∶100，置 4 ℃保存备用。

5. 无 Ca^{2+}、Mg^{2+} pH 7.2 的 HBSS。

6. 吉姆萨染液。

7. 1% 戊二醛溶液。

8. 外周血。

9. 镜油、二甲苯。

10. 恒温箱、载玻片、显微镜。

【实验方法】

1. 分离淋巴细胞，制成浓度约为 2.5×10^6 个 /ml 的细胞悬液。

2. EAC 细胞悬液的制备　取 4% 鸡红细胞 2 ml 于试管中，加入 1∶4000 的鸡溶血素 2 ml，混匀，置 37 ℃水浴 15 min，取出后离心，用 HBSS 洗涤 2 次，再用 HBSS 恢复至 4% 鸡红细胞 2 ml，加入等量的 1∶100 稀释补体，混匀，再放置 37 ℃水浴 15 min 取出，用 HBSS 洗涤 2 次，配成 4%EAC 细胞悬液。

3. 取淋巴细胞悬液 0.2 ml，加入 4%EAC 细胞悬液 0.2 ml，混匀，置室温或 20 ℃作用 30 min。1000 r/min 离心 5 min，吸弃过多的上清液，放置 4 ℃，2～4 h。

4. 取出后，将沉淀轻轻摇起，加 1% 戊二醛 0.1 ml，混匀后置 4 ℃固定 30 min。

5. 以细胞悬液制片，自然干燥，滴加吉姆萨染液，染色 2 min，加自来水继续放置 15 min，冲洗，将玻片置 95% 乙醇缸脱色 15～30 s（以脱成浅紫蓝色为度），再置盐酸液缸（按 1% HCl 1 份与自来水 2 份配制）脱色（呈淡蓝略带红色为度）10 s 左右，取出冲洗，干后镜检。

【实验结果】

置高倍镜下计数 200 个淋巴细胞，细胞表面吸附 3 个以上有核鸡红细胞者即为阳性，正常值为 13 ± 1%。

【注意事项】

1. 加入淋巴细胞与鸡红细胞的比例一般以 1：40 为宜（1：30 ～ 1：50），淋巴细胞过少，花环形成率明显减少。

2. 淋巴细胞、红细胞、补体均应新鲜，否则花环形成率明显下降。

3. 小鼠补体比豚鼠补体更好，小鼠血清中胶固素原活化因子含量较多，可使大部分 C_3 裂解而不易引起溶血。

【思考题】

1. 为何 EAC 花环试验多用鸡红细胞？

2. 除 B 细胞外还有哪些细胞也有 C3 受体？

三、直接免疫荧光法检测 B 细胞 SmIg

【实验目的】

1. 掌握直接免疫荧光法测 B 细胞 SmIg 的基本原理及实验方法。

2. 了解直接免疫荧光法测 B 细胞 SmIg 试验的临床意义。

【实验原理】

SmIg 是鉴定 B 细胞的特异标志，每一个 B 淋巴细胞表面带有不同种类 Ig，即 IgM、IgD、IgG、IgA 或 IgE，可用荧光标记抗 Ig 抗体与活的淋巴细胞作免疫荧光染色，也可分别用抗 IgM、抗 IgG、抗 IgA 等单价荧光标记抗体染色，则标记的荧光抗体与 B 淋巴细胞表面相应的 Ig 结合，呈现细胞膜荧光阳性细胞（SmIg 阳性细胞）亦即 B 淋巴细胞。同时用普通光源照明，计数该视野的淋巴细胞总数，可算出 SmIg 阳性细胞的百分数，或带各类 SmIg 细胞百分数，人外周血中的淋巴细胞以带 SmIgM 最为多见。

【实验材料】

1. 异硫氰荧光素（FITC）标记的兔抗人 IgG（或 IgM、IgA）。

2. PH 7.4 HBSS（含 0.1% NaN_3）。

3. 淋巴细胞分离液（比重 1.077）。

4. 高速台式离心机。

5. 1 ml 锥形塑料离心管。

6. 肝素抗凝血 2 ～ 3 ml。

7. 保存液：pH 7.4PBS 含 2% 葡萄糖，1% 甲醛及 0.1% NaN_3。

8. 荧光显微镜、载玻片。

【实验方法】

1. 淋巴细胞分离　分离方法同前。将经分离液分离的淋巴细胞，用 0.1% NaN_3-HBSS 洗一次（1000 r/min，10 min），作细胞计数并用 HBSS 配成浓度为 1×10^6 个 /ml 浓度的淋巴细胞悬液。

2. 取小锥形塑料离心管 2 支，分别加入 2 滴小牛血清，再加入上述淋巴细胞悬液各 1 ml（1×10^6 个细胞），经高速台式离心机 2000 r/min，离心 3 min，去除上清液，分别加入荧光素标记的兔抗人 IgG，抗 IgM 抗体 50 μl，放置 4 ℃（或 37 ℃）染 30 min。

3. 取出锥形管，用含 0.1% NaN₃-HBSS 以 2000 r/min，3 min，洗 2 次，吸去上清液，加入 1 ~ 2 滴保存液，混匀，滴片，封片，荧光镜检，或将沉淀的细胞重悬于 1 ml 保存液中，置 4 ℃冰箱过夜，次日吸去上清液，留少许液体混匀，取一滴置玻片上，封加盖片，再作荧光检查。

【实验结果】

在荧光显微镜下观察，落射光照明装置第三挡（TK495 与 K495 滤板），SmIg 阳性细胞呈环状或斑点状荧光，用钨丝灯光源透射光照明计数同一视野淋巴细胞总数，共计数 200 ~ 300 个淋巴细胞，算出其中 SmIg 阳性细胞的百分数。

正常值：SmIgM 为 11.2 ± 6.0%，SmIgG 为 7.5 ± 3.3%。

【注意事项】

1. 淋巴细胞数量对 B 细胞检出率的影响　淋巴细胞数过多，每管含 2×10^7 个以上细胞，难以计数，且背景不清晰，SmIg 阳性细胞率及荧光亮度下降。小于 1×10^6 个细胞，观察计数费时间，一般以每管 1 ~ 2×10^6 个细胞浓度较合适。

2. 荧光抗体试剂中存在凝聚 IgG 的影响　凝聚 IgG 可以和 B 细胞表面 Fc 受体结合，出现假阳性。因此，为避免出现凝聚 IgG 须注意：

1）不能使用荧光素（F）/抗体蛋白质（P）克分子比值过高的荧光抗体，一般以 1 ~ 3 合适。

2）含低浓度蛋白的荧光抗体，低温保存不稳定，一般不应低于 2 mg/ml。

3. 活的淋巴细胞作荧光染色时，在全部试剂（标记抗体，HBSS 等）中均需加 NaN₃，以限制细胞代谢。否则会出现帽状荧光和吞噬现象，则荧光细胞实际数下降。

【思考题】

1. 荧光显微镜的设计原理、使用方法。

2. 直接荧光和间接荧光法各有何优缺点？

四、溶血空斑试验 - 体外抗体形成细胞检查法

【实验目的】

1. 掌握溶血空斑形成的基本原理及实验方法。

2. 了解溶血空斑试验的临床意义。

【实验原理】

溶血空斑试验是体外检测单个抗体形成细胞（B 淋巴细胞）的一种方法，即将经 SRBC 免疫过的家兔淋巴结或小鼠脾制成细胞悬液，与一定量的 SRBC 结合，于 37 ℃作用下，免疫活性淋巴细胞能释放出溶血素，在补体的参与下，使抗体形成细胞周围的

SRBC 溶解，从而在每一个抗体形成细胞周围，形成肉眼可见的溶血空斑。每个空斑表示一个抗体形成细胞，空斑大小表示抗体生成细胞产生抗体的多少。由于溶血空斑试验具有特异性高，筛选力强，可直接观察等优点，故可用作判定免疫功能的指标，观察免疫应答的动力学变化，并可进行抗体种类及亚类的研究。

有关溶血空斑试验的具体方法很多，目前常用的方法分为：琼脂固相法和玻片小室液相法。

（一）琼脂固相法

【实验材料】

1. 小鼠 18 ~ 22 g。

2. HBSS。

3. 胎牛血清（56 ℃ 30 min 灭活，并经绵羊红细胞吸收）。

4. 琼脂或琼脂糖（表层琼脂 0.7%；底层琼脂 1.4%；用 HBSS 配制）。

5. 右旋糖酐（DEAE-dextran 分子量 50 万，用蒸馏水配置 10 mg/ml）。

6. 5%、20% SRBC 悬液（HBSS 配制）。

7. 补体：新鲜豚鼠血清（用前经绵羊红细胞吸收）。

【实验方法】

1. 5% SRBC 悬液 1 ml 无菌操作注射于小鼠腹腔，四天后颈椎脱臼处死小鼠，取脾，用 HBSS 漂洗，在无菌平皿中剪碎，200 目钢网制成浓度为 1×10^7 个 /ml 脾细胞悬液。

2. 将熔化的底层琼脂倾注于平皿形成一薄层，冷却凝固后，将平皿反扣，置 37 ℃温箱 1 ~ 2 h 备用（凝胶表面无水滴）。

3. 将含有 2 ml 表层琼脂的试管加热熔化后，置 56 ℃水浴内保温，依次加入胎牛血清 0.1 ml；DEAE- 右旋糖酐 0.1 ml；20% SRBC 悬液 0.1 ml；脾细胞悬液 0.1 ml，充分混匀，倾注于铺有底层琼脂的平皿内。

4. 冷却凝固后，置 37 ℃温箱 1 h。

5. 加入 1：10 稀释的补体 1.5 ~ 2.0 ml，使均匀覆盖其表面，再次温育 30 min，即可进行空斑计数。

【实验结果】

观察时，将平皿对着光亮处，用肉眼或放大镜观察每个溶血空斑的溶血状况，并记录整个平皿中的空斑数，同时求出每百万个脾细胞内含空斑形成细胞的平均数。

【注意事项】

1. SRBC 既是免疫原，也是靶细胞和指示细胞，故要求 SRBC 应新鲜，洗涤不超过 3 次，每次 2000 r/min 离心 5 min，细胞变形或脆性增大者均不能使用。

2. 应保持脾细胞的活力，制备脾细胞过程中所用 PBS（或 HBSS），最好临用时方从 4 ℃冰箱中取出，或整个操作过程在冰浴中进行。

3. 倾注平板时要求底层要平，上层要把握好温度。

4. 补体的活力至关重要，所以补体要新鲜，并宜将 3 只以上豚鼠血清混合。DEAE-

右旋糖酐是一种多盐的水溶性物质，由于琼脂的半乳糖链上含有抗补体的硫酸酯基团，DEAE-右旋糖酐能与它形成不可置换的结合，而使之沉淀，从而消除琼脂的抗补体作用。

5. 空斑计数要求判读准确，避免因辨认造成的误差。遇可疑空斑时，应镜检，对肉眼结果进行核对。

（二）玻片小室液相法

【实验材料】

1. 玻片小室（取两张玻片，其中一张玻片两端及中间各铺一条双面胶带，将另一张重叠于其上压紧，即成窄缝状的玻片小室）。

2. 5%、10% SRBC 悬液。

3. 补体　新鲜豚鼠血清（用前经绵羊红细胞吸收）。

4. 胎牛血清（56 ℃ 30 min 灭活，并经绵羊红细胞吸收）。

5. 石蜡-凡士林混合物。

【实验方法】

1. 5% SRBC 1 ml 无菌操作注射于小鼠腹腔，4 天后颈椎脱臼处死小鼠，取脾，用 HBSS 漂洗，在无菌平皿中剪碎，200 目钢网制成浓度为 5×10^6 个 /ml 脾细胞悬液。

2. 填充小室　在含 1 ml HBSS 的试管内加入以下试剂。胎牛血清 0.2 ml；10% SRBC 悬液 0.1 ml；脾细胞悬液 0.1 ml；补体 0.1 ml，充分混匀，用毛细管吸取混合液填充小室。

3. 融化的石蜡-凡士林混合物将小室封闭。置 37 ℃ 1 h，即可进行空斑计数。

【实验结果】

观察时，将玻片对着光亮处，用肉眼或放大镜观察每个溶血空斑的溶血状况，并记录整个玻片中的空斑数，同时求出每百万个脾细胞内含空斑形成细胞的平均数。

【注意事项】

1. 小室内不能留有气泡。

2. 小室边缘必须用石蜡封严。

3. 严格在限定时间内计数空斑，不得超过数小时。

【思考题】

简述溶血空斑试验原理及其实际应用。

◆ 实验五　细胞凋亡检测 ◆

细胞凋亡（apoptosis，Apo）是指在一定的生理和病理情况下，机体为维护内环境的稳定，通过基因调控而使细胞自动消亡的过程。其特征为：是以细胞核浓缩、染色体 DNA 被以核小体为单位切成梯状片段（ladder）、细胞缩小，最终形成细胞凋亡小体（apoptosis body）等形态变化为特征。不引起周围细胞的溶解，它有别于细胞死亡（necrosis，Nec）。在琼脂糖凝胶电泳上显示出特殊的 DNA 梯状图谱。它的出现主要是由

于一种钙 - 镁依赖性核酸内切酶被激活后，将核小体切割成 180～200 bp 或其倍数的片段，裂解染色质核小体（nucleosome）之间的连接 DNA。原位末端转移酶标记技术检测细胞凋亡，能早期显示未发生典型变化的凋亡细胞。

一、ELISA 法

【实验目的】

掌握细胞凋亡检测 ELISA 法的实验原理和实验方法；熟悉该方法的临床意义。

【实验原理】

细胞凋亡的发生，是由于钙 - 镁依赖性核酸内切酶进入核小体间切割 DNA，产生 180～200 bp 或其倍数的核小体片段。而核小体由于与组蛋白 H2A、H2B、H3 和 H4 形成紧密复合物而不被核酸内切酶切割。采用双抗体夹心酶免疫法，应用小鼠抗 DNA 和抗组蛋白的单克隆抗体，与核小体片段形成夹心结构，可特异性检测细胞溶解物中的核小体片段。

【实验材料】

1. 生物素标记的小鼠抗组蛋白单克隆抗体。

2. 过氧化物酶标记的小鼠抗 DNA 单克隆抗体。

3. 链霉亲和素包被的微孔板。

4. DNA- 组蛋白复合物，作为阴性对照。

5. 2,2′- 联氮 - 双 -3- 乙基苯并噻唑啉 -6- 磺酸。

6. RIPA 裂解缓冲液。

7. 孵育缓冲液（pH 7.4 0.15 MPBS）。

8. 底物缓冲液。

9. 样品

（1）培养细胞或离体细胞的裂解物 细胞裂解步骤：收集细胞，离心后，用 200 μl RIPA 缓冲液重新悬浮，室温下作用 30 min。

（2）培养细胞的上清液。

（3）血浆（血清）。

【实验方法】

1. 取样品离心后（1000 r/min，10 min），吸取 20 μl 上清液，加入链霉亲和素包被的培养板孔中。

2. 另加入 80 μl 免疫反应试剂 含抗 -DNA- 过氧化物酶、抗组蛋白 - 生物素及孵育缓冲液（按 1∶1∶18 混合），室温下孵育 2 h（置摇床上，250 r/min）。

3. 取培养细胞上清液，用 300 μl 孵育缓冲液洗涤 3 次，小心移去洗涤液。

4. 加入 100 μl 底物缓冲液，室温下孵育使颜色变化至适合（置摇床上）。

5. 尽快作比色分析（10～20 min 内），用底物缓冲液作空白对照，以波长 405 nm，参考波长 492 nm 进行检测。

【实验结果】

按下列公式计算细胞释放的单 / 低聚核小体片段的特别聚集值：

$$聚集值（\%）= \frac{样品的\ mU（经诱导凋亡处理的细胞）}{对照的\ mU（未经诱导凋亡处理的细胞）} \times 100\%$$

注：mU 为吸收值（$\times 10^{-3}$）= 双孔吸收值的平均光密度值 – 底物光密度值，若样品的吸收值超过比色测定范围，应适当稀释后再检测。

二、原位末端转移酶标记技术

凋亡细胞是由于内源性核酸内切酶激活后，将 DNA 切割成许多双链 DNA 片段以及高分子质量 DNA 单链断裂点（缺口），暴露出大量 3′-OH 末端，如用末端脱氧核苷酸转移酶（TdT）将标记的脱氧尿嘧啶核苷三磷酸（dUTP）进行缺口末端标记，则可原位特异地显示出凋亡细胞。检测方法主要有荧光标记法和酶标记法。

（一）荧光标记法

【实验目的】

掌握细胞凋亡检测原位末端转移酶技术中荧光标记法的实验原理和实验方法；熟悉该方法的临床意义。

【实验原理】

DAPI（4′,6-diamidino-2-phenylindole）(4′,6- 二脒基 -2- 苯基吲哚) 是一种能够与 DNA 中大部分 A、T 碱基相互结合的荧光染料，常用于荧光显微镜观测。当 DAPI 与双链 DNA 结合时，最大吸收波长为 360 nm，最大发射波长为 460 nm。DAPI 的发射光为蓝色。在细胞凋亡过程中，细胞核内的 DNA 会发生断裂和凝集，形成典型的凋亡小体。这些凋亡小体可以被 DAPI 染色，形成明显的蓝色荧光点。因此，通过观察细胞核内的 DAPI 染色情况，可以判断细胞是否发生了凋亡。

【实验材料】

1. 肝癌细胞株 SK-Hep-1 丝裂霉素诱导，胰蛋白酶消化收集。

2. PBS（pH 7.4）。

3. 4% 多聚甲醛（paraformaldehyde，PFA）。

4. DAPI。

5. 抗荧光淬灭封片液。

6. 双蒸水（double distilled H_2O，ddH_2O）

7. 塑料离心管（EP 管）。

【实验方法】

1. 离心收集　将消化的肿瘤细胞进行离心，离心速度设为 800 r/min，离心时间为 7 min，用移液枪吸去上清液，将细胞轻轻拍散。

2. 重悬计数　将细胞重悬于 1 ml 的 0.01 mmol/L（pH 7.4）PBS 中，取 10 μl 细胞加至血细胞计数器中进行计数。

3. 取细胞　根据计数结果，取 1×10^5 个细胞所对应的细胞悬液体积于 1.5 mlEP 管中。

4. 细胞离心　将细胞在 4 ℃下离心，离心速度设为 1000 r/min，离心时间为 7 min。离心结束后用移液枪吸去上清液，盖上 EP 管盖后，将细胞拍散。

5. 固定　滴加 50 μl 的 4% 多聚甲醛（PFA）于细胞中进行细胞形态的固定，室温固定 15 min，每 5 min 轻拍细胞几次，防止细胞成团。

6. 滴片　用镊子取预先冰冷的干净载玻片，距载玻片适当高度处滴加 25 μl 细胞悬液，立即用移液枪枪头侧壁使细胞分散均匀，然后置酒精灯上微加热干燥（约 30 s）。用免疫组化笔在细胞所在位置周围画一防渗圈，标记细胞所在位置。

7. 染色　将晾干的玻片用 PBS 浸泡 3 min 后，除去液体，使用 100 μl DAPI 染色。将稀释好的 DAPI 滴加于防渗圈内，轻轻用枪头侧壁将 DAPI 均匀覆盖在细胞处，染色 3 min。

8. 终止染色　将玻片上的液体除去，然后用 ddH$_2$O 浸泡 3 min。

9. 封片　滴加 50 μl 的抗荧光淬灭封片液于细胞所在位置，小心用盖玻片封片，避免产生气泡，于避光处晾置 15 min 后，置于荧光显微镜下观察细胞核型。

【实验结果】

置于带有 360 nm 激发波长和 460 nm 发射波长的滤光片的荧光显微镜下进行观察：DAPI 染色呈蓝白色荧光。早期凋亡细胞呈现核浓缩，染色加深，或核染色质呈新月形聚集于核膜一边；晚期细胞凋亡表现为细胞核碎裂成大小不等的圆形小体，并被细胞膜所包绕，即凋亡小体。

（二）酶标记法

【实验目的】

掌握细胞凋亡检测原位末端转移技术酶标记法的实验原理和实验方法；了解该方法的临床意义。

【实验原理】

将地高辛配基偶联于 dUTP（Dig-dUTP），在 TdT 的催化下，Dig-dUTP 的核苷酸基加合到 DNA 缺口处或断端形成的 3′-OH 上，同时释放出焦磷酸（ppi）。使用辣根过氧化物酶标记的抗地高辛抗体，通过抗原抗体反应与地高辛配基结合，用 3′,3- 二氨基联苯胺（DAB）显色，即可在普通光学显微镜下观察到其染色质 DNA 存在缺口或断裂的细胞。

【实验材料】

1. 过氧化物酶标记的抗地高辛抗体。

2. PBS（pH 7.4）。

3. 蛋白酶 K（200 μg/ml，pH 7.4）。

4. 2%H$_2$O$_2$ 的 PBS。

5. 末端脱氧核苷酸转移酶缓冲液（新鲜配）：Trlzma 碱 3.63 g 用 1 mol/L 的盐酸调节 pH 至 7.2，加双蒸水定容到 1000 ml；再加入二甲砷酸钠 29.96 g 和氯化钴 0.238 g。

6. 末端脱氧核苷酸转移酶反应液：末端脱氧核苷酸转移酶 32 μl；末端脱氧核苷酸

转移酶缓冲液 76 μl，混匀，置于冰上备用。

7. 洗涤与终止反应缓冲液：氯化钠 17.4 g；柠檬酸钠 8.82 g；双蒸水 1000 ml。

8. 0.05% 二氨基联苯（DAB）溶液：DAB 5 mg；PBS 10 ml，pH 7.4，临用前过滤后，加过氧化氢至 0.02%。

9. 甲基绿染液：0.5% 甲基绿溶于 0.1 mol/L 柠檬酸钠，pH 值调整至 4.0。

10. 塑料盖玻片及玻璃盖玻片。

【实验方法】

1. 标本预处理

（1）石蜡包埋的组织切片预处理：将组织切片置于染色缸中，用二甲苯洗两次，每次 5 min。用无水乙醇洗两次，每次 3 min。用 95% 和 75% 乙醇各洗一次，每次 3 min。用 PBS 洗 5 min 后，加入蛋白酶 K 溶液（20 μg/ml），于室温水解 15 min，去除组织蛋白。用蒸馏水洗 4 次，每次 2 min，然后按下述步骤 2 进行操作。

（2）冰冻组织切片预处理：将冰冻组织切片置 10% 中性甲醛中，于室温固定 10 min 后，去除多余液体。用 PBS 洗两次，每次 5 min。置于乙醇、乙酸（2∶1）的混合溶液中，于 –20 ℃处理 5 min，去除多余液体。用 PBS 洗两次，每次 5 min，然后按下述步骤 2 进行操作。

（3）培养的或从组织分离的细胞的预处理：将约 5×10^7 个 /ml 细胞于 4% 中性甲醛中，室温固定 10 min。在载玻片上滴加 50 ～ 100 μl 细胞悬液并使之干燥。用 PBS 洗两次，每次 5 min，然后按下述步骤 2 进行操作。

2. 染色缸中加入含 2% H_2O_2 的 PBS，置于室温反应 5 min。用 PBS 洗两次，每次 5 min。

3. 用滤纸小心吸去载玻片上组织周围的多余液体，立即在切片上加 2 滴末端脱氧核苷酸转移酶缓冲液，置室温 1 ～ 5 min。

4. 用滤纸小心吸去切片周围的多余液体，立即在切片上滴加 54 μl 末端脱氧核苷酸转移酶反应液，置于湿盒中于 37 ℃反应 1 h（注意：阴性染色对照，加不含末端脱氧核苷酸转移酶的反应液）。

5. 将切片置于染色缸中，加入已预热到 37 ℃的洗涤与终止反应缓冲液，置于 37 ℃保温 30 min，每 10 min 将载玻片轻轻提起和放下一次，使液体轻微搅动。

6. 组织切片用 PBS 洗 3 次，每次 5 min，然后直接在切片上滴加两滴过氧化物酶标记的抗地高辛抗体，置于湿盒中室温反应 30 min。

7. 用 PBS 洗 4 次，每次 5 min。

8. 在组织切片上直接滴加新鲜配制的 0.05% DAB 溶液，室温显色 3 ～ 6 min。

9. 用蒸馏水洗 4 次，前 3 次每次 1 min，最后 1 次 5 min。

10. 置于室温中，用甲基绿进行复染 10 min。用蒸馏水洗 3 次，前两次将载玻片提起放下 10 次，最后 1 次静置 30 s。依同样方法再用 100% 正丁醇洗 3 次。

11. 用二甲苯脱水 3 次，每次 2 min，封片、干燥后，在光学显微镜下观察并记录实验结果。

【实验结果】

光学显微镜下观察，所有的细胞核均着绿色，凋亡的细胞核染色质显示出特异性的棕黄色。

实验六　淋巴细胞活性检测

总细胞中活细胞所占的百分比叫做细胞活力（cell viability）。细胞活力体现的是细胞增殖与细胞死亡之间的平衡状态，很多因素都可以打破这个平衡，导致细胞死亡增加或者细胞增殖减弱。细胞活力测定方法包括 MTT 法、克隆（集落）形成法、台盼蓝染色法、^{3}H 放射性同位素掺入法等。MTT 法以其快速简便，无放射性同位素等特点得到广泛的应用。MTT 为黄色化合物，是一种接受氢离子的染料，可作用于活细胞线粒体中的呼吸链，在琥珀酸脱氢酶和细胞色素 C 的作用下生成蓝色的甲瓒结晶。甲瓒为水不溶性的，需要加有机溶剂溶解，由于在去上清操作时会有可能带走小部分的甲瓒，故有时重复性略差。CCK-8 法是 MTT 法的升级版本。本实验即介绍通过 CCK-8 法检测淋巴细胞的活性。

【实验目的】

掌握淋巴细胞分离与 CCK-8 实验的操作方法，正确判定结果。

【实验原理】

CCK-8（cell counting kit-8）是一种广泛应用于细胞增殖和细胞毒性的快速、高灵敏度检测的试剂盒。其基本原理为：该试剂中含有 WST-8，化学名为 2-（2- 甲氧基 -4- 硝基苯基）-3-（4- 硝基苯基）-5-（2,4- 二磺酸苯）-2H- 四唑单钠盐。在电子载体 1- 甲氧基 -5- 甲基吩嗪硫酸甲酯盐（1-Methoxy PMS）的作用下被细胞中的脱氢酶还原为具有高度水溶性的黄色甲瓒产物。细胞增殖越多越快，则颜色越深；细胞毒性越大，则颜色越浅。对于同样的细胞，颜色的深浅和细胞数目呈线性关系。除了直观的颜色改变外，我们还可以通过分光光度计或者酶标仪检测反应溶液的吸光度，从而定量分析细胞活力的改变。

【实验材料】

1. 实验材料　CCK-8 试剂盒、HBSS、RPMI-1640 完全培养液（培养基）红细胞裂解液，200 目不锈钢网 96 孔板、吸管、滴管、载玻片、盖玻片等。

2. 实验动物　昆明小鼠。

3. 实验设备　细胞培养箱、酶标仪、显微镜。

【实验方法】

1. 制备脾细胞悬液　无菌条件下取大鼠的脾，加适量 HBSS 研磨，以 200 目不锈钢网滤过，1500 r/min 离心 5 min，弃上清液，加 HBSS 重复洗涤 2 次。收集脾细胞，加适量 RPMI-1640 完全培养液制成混悬液。

2. 裂解红细胞　加入与细胞沉淀体积相等的红细胞裂解液，轻柔吹打混匀，裂解。本操作步骤在 4 ℃条件下操作更佳，亦可在室温下操作。室温下离心，弃红色上清液。PBS 离心清洗细胞，加 RPMI-1640 完全培养液重悬细胞，并调整细胞浓度至 1×10^5 个 /ml。

3. 加样　取 96 孔板，每孔加入 100 μl 细胞悬液（含 2000 个细胞）。按照实验需要可以选择给予特定的药物刺激一定的时间。每孔加入 10 μl CCK-8 试剂。如果起始的培养体积为 200 μl，则需加入 20 μl CCK-8 溶液，其他情况以此类推。同时设置空白孔。在空白孔中加入等量细胞培养液和 CCK-8 溶液。如果使用了药物刺激细胞，则需设置加了等量细胞、培养液、CCK-8 溶液但没有加入药物的孔作为对照孔。

4. WST-8 反应　在细胞培养箱内继续孵育 0.5 ~ 4 h，对于大多数情况孵育 1 h 就可以了。时间的长短根据细胞的类型和细胞的密度等实验情况而定，初次实验时可以在 0.5、1、2 和 4 h 后分别用酶标仪检测，然后选取吸光度范围比较适宜的一个时间点用于后续实验。

5. 测量各孔吸光度　在 450 nm 处测定吸光度。如无 450 nm 滤光片，可以使用 420 ~ 480 nm 范围内的滤光片。可以使用大于 600 nm 的波长，例如 650 nm，作为参考波长进行双波长测定。

【实验结果】

1. 制作标准曲线　用细胞计数板计数所制备的细胞悬液中的细胞数量，然后接种细胞。按比例（如 1 : 2）依次用培养基等比稀释成一个细胞浓度梯度，一般要做 3 ~ 5 个细胞浓度梯度，每组 3 个复孔。接种后培养 2 h 使细胞贴壁，然后加 CCK-8 试剂培养一定时间后测定吸光度值，制作出一条以细胞数量为横坐标（X 轴），吸光度值为纵坐标（Y 轴）的标准曲线。根据此标准曲线可以测定出未知样品的细胞数量（使用此标准曲线的前提条件是实验的条件要一致，便于确定细胞的接种数量以及加入 CCK-8 溶液后的培养时间）。

2. 计算公式

$$细胞存活率 = \frac{As - Ab}{Ac - Ab} \times 100\%$$

$$抑制率 = \frac{Ac - As}{Ac - Ab} \times 100\%$$

上式中，

As 为实验孔吸光度（含细胞、培养基、CCK-8 溶液和药物溶液）。

Ac 为对照孔吸光度（含细胞、培养基、CCK-8 溶液，不含药物）。

Ab 为空白孔吸光度（含培养基、CCK-8 溶液，不含细胞、药物）。

【注意事项】

在细胞培养箱内继续孵育 0.5 ~ 4 h，对于大多数情况孵育 1 h 就可以了。时间的长短根据细胞的类型和细胞的密度等实验情况而定，初次实验时可以在 0.5 h、1 h、2 h 和 4 h 后分别用酶标仪检测，然后选取吸光度范围比较适宜的一个时间点用于后续实验。

【思考题】

1. 如何确定细胞加了 CCK-8 溶液以后，多长时间检测最合适呢？
2. 加入 CCK-8 溶液前需要换液或吸除培养液吗？

（张　涛）

第九章

超敏反应及其相关实验

第一节　超敏反应的分类与发生机制

一、超敏反应

超敏反应是指机体对某些抗原初次应答后，再次接受相同抗原刺激时，发生的以机体生理功能紊乱或组织细胞损伤为特征的特异性免疫应答。

二、Ⅰ型超敏反应（速发型）

（一）反应特点

1. 发生快，消退快。

2. 有明显个体差异和遗传背景。

3. 由结合在肥大细胞和嗜碱性粒细胞上的 IgE 抗体介导。

4. 通常使机体出现功能紊乱，不致组织损伤。

（二）变应原

引起Ⅰ型超敏反应的抗原物质称为变应原。

（三）变应素

变应素是指能引起Ⅰ型超敏反应的 IgE 类抗体。

（四）参与细胞

肥大细胞、嗜碱性粒细胞、嗜酸性粒细胞等。

（五）机制

1. 致敏阶段。

2. 发敏阶段。

3. 生物活性介质及其效应作用阶段。

（1）颗粒内预先储存的介质的作用。

（2）细胞内新合成的介质的作用。

三、Ⅱ型超敏反应（细胞毒型）

（一）特点

1. 抗体参与（IgG、IgM），补体参与。

2. 血清中的抗体 IgG、IgM 与组织细胞上的抗原结合。

3. 细胞膜上的抗原抗体复合物活化补体、巨噬细胞、NK 细胞引起细胞溶解。

4. 在某些情况下 IgG、IgM 与细胞上的抗原结合，刺激细胞分泌功能亢进。

（二）机制

1. 抗原抗体复合物激活补体经典途径，溶解抗原靶细胞、免疫黏附、调理吞噬。

2. 通过 ADCC 效应破坏靶细胞。

3. 通过抗体、补体的调理吞噬破坏靶细胞。

4. 抗体与抗原靶细胞结合刺激细胞分泌功能亢进。

四、Ⅲ型超敏反应（免疫复合物型）

（一）主要特点

1. 可溶性抗原与血清中的抗体（IgG、IgM）形成免疫复合物（循环免疫复合物）。

2. 循环免疫复合物在一定条件下，沉积于全身或局部血管壁间隙。

3. 沉积的免疫复合物激活补体与白细胞，引起的组织损伤（血管炎）或临床疾病。

（二）发生机制

当抗原和抗体所形成免疫复合物未能被清除，在局部或全身相应的组织中有机会沉积才能导致疾病。

1. 免疫复合物与疾病的关系　免疫复合物的大小、性质及位置与致病性有直接的关系。

2. 补体系统、中性粒细胞及其他免疫细胞在Ⅲ型超敏反应中的作用　补体系统被激活时又产生多种具有趋化作用的因子，吸引中性粒细胞聚集，加重和延续组织损伤及炎症过程的作用。

3. 其他细胞的作用。

五、Ⅳ型超敏反应（迟发型）

（一）主要特点

1. T 细胞参与反应，抗体和补体不参与。

2. 迟发型超敏反应，致敏 T 细胞再次接触，同一抗原 24 小时后出现反应，48～72 小时达高峰。

3. 主要病变为慢性炎症反应，以单核细胞、淋巴细胞浸润为主的慢性炎症反应。

（二）发生机制

效应 T 细胞与特异性抗原结合后，引起的以单个核细胞浸润和组织损伤为主要特征的炎症反应。

（商　宇）

第二节　超敏反应的检测

◆ 实验一　I 型超敏反应实验 ◆

一、豚鼠过敏反应试验

【实验目的】

通过动物过敏性休克试验，掌握 I 型超敏反应的条件、机制及其表现。

【实验原理】

豚鼠过敏反应属于 I 型超敏反应，与人类的青霉素和异种血清所引起的过敏性休克相似。通过本实验加深对 I 型超敏反应机制的理解，提高对防治人类过敏反应重要性的认识。给动物注射异种血清，经过一定时间，动物产生抗体 IgE，IgE 的 Fc 段与肥大细胞或嗜碱性粒细胞的 FcεR 结合，使得 IgE 吸附在这些细胞的表面，导致机体处于致敏状态。当第二次较大剂量注射相同抗原时，这些抗原即可与吸附在这些细胞表面的 IgE 结合，引起一系列反应，使这些细胞释放组胺等生物活性介质，引起 I 型过敏反应的发作，即发敏阶段。组胺是一种主要的生物活性介质，它的迅速释放，能扩张小血管和增加毛细血管通透性、刺激平滑肌收缩、促进黏膜腺体分泌增加，导致血压下降、呼吸困难、腹痛，甚至引起过敏性休克，导致死亡。

【实验材料】

1. 实验动物　成年健康豚鼠（体重 700 g 左右）。

2. 试剂　新鲜鸡蛋清、马血清、生理盐水。

3. 器材　注射器等。

【实验方法】

1. 致敏注射　取健康豚鼠两只（标明甲、乙），分别于皮下注射 1∶10 稀释的马血清 0.1 ml，使之致敏。

2. 发敏注射　两周后，在甲豚鼠心内注射马血清 0.5～1.5 ml，乙豚鼠心内注射鸡蛋清 0.5～1.5 ml。注射后，密切观察甲豚鼠的反应。

【实验结果】

甲豚鼠如发生超敏反应，则在注射后数分钟，动物出现兴奋、不安、抓鼻、耸毛、咳嗽等现象，继而发生气急及呼吸困难，痉挛性跳跃，大小便失禁，倒地挣扎而死。解剖可见肺部极度气肿，胀满整个胸腔，这是支气管平滑肌痉挛的结果。乙豚鼠应不出现任何异常现象。

【思考题】

1. 请用学过的免疫学知识解释甲豚鼠出现的各种表现。

2. 如果再给乙豚鼠注射马血清是否会出现过敏性休克表现，为什么？

二、皮肤速发型超敏反应实验

【实验目的】

熟悉皮肤速发型超敏反应试验的原理和用途，熟悉其基本操作方法。

【实验原理】

皮肤试验（skin test）简称皮试，是一种在皮肤组织完成的体内免疫学试验。根据变应原的性质不同，可诱发速发型或迟发型皮肤超敏反应。根据变应原进入的途径不同，可分为皮内试验（intracutaneous test）、挑刺试验（prick test）和斑贴试验（patch test）。当诱发 I 型超敏反应的变应原进入致敏者皮肤时，皮肤组织中肥大细胞上的 IgE 与相应变应原结合，导致肥大细胞脱颗粒，释放组胺等生物活性介质，引起局部小血管扩张，血管通透性增高，局部皮肤出现风团、红晕，此现象视为阳性反应。反之，若受试者未致敏，局部皮肤无风团、红晕，视为阴性反应。

皮肤速发型超敏反应试验主要用于变应原的检查，只有发现变应原，才能采取有效措施避免与之接触，从而达到防治超敏反应性疾病的目的。

【实验材料】

1. 试剂 蒿属花粉皮试液（原液），按 1∶1000 稀释；无菌 0.01 mg/ml 磷酸组胺；注射用生理盐水；皮肤消毒用碘酒；乙醇。

2. 器材 皮试用一次性注射器、小三角尺。

【实验方法】

1. 用碘酒、乙醇消毒受试者前臂屈侧皮肤，此处皮肤较为光滑细腻，便于试验操作和结果观察。

2. 在左臂一侧注射 1∶1000 稀释的蒿属花粉皮试液 0.02 ml，间隔 4 cm 以上再注射 0.01 mg/ml 磷酸组胺 0.02 ml 作为阳性对照。在右臂屈侧注射生理盐水 0.02 ml 作为阴性对照。注射时针尖应进入皮内（不是皮下），使局部形成一个圆形皮丘。

3. 15 ~ 20 min 后观察结果。

【实验结果】

1. 阳性对照的注射部位见风团，周围有红晕；阴性对照局部皮肤正常。

2. 注射蒿属花粉皮试液局部，如见风团、周围有红晕，视为阳性反应，提示受试者对蒿属花粉过敏。皮试的分级一般根据风团直径大小进行，按表 9-1 判定结果。

表 9-1　皮内试验分级标准

分数	风团直径（mm）	红晕直径（mm）
–	< 5	< 5
+	5	10
++	10	20
+++	15	30
++++	30	40

注：①风团的直径为分级的主要依据，红晕大小作为参考；②风团若有伪足，可上调一级，但最多为 ++++ 级。

【注意事项】

1. 严格消毒，严禁重复使用注射器或针头。

2. 正确操作皮内试验，避免皮下注射。

3. 结果判定应比较阳性对照和阴性对照的结果。

【思考题】

1. 皮肤速发型超敏反应试验的原理是什么？有何用途？

2. 为什么用药物或抗毒素血清给患者做皮肤试验？

三、肥大细胞脱颗粒试验

血液中的嗜碱性粒细胞和组织中的肥大细胞内部充满含有组胺、5- 羟色胺等生物活性介质的颗粒，而表面上则存在有与抗体 IgE Fc 段结合的受体，当抗体 IgE 结合到细胞表面上而使细胞致敏时，如果再加入相应的变应原，两者结合可使细胞脱出颗粒并释放生物活性介质，从而引起速发型超敏反应。试验方法有直接法与间接法。直接法是取患者外周血中的嗜碱性粒细胞，加上可疑的相应抗原。我们实验采用的是间接法。

【实验目的】

了解肥大细胞脱颗粒试验原理、测定方法及其临床意义。

【实验原理】

人血清 IgE 抗体可通过肥大细胞表面的 IgE 抗体的 Fc 段受体吸附于肥大细胞表面，当变应原与肥大细胞表面的 IgE 抗体特异结合后，能使肥大细胞内的嗜酸性颗粒释放出来，此即为脱颗粒。本实验取大鼠腹腔液中的肥大细胞，加上患者的血清和可疑的相应抗原。当变应原与 IgE 抗体相结合时，细胞中的颗粒便被脱出。可用中性红或詹纳斯绿做超活体染色镜检，计算脱颗粒的细胞数，借以观察被测人血清中有无 IgE 抗体。

【实验材料】

1. 血清　速发型超敏反应患者血清。

2. 试剂　过敏原（青霉素、花粉等）、HBSS。

3. 器材　中性红染色液、玻片。

4. 实验动物　大鼠。

【实验方法】

1. 制备大鼠肥大细胞　将大鼠用乙醚麻醉，心脏采血，分离血清备用。给大鼠腹腔注射含 EDTA 的 HBSS15 ~ 20 ml（EDTA 质量浓度为 0.5 mg/ml），轻揉腹部 1 min，切开小口，用毛细管吸出腹腔液，2000 r/min 离心 10 min，弃上清液，将沉在试管底部的细胞用含大鼠自身血清的 HBSS 洗涤 1 次，（6 ml HBSS 加 2 ml 自身血清），弃上清液，将试管底细胞混悬于 1 ml 含自身血清的 HBSS 备用（置于冰浴保存）。取细胞悬液 1 滴，置于载玻片上，并盖上涂有中性红染色液的盖片（中性红染色液配制方法详见后述），在高倍镜下观察 100 个细胞（0.5 h 内看完），正常肥大细胞为圆形，边缘光滑，细胞膜内含有分布均匀的颗粒，如果细胞肿胀，边缘不整齐，颗粒自细胞内流出，自身脱颗粒超过 30% 则不宜用于正式试验。

2. 正式试验　将上述细胞悬液 1 滴加于载玻片上，加待检患者血清 1 滴，混匀后，37 ℃下孵育 5 min，使血清中 IgE 吸附于肥大细胞表面，再加变应原 1 滴（抗原原液或适当稀释），混匀，35 ℃下放置 55 min，使变应原与肥大细胞表面 IgE 抗体结合起反应，肥大细胞脱颗粒，盖上有中性红染色液的盖片，用高倍镜检查，数 100 个细胞并计算其中脱颗粒细胞的百分率。

3. 抗原对照　将细胞悬液 1 滴和已知阳性患者血清 1 滴，混匀后，37 ℃下放置 5 min。以下操作同正式试验，显微镜检查通常应有脱颗粒现象。

【注意事项】

制备和保存细胞悬液应尽量在水浴中，防止细胞死亡。

四、血清总 IgE 抗体测定

【实验目的】

掌握用 ELISA 法测定血清总 IgE 及特异性 IgE 的原理，熟悉操作方法。

【实验原理】

IgE 是介导 I 型超敏反应的抗体，又称反应素或亲细胞抗体。检测该类抗体对 I 型超敏反应的诊断具有重要价值。血清 IgE 抗体是体内各种特异性 IgE 抗体的总和，正常人血清中含量极低，约 3×10^{-4} mg/ml，即在正常情况下每 ml 血清 IgE 抗体值仅在纳克（ng）水平。在鼻腔液、支气管分泌液、乳汁及尿液中也可有 IgE 存在，其含量与血清相似。正常人血清中的 IgE 抗体含量极低，故须用放射免疫测定和 ELISA 等高灵敏度的方法检测。

本试验采用双抗体夹心 ELISA 法。用羊抗人 IgE 抗体包被固相载体，加入待检血清，再加酶标羊抗人 IgE 抗体，最后加底物显色，用待检样品的吸光度值反映样品中的 IgE 含量。正常人群 IgE 水平受环境、种族、遗传、年龄、检测方法及取样标准等因素的影响，以致各家报道的正常值相差甚远。IgE 抗体升高主要见于 I 型超敏反应性疾病，如哮喘、过敏性鼻炎、特应性皮炎以及某些寄生虫感染。

【实验材料】

1. 血清　待检患者血清。

2. 抗体　羊抗人 IgE 抗体，羊抗人 IgE-HRP 结合物。

3. IgE 标准参考品　WHO 标准冻干血清制剂标定的 IgE 含量。

4. 稀释液　pH 9.6 碳酸盐缓冲液。

5. HRP 底物液　常用邻苯二胺过氧化氢溶液。

6. 反应终止液　2 mol/L 硫酸。

7. 洗涤液　0.02 mol/L，pH 7.4，PBS- 吐温 20。

【实验方法】

1. 包被　将羊抗人 IgE 抗体用 pH 9.6 碳酸盐缓冲液稀释成 10 μg/ml，包被聚苯乙烯微孔，每孔 0.2 ml，4 ℃过夜。甩掉孔内液体，用洗涤液洗 3 次，每次 3 min。

2. 加样　A 排孔依次加入连续倍比稀释的 IgE 标准参考品 0.2 ml，浓度分别为 200 ~ 0.05 U/ml。B 排孔加入 1∶10 和 1∶100 的待检血清 0.2 ml，各设 2 个复孔。同时设阴性、阳性和空白对照。

3. 孵育　放入湿盒内，加盖置 37 ℃孵育 2 h。按前法洗涤 3 次，于吸水纸上拍干。

4. 加酶标抗体　每孔加 0.2 ml 羊抗人 IgE-HRP 结合物，37 ℃孵育 2 h。按前法洗涤 3 次，于吸水纸上拍干。

5. 加底物液　每孔加 0.2 ml 底物液，37 ℃孵育 30 min。

6. 终止反应　每孔加 2 mol/L 硫酸 0.05 ml，终止反应。

【实验结果】

酶标仪上 492 nm 波长测定并记录各孔吸光度值（A 值），以 IgE 标准参考品的含量对数值为横坐标，以相应 A 值为纵坐标，在坐标纸上绘制标准曲线。由标准曲线查出样品中 IgE 的相应含量，再乘以稀释倍数，即为待测血清中的 IgE 含量。IgE 标准参考品的标准常用国际单位 U 表示，1 U=2.4 ng。

【注意事项】

1. 实验中应设置阴性对照与阳性对照，以控制实验条件；待测样品应设 2 个复孔，以保证实验结果的准确性。

2. 一定要准确稀释 IgE 标准参考品。

3. IgE 含量与吸光度值呈线性关系，如待测样品结果不在标准曲线范围内，可再次稀释样品后测定。

【思考题】

1. 为什么血清总 IgE 抗体测定不用单向免疫扩散等方法？

2. 血清总 IgE 抗体测定是否可诊断患者对某种物质过敏？

3. 为保证实验结果的准确性，你认为应主要控制哪些实验条件？

五、特异性 IgE 抗体的测定

【实验原理】

特异性 IgE 抗体是指能与某种变应原特异性结合的 IgE 抗体。如果过敏症患者接触过某种变应原，体内则有该变应原特异性的 IgE 抗体。检出该抗体则可确定这种变应原，有助于过敏性疾病的防治。特异性 IgE 抗体在血清中的含量极低，故须用放射免疫测定和 ELISA 等高灵敏度的方法检测。

使用的变应原有蒿属花粉、尘螨、蚕丝、蛾毛、枯草杆菌蛋白酶、天花粉蛋白等。采用的 ELISA 方法可用间接法或 IgE 抗体捕获法等，以下介绍蚕丝特异性 IgE 抗体的测定。

【实验材料】

1. 血清　待检血清。
2. 蚕丝　蚕茧浸出液。
3. 酶标抗体　羊抗人 IgE-HRP 结合物。
4. HRP 底物液　邻苯二胺过氧化氢溶液。
5. 反应终止液　2 mol/L 硫酸。
6. 洗涤液　0.02 mol/L，pH7.4，PBS- 吐温 20。

【实验方法】

1. 包被　用缓冲液稀释的蚕丝（10 pg/ml）包被聚苯乙烯微孔，每孔 0.2 ml，37 ℃过夜。甩掉孔内液体，用洗涤液洗 3 次，每次 3 min。
2. 加样　加入 1∶5 和 1∶10 的待检血清 0.2 ml，各设 2 个复孔。同时设阴性、阳性和空白对照。
3. 孵育　放入湿盒内，加盖置 37 ℃孵育 2 h。按前法洗涤 3 次，于吸水纸上拍干。
4. 加酶标抗体　每孔加 0.2 ml 羊抗人 IgE-HRP 结合物，37 ℃孵育 2 h。按前法洗涤 3 次，于吸水纸上拍干。
5. 加底物液　每孔加 0.2 ml 底物液，37 ℃孵育 30 min。
6. 终止反应　每孔加 2 mol/L 硫酸 0.05 ml，终止反应。

【实验结果】

酶标仪上 492 nm 波长测定并记录各孔吸光度值（A 值），以正常对照组 A 值 + 2 个标准差（X+2 s）为正常值上限，大于或等于该值的 1.5 倍以上视为有意义。

【注意事项】

1. 变应原种类繁多，理化和生物学性质各异，应根据不同变应原摸索最佳包被浓度。
2. 本实验常遇本底偏高问题，如果本底偏高，可在包被洗板后用 1%～5% 的 BSA 或 10% 小牛血清封闭酶标板。

【思考题】

1. 特异性 IgE 测定在方法上与血清总 IgE 测定有何不同?

2. 怎样解释血清特异性 IgE 测定的阳性结果?

◆ 实验二　Ⅱ型超敏反应实验 ◆

Ⅱ型超敏反应又称细胞毒型（cytotoxic type）或细胞溶解型（cytolytic type）超敏反应，它是由靶细胞表面的抗原与相应 IgG 或 IgM 类抗体结合后，在补体、巨噬细胞和 NK 细胞参与下，引起的以细胞溶解或组织损伤为主的病理性免疫反应。

【实验目的】

掌握Ⅱ型超敏反应的条件、机制及其表现，了解其临床意义。

一、抗球蛋白试验

抗球蛋白试验，因由英国免疫学家 Coombs 等发明，故称为 Coombs 试验，是抗球蛋白参与的的一种间接血凝试验。直接 Coombs 试验：是检查被检红细胞上有无不完全抗体，间接 Coombs 试验：是检查血清中游离的不完全抗体，多用于检测母体 Rh（D）抗体和因红细胞不相容地输血产生的血型抗体。

（一）直接抗球蛋白实验

【实验目的】

掌握直接抗球蛋白实验的原理；熟悉其操作方法。

【实验原理】

若患者体内有与红细胞抗原相结合的不完全抗体存在，可与红细胞结合形成抗原抗体复合物。但因不完全抗体分子量小，不能有效地连接抗原抗体复合物，仅使红细胞处于致敏状态，若加入抗人球蛋白血清，则与红细胞上吸附的不完全抗体结合，于是在致敏红细胞之间搭桥，出现肉眼可见的凝集现象。这种直接检测体内被抗体或（和）补体致敏红细胞的试验称之为直接抗球蛋白试验。

【实验材料】

1. 抗人球蛋白血清　抗 IgG 抗体、抗 C3 抗体。

2. 不完全抗 Rh 血清（IgG 型）。

3. AB 型血清。

4. 5% Rh 阳性红细胞悬液（3 个人 O 型红细胞洗涤后制备）。

【实验方法】

1. 取受检者红细胞，以生理盐水洗涤 3 次，末次洗涤后，将上层生理盐水倒尽，再以滤纸将管口附着的生理盐水吸去，再配成 5% 红细胞生理盐水悬液（尽量除去血清，防止其含有的抗体产生干扰）。

2. 取上述 5% 受检者红细胞生理盐水悬液 1 滴，移入试管内，加抗人球蛋白血清 1 滴，混匀。

3. 阳性对照：用不完全抗 Rh 血清致敏的 5% Rh 阳性红细胞悬液 1 滴，加抗球蛋白血清 1 滴，混匀。

4. 阴性对照：正常人 5% Rh 阳性红细胞悬液 1 滴，加抗球蛋白血清 1 滴，混匀。

5. 受检者以及阳性、阴性对照管同时以 1000 r/min，离心 1 min，轻轻摇动，观察结果。

【实验结果】

如果肉眼或显微镜下能见到受检者红细胞凝集，即为阳性，说明受检者红细胞表面有不完全抗体或补体。

（二）间接抗球蛋白实验

【实验原理】

用已知抗原的红细胞检测受检者血清中相应的不完全抗体；或用已知的不完全抗体检测红细胞上相应的抗原。在 37 ℃条件下，若被检血清或红细胞有对应的不完全抗体或抗原，则抗原抗体作用使红细胞致敏。再加入抗人球蛋白血清，与红细胞上不完全抗体结合，出现肉眼可见的凝集现象。这种通过体外将红细胞致敏后，再检测红细胞有无不完全抗体或抗原的试验称为间接抗球蛋白试验。

【实验材料】

1. 抗人球蛋白血清　抗 IgG 抗体、抗 C3 抗体。

2. 不完全抗 Rh 血清（IgG 型）。

3. AB 型血清。

4. 5% Rh 阳性红细胞悬液（3 个人 O 型红细胞洗涤后制备）。

【实验方法】

1. 取 3 支试管，受检管加入血清（已知或受检）2 滴和 5% 红细胞悬液（受检或已知）1 滴；阳性对照管加入不完全抗 Rh 血清（IgG 型）2 滴和 5% Rh 阳性红细胞悬液 1 滴；阴性对照管加入 AB 型血清和 5% Rh 阳性红细胞悬液 1 滴，3 支试管加完样品后混匀，置 37 ℃水浴 1 h（致敏）后，用生理盐水洗涤 3 次。末次洗涤后，将上清液除尽，并用滤纸将附着于管口的生理盐水吸去（尽量除去血清，防止其含有的抗体产生干扰）每管再各加生理盐水 1 滴，混匀。

2. 每管各加适当浓度抗球蛋白血清 1 滴（桥联）混匀，1000 r/min，离心 1 min，观察结果。

【实验结果】

阳性对照管凝集，阴性对照管不凝集，受检管出现凝集现象为阳性，不出现凝集为阴性。

如阳性对照出现红细胞不凝集或阴性对照出现红细胞凝集结果，应分析原因重做。

【注意事项】

1. 离心过度，红细胞不易散开，容易导致假阳性。

2. 红细胞洗涤时应迅速、连续，不应中途停止。

3. 标本采集后最好立即进行试验，延迟试验或中途停止可使抗体从细胞上丢失。

4. 抗球蛋白血清严格按说明书使用，否则可产生前带反应和后带反应，而误为阴性结果。

5. 阴性结果应核实：在试管中再加 1 滴 IgG 致敏红细胞，若阳性则表示试管内的抗球蛋白血清的确未被消耗，结果可靠。

二、微柱凝胶法检测红细胞凝集

【实验目的】

掌握微柱凝胶法检测红细胞凝集的实验原理和实验方法。

熟悉微柱凝胶法在临床交叉配血中的应用。

【实验原理】

微柱凝胶检测法是凝胶分子筛技术和免疫学抗原抗体反应相结合的产物，通过调节凝胶（葡聚糖）的浓度，控制凝胶间隙大小，只允许游离红细胞通过，从而达到分离游离红细胞和凝集红细胞的目的。如果红细胞沉积在凝胶管底部，表明红细胞未发生凝集，即凝集实验阴性；如果红细胞聚集在凝胶上部或中部，表明红细胞发生凝集，即凝集实验阳性。

【实验材料】

1. 抗凝的血清样本。

2. 生理盐水。

3. 凝胶微管，离心机，毛细滴管，离心管，试管。

【实验方法】

1. 将受血者与供血者的血液样本分别配置红细胞悬液（浓度为 0.5% ~ 1.0%）。

（1）取至少 1 ml 抗凝血，3000 r/min 离心 5 min，弃去上层血浆。

（2）加入生理盐水 5 ml，混匀，3000 r/min 离心 2 ~ 3 min，弃去上清液。重复洗涤红细胞 3 次，直至上清液清亮为止。

（3）弃去末次上清液，剩余在试管底部的红细胞沉积称为压积红细胞。

（4）1% 的红细胞悬液：压积红细胞 1 滴 + 生理盐水 99 滴。

2. 取 2 支凝胶微管并标记为主侧和次侧。

3. 在主侧凝胶微管中分别加入 50 μL 的受血者血清与供血者 50 μL 的 1% 浓度的红细胞悬液，在次侧凝胶微管中加入供血者 50 μL 的血清与受血者 50 μL 的 1% 浓度的红细胞悬液。

4. 将其置于 37 ℃中孵育 15 min 后，以 3000 r/min 离心 5 min。

【实验结果】

在凝胶管底部有红细胞沉积情况，上清液呈正常血清颜色，视为受血者与供血者的血型匹配；在凝胶管的上面或者中间存在红细胞凝集情况，上清液呈红色即有溶血现象，视为受血者与供血者的血型不匹配。

【临床意义】

ABO、Rh 血型鉴定不合出现溶血性输血反应。

【思考题】

ABO、Rh 血型无法交叉输血的原因。

三、凝聚胺法检测凝集红细胞

【实验目的】

掌握凝聚胺法检测红细胞凝集的实验原理和实验方法；熟悉该方法在临床中的应用。

【实验原理】

红细胞表面有丰富的唾液酸，在中性环境中带有大量的负电荷，以避免其产生自发性聚集，当红细胞悬浮在电解质中时，阳离子会被红细胞的负电荷所吸引，此时红细胞则被扩散的双层离子云所围绕，而形成 Zeta 电位，Zeta 电位决定红细胞之间的排斥作用。

凝聚胺技术首先利用低离子溶液（low lonic medium，LIM），降低介质的离子强度，减少红细胞周围的阳离子云，以促进红细胞和血清（血浆）中的抗体结合。其后，加入凝聚胺（polybrene）溶液，它是一种高价阳离子多聚物，溶解后能产生很多正电荷，可以中和红细胞表面带有的负电荷，使红细胞 Zeta 电位降低，缩短红细胞之间的距离，使红细胞产生非特异性的凝聚。最后，加入悬浮液（Resuspending），具有中和凝聚胺阳离子的作用，使正常的红细胞非特异性凝集散开，试验结果为阴性；但如果红细胞被相应的抗体致敏，则会被凝聚胺凝结，凝集就不会散开，试验结果为阳性。

【实验材料】

1. 凝聚胺试剂盒主要组成成分包括

（1）低离子强度溶液：0.2% 乙二胺四乙酸二钠、5% 葡萄糖。

（2）凝聚胺溶液：0.05% 凝聚胺、0.9% 氯化钠。

（3）重悬液：柠檬酸三钠适量、葡萄糖适量。

（4）阳性对照：0.9% 氯化钠、抗 -D（IgG）抗体适量。

（5）阴性对照：0.9% 氯化钠，磷酸盐适量，小牛血清适量。

2. 离心机、电热恒温水箱、显微镜。

【实验方法】

1. 抽取受者静脉血 3 ~ 4 ml，待凝固后分离血清，将细胞配成 5% 生理盐水悬液。将供血者血样以同样方法分离血清（浆）和红细胞悬液。

2. 取 4 只试管加样

主管：受血者血清 + 供者红细胞悬液；

次管：受者红细胞悬液 + 供者血清；

阳性对照管：O 型 Rh 阳性 5% 红细胞悬液 + 试剂盒阳性对照；

阴性对照管：O 型 Rh 阳性 5% 红细胞悬液 + 试剂盒阴性对照；

加样量均为：血清 2 滴，红细胞悬液 1 滴。

3. 各管分别加低离子介质 0.6 ml，混匀后置室温静置 1 min。加凝聚胺溶液 2 滴，混匀后，置室温静置 15 s。

4. 以 3000 r/min，离心 18 s，弃上清液，管底保留约 2 滴液体。轻摇试管，观察各管是否都形成凝集块。如未形成凝集块，则重做前面试验。

5. 各管加入 2 滴重悬液，轻摇试管混合，肉眼或显微镜下观察结果。

【实验结果】

阳性对照管出现凝集，阴性对照管不出现凝集，阴阳性对照成立。

如主管和次管中出现的凝集块在 1 分钟内分散，试验结果为阴性，供受者血液相合；反之，如主管和次管中出现的凝集块不分散，试验结果判为阳性，供受者血液不相合。

【注意事项】

1. 红细胞悬液为 5% 为宜，过高或过低可使抗原抗体比例不适当，反应不明显易误判。

2. 试管，滴管吸头和玻片必须清洁干燥，防止溶血。

3. 操作方法应按规定，先加血清，然后再加 5% 红细胞悬液，以便容易核实是否漏加血清。

4. 离心时间不宜过长或过短，速度不宜过快或过慢，以防假阳性或假阴性结果。

5. 观察时应注意红细胞呈特异性凝集，继发性凝固及线状排列的区别。

【思考题】

在冬天气温较低时，某些病人血清中含有冷凝集素而导致交叉配血假阳性，遇此现象应该如何做？

四、间接免疫荧光法检测自身抗体

【实验目的】

掌握间接免疫荧光法检测自身抗体的实验原理和实验方法；了解该方法在临床中的应用。

【实验原理】

免疫荧光分析（immunofluorescence assay，IFA）是将抗原抗体反应的特异性和敏感性与显微示踪的精确性相结合。以荧光素作为标记物，使其与已知的抗体（或抗原）结合，但不影响其免疫学特性。然后将荧光素标记的抗体作为标准试剂，用于检测和鉴定未知的抗原。在荧光显微镜下，可以直接观察呈现特异性荧光的抗原抗体复合物及其存在部位。在实际工作中，由于用荧光素标记抗体检查抗原的方法较为常用，所以一般通称为荧光抗体技术。通常包括直接免疫荧光法和间接免疫荧光法。

【实验材料】

杜氏磷酸缓冲液（D-PBSA）、培养皿、特异性组织切片、5% 乙酸乙醇溶液、猪血清、一抗溶液、荧光标记的二抗溶液、玻片、玻片架、荧光淬灭延迟剂、甘油、荧光显微镜。

【实验方法】

1. 用 D-PBSA 洗涤长有细胞的盖玻片，置于合适的培养皿中，如 13 mm 盖玻片可用 24 孔板。

2. 将培养皿置于 –20 ℃，10 min，再加入冷的固定剂［5% 乙酸乙醇溶液（放在 –20 ℃）］，静置 20 min。

3. 去除固定剂，在 D-PBSA 中洗盖玻片，加入 1 ml 正常猪血清，室温下放置 20 min。

4. 用 D-PBSA 淋洗盖玻片，用吸水纸吸干，将盖玻片翻转，置于一滴 50 μl 已稀释的一抗（用含 10 % 的 FCS 培养液，按 1∶100 ~ 1∶1000 比例稀释）上。

5. 37 ℃下放置 30 min 后，室温 1 ~ 3 h 或 4 ℃过夜，若在 4 ℃孵育，抗体可稀释到 1∶1000。

6. 用 D-PBSA 淋洗盖玻片，转移到按 1∶20 稀释的二抗［对应于不同的产生一抗种属的二抗（如一抗由兔产生，则二抗应来自不同种动物，如山羊抗兔免疫球蛋白），二抗用荧光素标记］中，37 ℃ 20 min。

7. 用 D-PBSA 淋洗盖玻片，用含 50 % 甘油和荧光淬灭延迟剂的 D-PBSA 封闭于载玻片上。

8. 用荧光显微镜观察玻片。

【实验结果】

检查时，以特异性组织切片作为检查基质，在荧光显微镜下观察是否有特异性荧光出现，以此判断是否存在相应的自身抗体以及自身抗体效价。

【注意事项】

1. 检查前　抽血前一天不吃过于油腻、高蛋白食物，避免大量饮酒。血液中的乙醇成分会直接影响检验结果。体检前一天的晚八时以后，应禁食，以免影响第二天空腹血糖等指标的检测。

2. 检查时　应放松心情，避免因恐惧造成血管的收缩、增加采血的困难。

（柳朝阳）

◆ 实验三　Ⅲ型超敏反应实验 ◆

Ⅲ型超敏反应是指由可溶性免疫复合物沉积于局部或全身多处毛细血管基底膜，通过激活补体，并在血小板、嗜碱性粒细胞、中性粒细胞等的参与下，引起的以充血水肿、局部坏死和中性粒细胞浸润为主要特征的炎症反应和组织损伤。

聚乙二醇沉淀实验

【实验目的】

掌握聚乙二醇沉淀实验的实验原理及实验方法；了解该实验临床意义。

【实验原理】

聚乙二醇（polyethylene glycol，PEG）有良好的水溶性，是带有极性基团的分子。对水有大的亲和能力，可以吸引水分子，或溶解于水。聚乙二醇沉淀法是指在一定盐浓度条件下向溶液加入亲水性极强的聚乙二醇，引起大分子溶质的凝聚沉淀的方法。常用于蛋白质、核酸、噬菌体等的分离。

不同浓度的 PEG 可沉淀不同分子量大小的蛋白质，在 pH 值、离子浓度等条件固定时，蛋白质分子量越大，用以沉淀的 PEG 浓度越小，沉淀具有可逆性，同时也不会影响被沉淀的蛋白质的生物活性。由于 PEG6000 对蛋白质沉淀具有良好的选择性，所以在 IC 测定中主要采用 PEG6000。用透光率比浊或散射比浊法可测出循环免疫复合物的存在与含量。

【实验材料】

1. 试剂　pH 8.4 硼酸盐缓冲液、PEG-NaF 稀释液、热聚合人 IgG。
2. 器械　微量加样枪、EP 管、酶标仪、水浴箱。

【实验方法】

1. 0.1 mol/L pH 8.4 硼酸盐缓冲液（borate buffer solution，BBS）　硼酸（H_3BO_3）3.40 g，硼砂（$Na_2B_4O_7 \cdot 10H_2O$）4.29 g，蒸馏水溶解后，加至 1000 ml。用 G3 或 G4 玻璃滤器过滤。

2. PEG-NaF 稀释液　PEG6000 40.9 g，NaF 10.0 g，用 BBS 溶解后加至 1000 ml，用 G3 或 G4 玻璃滤器过滤。

3. 热聚合人 IgG　将人 IgG（10 mg/ml）置 63 ℃水浴加热 15 min 后，立即置冰浴内，冷却后过 Sepharose4B 柱或 Sephacryl S-300 柱，收集第一蛋白峰。所获热聚合人 IgG 可用考马斯亮蓝法测定蛋白含量。也可取人 IgG（10 mg/ml）10 ml，搅拌下滴加 1.8% 戊二醛 100 μl，24 h 后加入 0.4 mol/L pH 5.4，Tris-HCl 缓冲液 100 μl 终止反应，过 Sepharose 4B 或 Sephacryl S-300 柱，用 0.01 mol/L pH 7.4 磷酸盐缓冲液洗脱，收集第一蛋白峰。加入牛血清白蛋白至 0.5%，分装后 –40 ℃保存。试验中可用作阳性对照和制备标准曲线。

4. 取待测血清 0.15 ml，加 BBS 0.3 ml（1∶3 稀释）。

5. 按比例加入各液（待测血清最终稀释倍数为 1∶33，PEG 最终浓度为 3.64%）。

6. 将测试管及对照管置 37 ℃水浴 60 min。

7. 分光光度计在波长 495 nm 测吸光度，用对照管调零。

【实验结果】

待测血清浊度值：（测定管吸光度—对照管吸光度）×100。以大于正常人浊度值的均值加 2 个标准差为循环免疫复合物阳性。

参考值：4.3±2.0，以大于或等于 8.3 为循环免疫复合物阳性。或以不同浓度热聚合人 IgG 按以上方法操作制备标准曲线，根据待测血清吸光度值查标准曲线，即可得免疫复合物含量（相当于热聚合人 IgG 的 μg/ml）。

【注意事项】

1. 低密度脂蛋白可引起浊度增加，故应空腹采血。

2. 高丙球血症或血脂含量过高及标本反复冻融，均可导致免疫复合物检测出现假阳性。

3. 此法快速、简便，但特异性较差，较适用于血清标本的筛查。

【思考题】

PEG 沉淀实验检测循环复合物有哪些优势和不足？

◆ 实验四 Ⅳ型超敏反应实验 ◆

Ⅳ型超敏反应又称迟发型变态反应，是效应 T 细胞介导的免疫损伤，与抗体、补体无关。其特点是发生迟缓，多无个体差异，效应 T 细胞、吞噬细胞及其炎症细胞因子参与致病。

一、植物血凝素试验

【实验目的】

通过植物血凝素试验，掌握Ⅳ型超敏反应的条件、机制及其表现，了解其临床意义。

【实验原理】

植物血凝素（phytohemagglutinin，PHA）是一种非特异性促进有丝分裂的因子，进入机体可刺激 T 淋巴细胞，使之母细胞化，此时细胞释放多种淋巴因子，使皮肤局部发生以单核细胞浸润为主的迟发型超敏反应性炎症。表现为皮肤红肿、硬结。用 PHA 做皮肤试验与人结核菌素试验相似，故可用于判定人体细胞免疫功能。

【实验材料】

PHA 试剂、注射器、乙醇棉球、碘酒棉球。

【实验方法】

1. 取 1 支 PHA 试剂，用生理盐水稀释至每 0.1 ml 含 5～10 μg（不同来源的制品应用剂量不同）。

2. 消毒前臂内侧皮肤，皮内注射稀释的 PHA 试剂 0.1 ml。

【实验结果】

一般在注射后 18～24 h 内测量结果，红肿硬结的直径 ≥ 0.5 cm 为阳性，直径＜5 mm 为阴性，凡有水疱和坏死者均属于强阳性反应。

【注意事项】

1. PHA 试剂用量应做预试，不同产地及批号可有差异，应找出合适剂量。

2. 该法可与其他细胞免疫测定方法同时进行，以便综合分析判断。

二、结核菌素试验

【实验目的】

通过结核菌素试验，掌握Ⅳ型超敏反应的条件、机制及其表现，了解其临床意义。

【实验原理】

基于Ⅳ型超敏反应原理的一种皮肤试验，用来检测机体有无感染过结核分枝杆菌。凡感染过结核分枝杆菌的机体，会产生相应的致敏淋巴细胞，具有对结核分枝杆菌的识别能力。当再次遇到少量的结核分枝杆菌或结核菌素时，致敏T淋巴细胞受相同抗原再次刺激会释放出多种可溶性淋巴因子，导致血管通透性增加，巨噬细胞在局部集聚、浸润。阳性及强阳性反应，表示机体细胞免疫功能正常，曾感染过结核分枝杆菌。阴性者，若机体细胞免疫功能正常，表示未感染过结核分枝杆菌。

该试验可应用于四个方面：选择卡介苗的接种对象，并作为接种卡介苗后免疫效果评价的指标；婴幼儿结核病诊断的参考指标；评价肿瘤患者非特异性细胞免疫功能的指标；人群中结核分枝杆菌感染的流行率调查。

【实验材料】

1. 试剂　旧结核菌素（old tuberculin，OT）或结核菌素的纯蛋白衍化物（purified protein derivative，PPD）。

2. 其他　注射器、医用乙醇、棉签等。

【实验方法】

在前臂掌侧以乙醇棉球常规消毒皮肤，皮内注射1∶2000的OT 0.1 ml（或用PPD 0.1 ml），以形成明显皮丘为宜。于注射48～72 h后观察局部反应并记录。

【实验结果】

1. 阳性反应　注射局部出现红肿、硬结直径在0.5～1.5 cm之间。

2. 强阳性反应　注射局部出现红肿、硬结直径＞1.5 cm，局部反应强烈，可出现水疱或溃疡。

3. 阴性反应　注射局部无明显反应或红肿硬结＜0.5 cm，且迅速消退。

【临床意义】

1. 阴性反应表示

（1）未受结核分枝杆菌感染或曾感染，但已生物学痊愈。

（2）表示敏感性较低。

（3）有5%左右的活动性结核病患者，PPD为阴性。

（4）PPD有质量问题。

（5）细胞免疫功能低下者，如重症结核，慢性消耗性疾病或在使用免疫抑制剂以及注射过其他疫苗1个月以上的人群。

2. 一般阳性反应表示

（1）3岁以下未接种卡介苗的幼儿，表示体内有活动性结核病灶。

（2）曾感染过结核分枝杆菌或已接种卡介苗出现的过敏反应。

（3）年龄越大，结核自然感染的机会就越多，所以成人一般无临床意义。

（4）说明人体细胞免疫功能较好。

（5）如果接种卡介苗 3 个月左右，做 PPD 试验阳性，说明卡介苗接种成功。

3. 强阳性反应表示

（1）表示体内受到感染，发病的机会增多，是诊断结核病的特异性指征。

（2）在成人提示体内有活动性病变，应详细追踪检查。

（3）儿童常表示体内有活动性结核病灶，故应治疗。

【注意事项】

1. 已明确为活动期的结核者，特别是婴幼儿慎用或不用该法。

2. 常规试验阴性者，最好再分别用 1∶1000 与 1∶100 的 OT 皮试，若仍为阴性，最后即可判定阴性。

【思考题】

1. 结核菌素试验及 PHA 皮肤试验出现阳性可反映什么问题？

2. 皮肤试验结果在分析中应考虑哪些因素？在临床应用中有哪些实际价值？

附：超敏反应动物模型与检测

一、Ⅰ型超敏反应动物模型

Ⅰ型超敏反应动物模型的诱导 近年来建立的较多，以 IgE 介导的牛奶过敏动物模型为例作一介绍。选用 3 周龄的 C3H/HeJ 小鼠，首次用牛奶和霍乱毒素混合喂饲小鼠，以后每间隔一周喂饲一次，共 5 周。一般在第三周开始可检测到牛奶特异性的 IgE 抗体，第六周达到最高峰，同时动物可出现全身过敏反应并伴随有血液渗出，肥大细胞和嗜碱性粒细胞中组织胺增多，肠道对酪蛋白的通透性增强。病理切片可见肠上皮细胞脱落，局部充血水肿。此外，发现 IL-4 和 IL-5 水平明显增加，因此，这种超敏反应可能是由 Th2 细胞介导的。

二、Ⅳ型超敏反应动物模型

1. 采用 KLH（KeyholeLimpetHemocyanin），即血蓝蛋白或 OT 均可诱导小鼠Ⅳ型超敏反应，现以 OT 作为诱导剂为例，介绍小鼠Ⅳ型超敏反应动物模型。0.5 U/ml 的 OT 和福氏不完全佐剂充分混合制成完全福氏佐剂，按常规作小鼠背部多点免疫，每点 200 μl，免疫后第 5 天，再于小鼠的一侧耳郭注射不含福氏不完全佐剂的 OT 溶液 10 μl，另一侧注射生理盐水作为对照。

2. 小鼠Ⅳ型超敏反应的检测

（1）Ⅳ型超敏反应局部血管通透性增强程度的检测：在 OT 注射 16 h 后从小鼠腹腔

注射一定剂量的 ^{125}I-UdR，10 h 后处死小鼠切下两侧耳郭，检测其 cpm 值，比较两侧耳郭的 cpm 值可以反映出两侧毛细血管通透性的改变。

（2）ConA 刺激的淋巴细胞增殖试验：主要通过该试验观察发生Ⅳ型超敏反应动物的 T_{DTH} 活性。

3. Ⅳ型超敏反应局部病理切片观察　在光镜下可见皮下结缔组织内小血管扩张充分，血管内皮细胞肿胀，少量白细胞附壁。血管周围组织疏松水肿，有淋巴细胞和单核细胞浸润。

（柳朝阳）

第十章

免疫缺陷病及其相关实验

第一节　原发性免疫缺陷病

免疫缺陷（immunodeficiency）是指由于遗传、发育或感染等因素，导致机体免疫系统成分出现异常，引起免疫细胞发育、分化、增殖、代谢或功能障碍。由于免疫缺陷导致的免疫功能障碍引起的疾病，称为免疫缺陷病（immunodeficiency disease，IDD）。

根据免疫系统缺陷的主要成分不同，免疫缺陷分为体液免疫缺陷、细胞免疫缺陷、联合免疫缺陷、吞噬细胞缺陷、补体缺陷和趋化因子及其受体缺陷等不同类型。按病因不同，免疫缺陷病分为原发性免疫缺陷病（primary immunodeficiency disease，PIDD）和获得性免疫缺陷病（acquired immunodeficiency disease，AIDD）两大类。

一、原发性 B 细胞缺陷病

原发性 B 细胞缺陷病是指患者 B 细胞先天性发育缺陷，导致外周血 B 细胞减少或缺失，引起全部或一些特定类型抗体产生显著下降或缺失的一类疾病（表 10-1）。患者 T 细胞数量及功能基本正常。临床上可表现为反复的化脓性细菌感染和脊髓灰质炎等病毒性疾病的发生增加。

表 10-1　原发性 B 细胞免疫缺陷常见疾病及发病机制

疾病	B 细胞	抗体	病因
X- 连锁无丙种球蛋白血症	↓	↓	*Btk* 基因突变
选择性 IgA 缺陷	IgA+ ↓	IgA ↓	Ig 类别转换障碍
X- 连锁高 IgM 综合征	IgM+/D+ ↑ 其他 ↓	IgM/D ↑ 其他 ↓	CD40L 缺陷
选择性 IgG 缺陷	IgG+ ↓	IgG ↓	类别转换障碍
AR 无丙种球蛋白血症	↓	↓	B 细胞分化障碍
变异性免疫缺陷病（CVID）	↓	- / ↓	不明

二、原发性 T 细胞缺陷病

原发性 T 细胞缺陷病是指由于遗传因素或先天发育异常导致的 T 细胞发育、分化和功能障碍引发的免疫缺陷病。该病不仅可导致机体缺乏效应 T 细胞，还可以间接导致单核 / 巨噬细胞和 B 细胞的功能障碍，所以患者常可同时伴有体液免疫缺陷。

（一）DiGeorge 综合征

DiGeorge 综合征（DiGeorge syndrome），又称为胸腺发育不全，是由于 22 号染色体 q11.2 缺失，使胚胎早期第Ⅲ和第Ⅳ对咽囊发育不全引发的一种免疫缺陷病。患者的胸腺、甲状旁腺、主动脉弓、唇和耳等器官均可发育不良，伴有鱼状唇、眼间距宽和耳朵位置偏低等特征性面容。

（二）T 细胞活化及功能缺陷

T 细胞表达的免疫分子异常或缺失可导致 T 细胞的活化和功能障碍，主要包括：编码 CD3 或 TCR 链的基因变异导致的 TCR-CD3 复合物表达或功能受损；*ZAP-70* 基因变异导致的 TCR 信号转导障碍等。这些缺陷均可使 T 细胞活化、增殖并分化为效应细胞的过程发生障碍，引发免疫缺陷病。

三、联合免疫缺陷

联合免疫缺陷病（combined immunodeficiency disease，CID）是一类由于 T、B 细胞均出现发育缺陷或 T、B 细胞之间相互作用障碍引发的一类免疫缺陷病，多见于新生儿和婴幼儿。

（商　宇）

第二节　免疫缺陷动物模型构建

◆ 实验　人源化 SCID 小鼠模型的建立及鉴定 ◆

SCID 小鼠即重症联合免疫缺陷综合征（severe combined immune deficient disease）小鼠，SCID 小鼠由于缺乏正常小鼠的 T、B 淋巴细胞，为人类淋巴系统在其体内的移植提供了可能，即 SCID 小鼠的人源化。这种人 - 鼠嵌合体小鼠使在小鼠体内有效地研究人类免疫系统的功能及其机制成为可能。目前，SCID 人源化的方法包括：人胎肝的移植、脐血干细胞的移植，以及外周血单个核细胞的移植等，其中人外周血单个核细胞移植由于操作简单易行而备受欢迎。

【实验目的】

掌握人源化 SCID 小鼠模型建立的基本方法，并对其免疫生物学特性进行初步探讨。

【实验原理】

SCID 小鼠的所有 T 和 B 淋巴细胞功能测试均为阴性，对外源性抗原无细胞免疫及体液免疫应答，体内缺乏携带前 B 细胞、B 细胞和 T 细胞表面标志的细胞。但是，其非淋巴性造血细胞分化未受突变基因的影响，巨噬细胞、粒细胞、巨核细胞和红细胞等在数量和功能上均呈正常状态。而且大部份的 SCID 小鼠缺乏功能性淋巴细胞，但是仍有约 15% 小鼠血清里可测出免疫球蛋白，这种现象称为渗漏（leakage）。本实验通过移植人 PBMC 在 SCID 小鼠体内建立人的免疫系统，即人源化 SCID（hu-SCID）小鼠模型，并对其免疫生物学特性进行初步的探讨。

【实验材料】

1. SCID 小鼠，雌性，6~8 周龄。

2. 主要材料 正常人肝素抗凝外周血、淋巴细胞分离液 Ficoll、环磷酰胺（cyclopho-sphamide，CTX）、抗鼠 IgG 单抗、抗人 IgG 单抗、抗人 CD3、CD19 单抗、FITC/PE/HRP 标记的羊抗鼠单抗、FITC/PE 标记的抗人 CD3、CD19 单抗。

3. 主要设备 荧光显微镜、流式细胞仪。

【实验方法】

1. SCID 小鼠渗漏现象的检测 采用夹心酶联免疫吸附试验（enzyme-linked immunosorbent assay，ELISA）法测定 SCID 小鼠血清中鼠 IgG 含量。首先羊抗鼠 IgG Fc 段单抗 2 μg/ml 包被 96 孔 ELISA 反应板，4 ℃过夜，次日洗板后经 20% BSA-PBS 4 ℃封闭过夜备用。SCID 小鼠尾静脉取外周血，分离血清。倍比稀释后加入 ELISA 反应板，每孔 100 μl，37 ℃温育 1 h，洗板 3 次，加入 HRP 标记的二抗反应 1 h，洗涤 3 次，加入底物反应液 1 mg/ml 联苯二胺（OPD）反应 5~15 min 后，1 mol/L 硫酸终止反应，于 ELISA 检测仪 450 nm 处检测 OD 值。同时设定完全空白组及试剂空白组，并以小鼠 IgG 标准品绘制标准曲线。

2. 分离人 PBMC 按 1∶2 稀释健康人外周血，铺于 Ficoll 分离液表面，1700 r/min 离心 30 min，吸取分离液上面呈云雾状的细胞层，即为人外周血单个核细胞（PBMC），PBS 洗涤 3 次后备用。

3. 免疫重建 按 40 mg/kg 给小鼠腹腔注射 CTX，连续 4 天。首次注射后第 5 天，小鼠经腹腔注射人 PBMC $2×10^7$ 个 / 只。

4. 免疫重建的鉴定 移植人 PBMC 后第 4、8 和 12 周分别取 SCID 小鼠外周血、肝和脾。

（1）荧光显微镜观测小鼠外周血中人 T、B 淋巴细胞：25 μl 小鼠全血加 50 μl NH_4Cl 置于 4 ℃溶血 5 min 后 200 μl 用 PBS 终止反应，1200 r/min 离心 5 min，弃上清液。分别加入 CD3、CD19 单抗 8 μl，4 ℃反应 30 min，PBS 洗涤。加入 PE 标记的羊抗鼠单抗 15 μl 反应 4 ℃、30 min，PBS 洗涤后荧光显微镜观察并摄片记录。

（2）流式细胞仪检测小鼠外周血中人 T、B 淋巴细胞：50 μl 小鼠全血中分别加入 PE 标记的 CD3、FITC 标记的 CD19 单抗置于 4 ℃反应 20 min，溶血素固定 5 min 后蒸馏水溶血 5 min，流式细胞仪检测。

（3）免疫组织化学检测小鼠肝、脾中 T、B 淋巴细胞：取小鼠肝、脾经 10% 甲醛溶液 4 ℃固定 72 h，石蜡包埋后制备超薄切片。将切片标本进行脱蜡、梯度乙醇脱水。用蛋白酶 K、过氧化氢和蛋白阻断剂对切片进行处理后，分别加入鼠抗人 CD3、CD19 单抗 4 ℃反应 12 min，PBS 洗涤后加入 HRP 标记的兔抗鼠二抗，DBA 显色。切片经苏木素复染，中性树脂封片，光学显微镜下观察并摄片记录。

（4）小鼠血清中人免疫球蛋白的测定：以羊抗人 IgG Fc 段单抗 2 μg/ml 包板，制备 ELISA 反应板，测定小鼠外周血血清中人免疫球蛋白的滴度，以人 IgG 标准品绘制标准曲线，具体方法同上。

【实验结果】

1. SCID 小鼠免疫渗漏现象的检测　用 ELISA 法对 SCID 小鼠外周血中 IgG 含量进行测定，判定有无免疫渗漏现象。

2. 荧光标记抗体对小鼠外周血中人 T、B 淋巴细胞的检测　SCID 小鼠经腹腔注射人 PBMC 后，第 4、8 和 12 周荧光显微镜动态观察小鼠尾静脉血中人 CD3$^+$ 和 CD19$^+$ 淋巴细胞数量变化。

3. 免疫组织化学对小鼠脾和肝脏中人淋巴细胞的检测　移植人 PBMC 4 周后免疫组织化学染色和光学显微镜观察小鼠脾和肝脏组织中人 CD3$^+$ 和 CD19$^+$ 细胞含量，排除非特异性染色或抗原和抗体的交叉反应。

4. 小鼠血清中人 IgG 含量的动态分析　人 PBMC 腹腔注射 2、4、8 和 12 周后检测 SCID 小鼠血清中人 IgG 含量。

【注意事项】

1. 移植后人淋巴细胞在小鼠体内的存活时间、以及是否能有效发挥正常的免疫功能是免疫重建的关键。

2. 本实验通过 CTX 可以有效地抑制骨髓造血，从而减少小鼠体内 NK 细胞数量，增加了移植的成功率，且能维持抑制物较长的存活时间。

3. T、B 淋巴细胞是人免疫系统中主要的免疫效应细胞，SCID 小鼠中这两种细胞的数量与活性直接决定了人源化的成功与否。

【思考题】

1. 对人源化 SCID 小鼠模型进行检测，体内免疫细胞和免疫应答反应检测结果如何？

2. 本研究的模型可以用来进行哪些疾病的研究？

（张　涛）

第十一章

肿瘤免疫及其相关实验

第一节　肿瘤微环境与肿瘤免疫

肿瘤免疫（tumor immunology）是研究肿瘤抗原、机体免疫功能与肿瘤发生发展和转归的相互关系，机体对肿瘤免疫应答和肿瘤细胞逃逸免疫监视的机制，及肿瘤的免疫诊断和免疫防治的科学。

一、肿瘤抗原

肿瘤抗原是细胞恶性变过程中出现的新抗原的总称。这些蛋白质在细胞内降解后，某些降解的短肽可与 MHC Ⅰ 类分子在内质网中结合，并共表达于细胞表面，成为被 CD8$^+$CTL 识别和杀伤的肿瘤特异性抗原。此外，某些细胞在恶性变后，可使正常情况下处于隐蔽状态的抗原决定簇暴露出来，被 B 细胞识别产生抗肿瘤抗体。目前在动物自发性肿瘤和人类肿瘤细胞表面都发现了肿瘤抗原。

（一）根据肿瘤抗原特异性的分类法

1. 肿瘤特异性抗原　肿瘤特异性抗原（tumor specific antigen，TSA）是指只存在于某种肿瘤细胞表面而不存在于正常细胞表面的新抗原。鉴于此类抗原一般是通过动物肿瘤移植排斥实验所证实，故又称为肿瘤特异性移植抗原（tumor specific transplantation antigen，TSTA）或肿瘤排斥抗原（tumor rejection antigen，TRA）。

2. 肿瘤相关抗原　肿瘤相关抗原（tumor-associated antigen，TAA）是指一些肿瘤细胞表面糖蛋白或糖脂成分，它们在正常细胞上有微量表达，但在肿瘤细胞表达明显增高。

（二）根据肿瘤发生的分类法

1. 化学或物理因素诱发的肿瘤抗原　实验动物的研究证明，某些化学致癌剂或物理因素可诱发肿瘤，这些肿瘤抗原的特点是特异性高而抗原性较弱，常表现出明显的个体独特性，即用同一化学致癌剂或同一物理方法，如紫外线、X 线诱发的肿瘤，在不同的宿主体内,甚至在同一宿主不同部位诱发的肿瘤都具有互不相同的抗原性。

2. 病毒诱发的肿瘤抗原 肿瘤可由病毒引起,例如 EB 病毒(Epstein-Barr virus,EBV)与 B 细胞淋巴瘤和鼻咽癌的发生有关;人乳头瘤病毒(human papilloma virus,HPV)与人宫颈癌的发生有关。EBV 和 HPV 均属于 DNA 病毒,而属于 RNA 病毒的人嗜 T 细胞病毒可导致成人 T 细胞白血病。同一种病毒诱发的不同类型肿瘤(无论其组织来源或动物种类如何不同),均可表达相同的抗原且具有较强的抗原性。

3. 自发性肿瘤抗原 自发性肿瘤是指一些无明确诱发因素的肿瘤。大多数人类肿瘤属于这一类。自发性肿瘤的抗原有两种,一种是 TAA,另一种是 TSA。TAA 主要被 B 细胞识别,诱发体液免疫应答。TSA 主要被 CD8$^+$CTL 识别,诱发细胞免疫应答。

4. 胚胎抗原 胚胎抗原是在胚胎发育阶段由胚胎组织产生的正常成分,在胚胎后期减少,出生后逐渐消失,或仅存留极微量。当细胞恶性变时,此类抗原可重新合成。胚胎抗原可分为两种:一种是分泌性抗原,由肿瘤细胞产生和释放,如肝细胞癌变时产生的甲胎蛋白(alpha-fetoprotein,AFP),另一种是肿瘤细胞膜抗原,如结肠癌细胞产生癌胚抗原(carcinoembryonic antigen,CEA)。检测肿瘤患者血清中 AFP 和 CEA 的水平,分别有助于肝癌和结肠癌的诊断。

二、肿瘤的免疫应答

机体的免疫系统通过多种途径消除肿瘤细胞或抑制其增长。机体抗肿瘤的免疫应答包括细胞免疫和体液免疫。

1. 细胞免疫 是主要的肿瘤免疫应答方式。作为特异性免疫应答,主要对抗原性较强的实体肿瘤细胞产生免疫应答。

2. 体液免疫 起协同作用。循环抗体等主要针对抗原性较弱、游离状态的肿瘤细胞产生免疫应答。

三、肿瘤微环境

肿瘤微环境中的免疫细胞可形成复杂的网络。各种细胞类型都具有特定的功能,识别并清除肿瘤细胞或外来异物。共刺激和抑制信号之间的平衡可调控免疫细胞对正常细胞、病原体或异常细胞的识别。其中一些信号直接由肿瘤细胞分泌,影响宿主免疫并促进肿瘤细胞抵抗治疗。肿瘤微环境中免疫细胞可以概括为效应细胞与非效应细胞。效应细胞直接清除外来病原体和肿瘤细胞;非效应细胞通过调控细胞毒性 T 细胞的应答间接影响癌症细胞死亡(表 11-1)。

表 11-1 肿瘤微环境中的效应细胞与非效应细胞

效应细胞	效应性细胞的功能	非效应细胞	非效应细胞的功能
自然杀伤细胞(NK 细胞)	为固有免疫系统提供针对肿瘤转移的快速免疫	抗原提呈细胞(如树突状细胞)	提呈抗原至 T 细胞

续表

效应细胞	效应性细胞的功能	非效应细胞	非效应细胞的功能
细胞毒性 T 细胞	是适应性免疫的效应细胞	调节性 T 细胞（Treg）	通过调控 T 细胞抑制免疫应答
记忆性 T 细胞	通过在体内循环以及在检测到抗原后快速增殖发挥长期免疫效应	肿瘤相关巨噬细胞	表达抑制因子如程序性细胞死亡蛋白 -1，抑制活化的效应细胞，如 T 细胞、和 NK 细胞

（商　宇）

第二节　移植性肿瘤动物模型的构建

一、简介

移植性肿瘤动物模型是指将肿瘤细胞（组织）移植到小鼠体内，并以此为模型进行疾病发生机制和药物筛选的研究。这是目前在实验肿瘤研究中应用最为广泛的一类肿瘤动物模型，具有自发性和诱发性肿瘤模型无可比拟的优势。目前临床所使用的抗肿瘤药物，大多数是通过动物移植性肿瘤实验法筛选而被发现的，移植性肿瘤动物模型是现代肿瘤研究中应用最广、最有价值的模型。

二、优点

1. 可使一群动物被同时接种等量的瘤细胞，生长速率比较一致，个体差异较小，接种成活率近 100%。

2. 对宿主的影响相似，易于客观判断疗效。

3. 可在同种或同品系动物中连续移植，长期保留供试验用。

4. 试验周期一般较短，试验条件易于控制等。

三、实验动物的选择

移植性肿瘤常用的动物为清洁级小鼠、大鼠和地鼠等，每批动物都应有明确的微生物及遗传背景，来源明确，根据瘤株的要求选用近交系、远交系或杂交第一代动物，一般雌雄皆可（乳腺癌、卵巢癌、宫颈癌必须用雌性动物），但每批实验只用一个性别。

四、肿瘤细胞的选择

筛选抗癌药物时，最好选用 3 类瘤株，即肉瘤、腹水型肿瘤和白血病株。在众多移植性肿瘤中，小鼠 Lewis 肺癌、小鼠黑色素瘤 B16 及小鼠白血病 P388 是目前最受重视和应用最广的。肿瘤细胞如果是皮下接种，其部位为右前肢腋下，而肌肉接种常注射于大腿肌肉部，腹水型则接种于腹腔内。

五、实验要求

需在无菌环境下进行。可在接种罩、层流工作台或无菌室内操作。动物处死后，苯扎溴铵或碘酊、乙醇消毒，对每个实体瘤应分别用灭菌的外科器械切取；对腹水瘤应用灭菌的真空针筒抽吸。瘤块污染常是接种失败的主要原因。在高温季节，应注意瘤源的直接降温，可在盛有瘤源的器皿周围放置冰块。

◆ 实验　小鼠腋皮下移植瘤模型构建 ◆

小鼠移植瘤模型是肿瘤研究中十分常用的动物模型，其中用得最多的是皮下移植瘤模型，另外还有腹水瘤模型、静脉转移瘤模型等。本实验介绍小鼠腋皮下移植瘤模型的构建。

【实验目的】

掌握腋皮下移植瘤模型构建的基本方法，了解腋皮下移植瘤模型在肿瘤研究中的应用。

【实验原理】

小鼠肉瘤 S180（sarcoma180）是经典的动物肿瘤模型之一，在抗肿瘤药物体内筛选中被广泛应用。S180 有实体型和腹水型两种生长形式，可以以一种形式传代，实体型与腹水型可互转。S180 细胞株是鼠肉瘤细胞株，接种 S180 细胞株于同种宿主的前肢腋皮下，给予一定剂量的有抗癌活性的药物，可以抑制肿瘤在体内的生长。本方法也适用于 LL、B16、Hep 等实体型移植性肿瘤模型，常用于抗肿瘤生长药物的研究。

【实验材料】

1. SPF 级昆明小鼠，雌性，重 20 ~ 24 g。

2. S180 细胞株，培养于含 10% 胎牛血清的 DMEM 培养基，5% CO_2、37 ℃培养，常规传代。

3. 药物　环磷酰胺。

4. 器材　匀浆器、注射器、剪刀等。

【实验方法】

1. 肿瘤单细胞悬液制备　取接种于昆明小鼠约 7 ~ 10 天的 S180 肿瘤，剔除肿瘤包膜和坏死部分，置于玻璃匀浆器内，加入生理盐水配制成含瘤细胞为 $1 \times 10^7 ~ 2 \times 10^7$ 个 /ml 的单细胞悬液。

2. 肿瘤细胞接种　肿瘤细胞悬液接种于同种异体小鼠同侧腋窝皮下，每只小鼠注射 0.2 ml（含瘤细胞 $2 \times 10^6 ~ 4 \times 10^6$ 个）。

3. 分组与给药　接种后第 1 天称体重，随机分组并开始给药。在药物筛选实验中，动物可分为移植瘤模型组、阳性药物组与低、中和高剂量受试药组。在本实验中，动物被分为移植瘤模型组与阳性药物组。阳性药物组动物于第二天一次性给药环磷酰胺（100 mg/kg），移植瘤模型组注射等剂量溶剂。

4. 分离实体瘤并称重　肿瘤接种后第 14 天左右，称量动物体重。处死各组小鼠，解剖分离肿瘤并称重。

【实验结果】

S180 实体瘤生长速度与接种量成正比，一般重 2.5 g 的肿瘤需生长 8~11 天。根据各组动物瘤重按以下公式计算瘤重抑制率，并进行药物疗效评定。

$$瘤重抑制率（\%）= \frac{C-T}{C} \times 100\%$$

其中，T 为药物组平均瘤重，C 为对照组平均瘤重。

观察瘤重抑制率时，要求实验对照组小鼠瘤重均值不得低于 1 g，否则表示肿瘤生长不良，实验不成功。

【注意事项】

1. 本方法也适用于 B16、Hep、W256 和 C26 等实体型移植性肿瘤模型。

2. 实验结束时，阳性药物组肿瘤基本不长或长得很小，即阳性药物组的瘤重抑制率正常应该大于 80%。

3. 受试药组动物体重不低于原始体重的 20%，否则表示受试药剂量过高，需降低剂量重试。

4. 腋窝部皮肤松弛，皮下接种后能允许肿瘤生长得较大，也可接种于腹股沟部皮下。

【思考题】

1. A549（腺癌人类肺泡基底上皮细胞）细胞可不可以移植于昆明小鼠，制备小鼠皮下移植瘤动物模型？

2. 在小鼠皮下移植瘤模型制备的过程中，哪些情况会导致移植瘤成瘤缓慢？

（张　涛）

实验动物的饲育管理
实验动物管理条例（摘要）

从事实验动物饲育工作的单位，必须根据遗传学、微生物学、营养学和饲育环境方面的标准，定期对实验动物进行质量监测。各项作业过程和监测数据应有完整、准确的记录，并建立统计报告制度。

第九条

实验动物的饲育室、实验室应设在不同区域，并进行严格隔离。

实验动物饲育室、实验室要有科学的管理制度和操作规程。

第十条

实验动物的保种、饲育应采用国内或国外认可的品种、品系，并持有效的合格证书。

第十一条

实验动物必须按照不同来源，不同品种、品系和不同的实验目的，分开饲养。

第十二条

实验动物分为四级：一级，普通动物；二级，清洁动物；三级，无特定病原体动物；四级，无菌动物。

对不同等级的实验动物，应当按照相应的微生物控制标准进行管理。

第十三条

实验动物必须饲喂质量合格的全价饲料。霉烂、变质、虫蛀、污染的饲料，不得用于饲喂实验动物。直接用作饲料的蔬菜、水果等，要经过清洗消毒，并保持新鲜。

第十四条

一级实验动物的饮水，应当符合城市生活饮水的卫生标准。二、三、四级实验动物的饮水，应当符合城市生活饮水的卫生标准并经灭菌处理。

第十五条

实验动物的垫料应当按照不同等级实验动物的需要进行相应处理，达到清洁、干燥、吸水、无毒、无虫、无感染源、无污染。

实验动物的检疫和传染病控制

第十六条

对引入的实验动物，必须进行隔离检疫。为补充种源或开发新品种而捕捉的野生动物，必须在当地进行隔离检疫，并取得动物检疫部门出具的证明。野生动物运抵实验动物处所，需经再次检疫，方可进入实验动物饲育室。

第十七条

对必须进行预防接种的实验动物，应当根据实验要求或者按照《中华人民共和国动物防疫法》的有关规定，进行预防接种，但用作生物制品原料的实验动物除外。

第十八条

实验动物患病死亡的，应当及时查明原因，妥善处理，并记录在案。

实验动物患有传染性疾病的，必须立即视情况分别予以销毁或者隔离治疗。对可能被传染的实验动物，进行紧急预防接种，对饲育室内外可能被污染的区域采取严格消毒措施，并报告上级实验动物管理部门和当地动物检疫、卫生防疫单位，采取紧急预防措施，防止疫病蔓延。

一、试验动物的抓取与固定

（一）小鼠的抓取与固定

1. 抓取方法　习惯用右手者，首先用右手从笼盒内将小鼠尾中部或根部抓住（不可抓尾尖），并提起或放在左手上。也可用尖端带有橡皮的镊子夹住小鼠的尾巴。

抓取时需注意：过分用力，会使动物窒息或颈椎脱臼；用力过小，动物头部能反转来咬伤实验者的手。因此实验者必须反复练习，熟练掌握。

2. 固定方法

（1）徒手固定：右手抓取小鼠尾，将小鼠放在笼盖（或表面粗糙的物体）上，轻轻向后拉鼠尾。然后在小鼠向前挣脱时，用左手（熟练者也可用同一只手）拇指和示指抓住两耳和颈部皮肤，环指、小指和手掌心夹住背部皮肤和尾部，并调整好动物在手中的姿势。习惯于左手者，操作时可调整左右手。这类抓取方法多用于灌胃以及肌肉、腹腔和皮下注射等试验。

将小鼠放在笼盖或表面粗糙的物体上，因为啮齿类动物视野小、胆小，在栅栏上或不平的表面行动迟缓，便于捕捉。因此，不宜在光滑的表面徒手抓取小鼠，那样会增加抓取的难度。

（2）固定板固定：小鼠麻醉后置小鼠固定板上，取仰卧位，用胶布缠粘四肢，再用针透过胶布扎在板上，从而将小鼠固定在小鼠固定板上。

此方法常用作心脏采血、解剖、外科手术等实验。

小鼠固定板可自制，取一块边长 15～20 cm 的泡沫板（也可用方木板），板前方边缘扎 1 根针头或钉入 1 根钉子，以便由小鼠上腭切齿上牵一根线固定其头部。在板左右边缘各扎入 2 根针或钉入 2 根钉子，消毒后备用。

（3）固定架固定：让小鼠直接钻入固定架里，封好固定架的封口，露出尾巴。此装置特别适用于小鼠尾静脉注射等。

（4）简易固定：进行小鼠尾静脉注射或抽血时，如果没有这些固定装置，也可采用一种简易的办法。即倒放一个烧杯或其他容器，把小鼠扣在里面，只露出尾巴。然后乙醇擦拭，暴露血管，注射或采样。这种烧杯或容器的大小和重量要适当，既能够压住尾部不让其活动，同时起到压迫血管的作用。

（二）大鼠的抓取与固定

1. 抓取方法　抓取大鼠的方法是张开左手虎口，迅速将拇、示指插入大鼠的腋下，虎口向前，其余三指及掌心握住大鼠身体中段，并将其保持仰卧位，然后调整左手拇指位置，紧抵在下颌骨上（但不可过紧，否则会造成窒息），即可进行实验操作。

另有一种方法，由助手用左手将动物按住抓起，将示指放在颈背部，拇指及其余三指放在肋部，示指和中指夹住左前肢，分开两前肢举起来，右手按住后肢。

如果操作者是第一次抓取大鼠（或者大鼠特别凶猛）时，操作者最好戴防护手套（帆布或硬皮质均可），但徒手操作时手掌的温暖可使大鼠变得温顺，很快停止抗争，并在以后的操作中更加顺从。抓取大鼠时，还应特别注意不能捉提其尾尖，因为尾尖皮肤易于拉脱，也不能让大鼠悬在空中时间过长，否则会激怒大鼠翻转咬人。

2. 固定方法

（1）徒手固定：用拇指、示指捏住大鼠耳朵头颈部皮肤，余下三指紧捏住背部皮肤，置于掌心，调整好大鼠在手中的姿势即可。此种固定方法常用作体重小的大鼠灌胃、腹腔注射、肌内注射和皮下注射的实验操作。

（2）固定板固定：用于手术的大鼠用固定板固定的方法与小鼠的相同，但应选择更大些的固定板。固定板可用方木板或泡沫板制成。操作时，将麻醉的大鼠置于大鼠固定板上，保持仰卧位，用胶布缠粘四肢，再用针透过胶布扎在泡沫板上，固定好四肢。或用棉线扎腿固定好四肢。为防止大鼠苏醒时咬伤人和便于颈、胸部等实验操作，应用棉线牵引大鼠两上门齿，固定头部。也可用不同长短的圆柱形玻璃管将大鼠套住，将拧弯的回形针钩在门齿上加以固定。

（3）卵圆钳固定：用于腹腔注射或肌内注射时，大鼠的固定可借助有齿卵圆钳。即用有齿卵圆钳夹住大鼠头颈后部皮肤，持钳手同时抓住鼠尾，将鼠尾向钳柄部拉，使钳与鼠背平直，将鼠一侧后肢同样用持钳手抓住，即可操作。

（4）头部固定：可使用立体定向仪进行头部固定。固定前，先麻醉动物，剪去两侧眼眶下部的被毛，暴露颧骨突起。然后调节固定器两端钉形金属棒，使其正好嵌在突起下方的凹处，并在适当的高度固定金属棒。这种固定方式多用于腰背部，尤其是颅脑部位的实验操作。

（三）豚鼠的抓取与固定

1. 抓取方法　豚鼠性情温和，胆小易惊，一般不易伤人。抓取时，先用手掌扣住豚鼠背部，抓住其肩胛上方，拇指、示指环扣颈部，另一只手托住臀部。如果在实验时豚鼠频繁挣扎，不宜采用此方法，因为操作者的拇指、示指会随动物的挣扎越抓越紧而引起豚鼠窒息。

另外，也可用纱布将豚鼠头部轻轻盖住，操作人员轻轻抓住其背部或者让其头部钻到实验人员的臂下，然后进行实验操作。

2. 固定方法

（1）徒手固定：由助手用左手的示指和中指放在豚鼠颈背部两侧，拇指和环指放在肋部，分别用手指挟住左右前肢，抓起来。然后反转左手，用右手的拇指和示指夹住右后肢，用中指和环指夹住左后肢，使鼠体伸直成一条直线。也可坐下来，用大腿夹住豚鼠的后肢，右手进行实验操作。

（2）固定板固定：用固定板固定豚鼠，和大、小鼠固定方法基本相同，用木制或泡沫固定板和线绳固定。

（四）地鼠的抓取与固定

1. 抓取方法　对已驯养并习惯于抓取动作的地鼠，可把手指合在一起呈杯状伸到笼内，把地鼠揪出，再用另一只手围住地鼠，使地鼠围在球形的手掌内，用一只手抓住地鼠的颈背部皮肤提起。对尚不习惯于抓取动作的地鼠，抓取时尽可能地抓紧地鼠颈部和肩胛部的大部分松软皮肤。地鼠的皮肤很松弛，可以在皮肤内完全翻转一周。因此，仅抓住少量皮肤，地鼠会翻转过来咬人。

抓取地鼠时可不戴手套，温暖的手能使动物平静和放松。接近动物时，不要太突然。一定要使地鼠处于清醒状态，使其注意到自己的存在。如果地鼠受惊，会猛扑向另外地鼠的背上，发生撕咬造成地鼠受伤。

温顺的地鼠还可在笼底部抓住颈背部直接取出，但具有攻击性的地鼠可用毛巾围住，让其在毛巾内转动时，设法抓住其颈背部皮肤提起。

2. 固定方法　用固定器固定地鼠，和大、小鼠固定方向基本相同。

（五）沙鼠的抓取与固定

1. 抓取方法　抓取沙鼠时，应先用一只手抓住沙鼠尾根部，用另一只手从背部握住鼠体，用拇指和环指按颈上，牢固地抓住动物。必须注意，抓取沙鼠时，要保持轻柔而牢固，因为沙鼠非常灵活，很容易自由扭动，以致落到地上。

沙鼠比较温顺，无论是抓取孕鼠还是抓取带有幼仔的雌鼠，一般情况下都无危险，但尽量不要翻转沙鼠的背。否则，它们会挣扎。

2. 固定方法　用固定器固定沙鼠，和大、小鼠固定方法基本相同。

（六）家兔的抓取与固定

1. 抓取方法　抓取时，轻轻打开兔笼门，不要使兔受惊，然后将右手伸入笼内，从兔头前部把两耳轻轻压于手掌内，兔便卧伏不动，此时将颈背部被毛和皮肤一起抓住提起，并用左手托住兔腹部，使其体重主要落在这只手上。

兔一般不咬人，但其爪锐利，挣扎时极易抓伤操作人员。因此，必须防备其四肢的活动。特别注意不能只提兔双耳或双后腿，也不能仅抓腰或提背部皮毛，以避免造成耳、肾、腰椎的损伤或皮下出血。

2. 固定方法

（1）徒手固定：由助手用一只手抓住兔颈背部皮肤，另一只手抓住兔的两后肢，牢牢地固定在实验台上。此法适用于腹腔、肌内等注射。

另一种方法是，由助手坐在椅子上用一只手抓住兔颈背皮肤，同时捏住两个耳朵，不让其头部活动，大腿夹住兔的下半身，用另一只手抓住两前肢将兔固定。此法适合经口给药。

（2）盒式固定：未麻醉的兔可采用盒式固定。这种固定方法常用作采血、注射、观察兔耳血管变化、兔脑内接种等实验操作。

（3）台式固定：将家兔麻醉后置于固定台上，四肢用粗棉绳活结绑住，拉直四肢，将绳绑在兔固定台四周的固定木块上，头以固定夹固定或用一根粗棉绳牵引兔门齿系在固定台铁柱上。这种固定方式常用作兔静脉采血，注射，测量血压、呼吸测量等和手术操作。

二、实验动物的给药途径与方法

在动物实验过程中，应根据不同的实验目的、动物种类、药物类型来决定动物的给药途径与方法。

（一）动物的给药方式

1. 皮内给药　通常选用背部皮肤为宜。

2. 皮下给药　选用腹壁、背部或腹股沟等处。

3. 肌肉给药　一般选用臀部和大腿部肌肉，若为禽类以胸部肌肉为宜。

4. 静脉给药　家兔以耳缘静脉为宜，小鼠和大鼠可注射尾静脉，豚鼠可注射后腿静脉，鸡可注射翅下静脉。

5. 腹腔给药　常用于小白鼠。

6. 脑内给药　常用于小白鼠。家兔、豚鼠由于颅骨较硬，需用钢锥先打孔后注射。

（二）实验动物选择

动物的物种进化程度在选择实验动物时应该是优先考虑的问题。在可能的条件下，应尽量选择结构、功能、代谢方面与人类相近的动物做实验。由于实验动物和人类的生活环境不同，生物学特性存在许多相同和相异之处，研究者在选择动物用于实验之前，应充分了解各种实验动物的生物学特性。通过实验动物与人类之间特性方面的比较，做出恰当的选择。

【实验操作】

1. 皮下注射方法　以左手示指和拇指轻轻提起皮肤，右手持连有 1/2 号针头的注射器刺入皮下，固定后即可注射。皮下注射选择部位：狗、猫皮下注射部位多选在大腿外侧；豚鼠选在后大腿内侧或小腹部；大鼠在侧下腹部；兔在背部或耳根部；蛙可在脊背部淋巴腔注射。

2. 皮内注射先将注射部位被毛脱去，消毒皮肤。注射器连 4 号半细针头，使皮肤绷紧，将针头刺入皮下，然后再向上挑起并再稍加刺入，随后注入一定量药液。也可用左手拇指和示指将注射部位执起，示指顶在注射部位皮肤下层，针孔向上来刺入皮内，然后注入一定量溶液。溶液注入皮内时，可见皮肤表面马上会鼓起小泡样皮丘。如果小丘不很快消失，则证明药液注入皮内；如果很快消失，则说明可能注入皮下，应更换部位重新注射。

3. 腹腔注射　较大的动物如狗、猫、兔等，可由助手抓住动物，使其腹部向上。在左下腹部 1/3 处略靠外侧将注射器针头垂直刺入腹腔，然后将针筒回抽，观察是否插入脏器或血管。在确定已插入腹腔时，可固定针头，进行注射。小动物如大小鼠一般一人即可注射，以左手大拇指与示指抓住鼠两耳及头部皮肤，腹部向下将鼠固定在手掌间，必要时以左手环指及小指夹住鼠尾；右手持连有 5 号针头的注射器，将针头从下腹部朝头方向刺入腹腔。抽动注射器，如无回血或尿液，表示针头未刺入肝、膀胱等脏器，即可进行注射。为避免刺破动物内脏，针头刺入部位不宜太靠近上腹部或刺入太深；针头与腹腔的角度不宜太小，否则容易刺入皮下；所用针头不宜太粗，以免注射后药液从针孔流出，也可在注射时先使针头在皮下向前推一小段距离，然后再刺入腹腔。

4. 肌内注射　当动物需注射不溶于水而混悬于油或其他溶剂中的药物时，常采用肌内注射。注射时，将注射部位被毛剪去并消毒，注射器连 6 号半针头，由皮肤表面垂直刺入肌肉，回抽无血则可注射。大动物常用臀部肌内注射。小动物如大、小鼠，肌内注射时，用左手抓住鼠两耳和头部皮肤，右手取连有 5 号针头的注射器，将针头刺入腿外侧肌肉，将药液注入。

5. 静脉注射

（1）尾静脉注射方法：大鼠、小鼠常选用尾静脉注射。注射前，先将动物用鼠筒固定或扣于烧杯中，露出尾巴。将鼠尾浸于温水中 1~2 min，使静脉充血并可使表皮角质软化。这时可见到尾部三根暗红色的尾静脉，注射时，多选用左右两侧的两根静脉，背侧的一根不易固定，很少采用。以左手拇指和示指捏住鼠尾两侧，用中指从下面托起尾巴，以环指和小指夹住尾末梢，右手持连有 4 号针头的注射器，使针头与静脉平行，从尾巴下四分之一（距尾尖 2~3 cm）处进针（此处皮薄易进针）先缓慢注入少量药液，如无阻力，说明针头进入静脉，可继续注入，注完后尾部向注射侧弯曲止血。如果需要多次注射，应尽可能从末端开始注射。通过尾静脉，大鼠一次可注射 1~2 ml 药液；小鼠可注射 0.2～0.5 ml 药液。

（2）耳缘静脉注射方法：耳缘静脉注射是家兔常用的静脉注射方法，兔耳部血管分布清晰，分布在中央的是动脉，外缘为静脉，内缘静脉不易固定，外缘静脉表浅易固定，常用。将兔放入筒内固定好，拔去注射部位被毛，用手指弹动或轻轻揉擦兔耳使静脉充血。用左手拇指和示指压住耳根端，待静脉显著充盈后，右手持连有 6 号针头的注射器尽量从静脉远端刺入，顺血管平行方向深入 1 cm，放松对耳根处血管的压迫，左手拇指和示指移至针头刺入部位，将针头与兔耳固定，然后向外略抽一下注射器针栓，如有回血，即可进行药物注射。注射完拔出针头，用干棉球压住刺孔以免出血。豚鼠的耳静脉注射方法和兔基本相同，只是豚鼠耳静脉很细小，注射应选用小号针头。

三、实验动物胃内给药

（一）小鼠、大鼠、豚鼠的胃内给药方法

首先制备灌胃针。选择输血针头或腰穿针头，磨齐尖端斜面，再用焊锡在尖头周围焊圆头，焊时注意不能堵塞针孔。也可用硬质细玻璃烧制成圆头作为导管。灌胃时，将针头接在注射器上，吸入液，采取手法固定，右手持注射器，将灌胃针插入动物口中，沿咽后壁徐徐插入食管。动物应固定垂直体位，插入时应无阻力，如有阻力或动物挣扎则应退针或将针拔出，以免损伤或穿破食管以及误入气管。

（二）狗、兔、猫、猴等的胃内给药

将动物固定，用特制的扩口器放入动物口中上下门齿之间，扩口器的宽度可视动物口腔大小而定。灌胃时，将扩口器放于动物上下门齿之后。用绳将之固定于嘴部，将带有弹性的导管，经扩口器上的小孔插入，沿咽后壁而进入食管，此时应检查导管是否正确插入。将导管外口置于一盛水的烧杯中，如不产生气泡，则证明插入食管中，可灌入药液。也可将插管外口对着动物绒毛，观察是否吹动，没有吹动则证明插入食管。

（三）鸡、鸽灌胃方法

将动物固定（可用毛巾裹住）左手将动物头向后拉，使其颈部倾斜，用左手拇指和示指将动物嘴扒开，其他三手指固定好头部，右手接连有鼠灌胃针头的注射器，将灌胃针头由动物舌后壁进入食管，不要像其他动物灌胃时插得那么深，如动物不挣扎，插入针头很顺利，即可缓慢灌入药液。

（四）灌胃注意事项

在给大小鼠灌胃时，注意固定好头部，并使头颈部保持正常位置。进针要沿着右口角顺着食管方向插入胃中，绝不可进针不顺就硬向里插，否则药物会注入肺内，造成死亡。有些动物，特别是幼小动物，对灌胃的耐受能力很低，灌胃时能引起反射性呼吸停止。此时可作人工呼吸，一般情况下可使之很快恢复。

四、实验动物血液标本的采集

（一）动物血液标本的采集

1. 大鼠与小鼠的采血方法

（1）鼠尾采血：手拇指和示指从背部抓住小鼠颈部皮肤，将小鼠头朝下，小鼠固定后将其尾巴置于 50 ℃热水中浸泡数分钟，使尾部血管充盈。擦干尾部，再用剪刀或刀片剪去尾尖 1～2 mm，用试管接流出的血液，同时自尾根部向尾尖按摩。取血后用棉球压迫止血并用 6% 液体火棉胶涂在伤口处止血。每次采血量 0.1 ml。

（2）眼眶静脉丛采血：当需用中等量的血液，而又避免动物死亡时采用本法。左手拇指及示指紧紧握住大鼠或小鼠颈部，压迫颈部两侧使眶后静脉丛充血，但用力要恰当，防止动物窒息死亡。右手持玻璃毛细管从右眼或左眼内眦部以 45° 角刺入，刺入深度小鼠约 2～3 mm，大鼠 4～5 mm。若遇阻力稍后退调整角度后再刺入，如穿刺适当，血液能自然流入毛细管内。得到所需的血量后，即除去加于颈部的压力，拔出玻璃毛细管，用干棉球压迫止血。

（3）摘除眼球采血：左手抓住小鼠颈部皮肤，轻压在实验台上，取侧卧位，左手示指尽量将小鼠眼周皮肤往颈后压，使眼球突出。用眼科弯镊迅速夹去眼球，将鼠倒立，用器皿接住流出的血液。采血完毕立即用纱布压迫止血。每次采血量 0.06～0.1 ml。

（4）断头采血：当需用较大量的血液，而又不需继续保存动物生命时采用本法。左手握住动物，右手持剪刀，快速剪掉头颈部，倒立动物让血液滴入容器。需注意防止断毛落入容器中。

（5）心脏采血：小鼠仰卧位固定，剪去胸前区被毛，皮肤消毒后，用左手示指在左侧第 3～4 肋间触摸到心搏处，右手持带有 4～5 号针头的注射器，选择心搏最强处穿刺，当刺中心脏时，血液会自动进入注射器。每次采血量 0.5～0.6 ml。

2. 家兔采血方法

（1）耳缘静脉采血：本法为最常用的取血方法之一，可多次反复取血。将家兔固定于兔箱中，拔掉拟采血耳缘部细毛，用手指轻轻弹耳或电灯照射兔耳，使耳部血管扩张，然后消毒，直接用注射器进针耳缘静脉抽取血液，也可左手压迫耳根，用针头刺破静脉或以刀片在血管上切一小口，让血液自然流出。采血完毕后用干棉球压迫止血。

（2）心脏穿刺采血：将家兔仰卧位固定在兔台上或由助手捉持，在左胸第 2～4 肋部剪毛，常规消毒。于第 3～4 肋胸骨左缘心跳最明显处穿刺，针头刺入心脏后即见血液涌入注射器。采血完毕迅速将针头拔出，这样心肌上的穿刺孔较易闭合，针眼处用乙醇棉球压迫止血。体重 2 kg 的家兔每隔 2～3 周可重复采血 10～20 ml。

（3）股动脉采血：家兔仰卧固定在兔台上，左手拉直动物后肢，右手持注射器，以血管搏动为指标，将针头刺入股动脉。若已刺入动脉，即有鲜红色血液流入注射器。抽血完毕迅速拔出针头，用干棉球压迫止血。

3. 犬的采血方法

（1）后肢外侧小隐静脉和前肢皮下头静脉采血：本法最常用，且方便。后肢外侧小隐静脉位于后肢胫部下 1/3 的外侧浅表的皮下，由前侧走向后上侧，前肢皮下头静脉位于前肢脚爪上方背侧的正前方。抽血前，将犬固定在犬固定台上或使犬侧卧，由助手固定好。剪去抽血部位的被毛，常规消毒。一人用力压迫静脉近心端或用止血带绑紧，使静脉充盈，另一人持注射器进行静脉穿刺。取得所需血量后拔出针头，以干棉球压迫止血。

（2）耳缘静脉采血：当需少量血液或做血常规检查时，可用此法。剪毛后先用手指轻轻弹犬耳或电灯照射犬耳，使耳部血管扩张，然后消毒，直接用注射器进针耳缘静脉抽取血液，也可左手压迫耳根，用针头刺破静脉或以刀片在血管上切一小口，让血液自然流出。采血完毕用干棉球压迫止血。

【注意事项】

1. 实验动物一次采血量过多或采血过于频繁，都可影响动物健康，造成贫血甚至死亡。

2. 采血方法的选择，主要取决于实验的目的和所需血量的多少，所需血量较少时可刺破组织取毛细血管的血，当需血量较多时可做静脉采血，若需反复多次静脉采血时，应自远心端开始。

3. 若需抗凝全血，在注射器或试管内需预先加入抗凝剂，常用的抗凝剂有：

（1）草酸钾：常用于供检验用血液样品的抗凝。在试管内加饱和草酸钾溶液 2 滴，均匀浸湿管壁后，放入烘箱（80 ℃）烤干，包好备用。每管能使 3 ~ 5 ml 血液不凝固，用于供钾、钙含量测定的血样不能用草酸钾抗凝。

（2）肝素：取 1% 肝素溶液 0.1 ml 于试管内，均匀浸湿管内壁，放入烘箱（80 ~ 100 ℃）中烤干。每管能使 5 ~ 10 ml 血液不凝固。市售的肝素注射液每毫升含肝素 12 500 U，相当于肝素钠 125 mg。

（3）柠檬酸钠：3.8% 柠檬酸钠溶液 1 份可使 9 份血液不凝固，用于红细胞沉降率测定。因其抗凝作用较弱而碱性较强，不适用于供化验使用的血液样品。

五、动物的安乐死方法

安乐死是动物实验中常用来处死实验动物的一种手段，这是从人道主义和动物保护角度，在不影响实验结果的同时，尽快让动物无痛苦死去的方法。实验动物安乐死，有的是因为中断实验而淘汰动物的需要，有的是因为实验结束后做进一步检查的需要，有的是因为保护健康动物而处理患病动物的需要。实验动物安乐死常用的方法有：颈椎脱臼法、空气栓塞法、放血法、断头法、药物法等。选择哪种安乐死方法，要根据动物的品种（系）、实验目的、对脏器和组织细胞各阶段生理生化反应有无影响来确定。确保时间短，无痛苦。

一般遵循以下原则：

1. 尽量减少动物的痛苦，尽量避免动物产生惊恐、挣扎、喊叫。

2. 注意实验人员安全，特别是在使用挥发性麻醉剂（乙醚、安氟醚、三氟乙烷）时，一定要远离火源。

3. 方法容易操作。

4. 不能影响动物实验的结果。

5. 尽可能地缩短致死时间，即安乐死开始到动物意识消失的时间。

6. 判定动物是否被安乐死，不仅要看呼吸是否停止，而且要看神经反射、肌肉松弛等状况。

（一）颈椎脱臼法

颈椎脱臼法就是将动物的颈椎脱臼，使脊髓与脑髓断开，致使动物无痛苦死亡。由于颈椎脱臼法既能使动物很快丧失意识，减少痛苦，又容易操作。同时，破坏脊髓后，动物内脏未受损坏，脏器可以用来取样。所以该方法被认为是一种很好的动物安乐死方法。颈椎脱臼法最常用于小鼠、大鼠，也用于沙鼠、豚鼠、兔。

1. 小鼠颈椎脱臼的方法　首先将小鼠放在饲养盒盖上，一只手抓住鼠尾，稍用力向后拉，另一只手的拇指和示指迅速用力往下按住其头部，或用手术剪刀或镊子快速压住小鼠的颈部，两只手同时用力，使之颈椎脱臼，从而造成脊髓与脑髓断离，小鼠就会立即死亡。

2. 大鼠颈椎脱臼的方法　基本上与小鼠的方法相同，但是需要较大的力，并且要抓住大鼠尾的根部（尾中部以下皮肤易拉脱，不好用力），最好采用旋转用力拉。

3. 沙鼠颈椎脱臼的方法　基本上与大鼠的方法相同，但由于沙鼠善于跳跃，在按其头部的时候，速度尽量快些。

4. 豚鼠的颈椎脱臼方法　先用左手以稳准的手法迅速扣住其背部，抓住其肩胛上方，用手指紧握住颈部，然后用右手紧握住其两条后腿，旋转用力拉。

5. 兔的颈椎脱臼的方法　对于 1 kg 以下的仔兔，操作时，将右手除拇指以外的四指放在耳后，左手紧紧握住兔的后腿，用右手握住头颈交接部，使其身体方向与头部方向呈垂直，用力向前拉，兔很快就会死亡。对于 1 kg 以上的兔，也可采用颈椎脱臼的方法，但是需要两个人来操作，一人用两手于耳后抓紧其头部，另一人用两手紧紧握住其后腿，然后同时旋转用力拉。

（二）空气栓塞法

空气栓塞法是将一定量的空气，由静脉推入动物循环系统内，使其发生栓塞而死。当空气注入静脉后，可在右心随着心脏的跳动使空气与血液相混致血液呈泡沫状，随血液循环到全身各处。空气进入肺动脉可阻塞其分支，进入心脏冠状动脉可造成冠状动脉阻塞，发生严重的血液循环障碍，动物很快死亡。空气栓塞法主要用于较大动物的安乐死，如兔、猫、犬等。操作时用注射器将空气急速注入静脉。一般兔、猫需要注入空气 10 ~ 20 ml，犬需要注射 70 ~ 150 ml。

（三）放血法

所谓放血法就是一次性放出动物大量的血液，致使动物死亡的方法。由于采取此法，动物十分安静，痛苦少，同时对脏器无损伤，对活杀采集病理切片也很有利。因此，放血法是安乐死时常选用的方法之一。放血法常用于小鼠、大鼠、豚鼠、兔、猫、犬等。小鼠、大鼠可采用摘眼球大量放血致死。豚鼠、兔、猫可一次采取大量心脏血液致死。犬可采取颈动脉、股动脉放血。

具体操作如下：

1. 犬的颈动脉放血。在麻醉状态下，暴露出犬的颈动脉，在两端用止血钳夹住，插入套管，然后放松心脏侧的钳子，轻轻压迫胸部，大量放血致死。

2. 犬股动脉放血。在麻醉状态下，暴露出三角区，用手术刀在三角区作一个约 10 cm 的横切口，将股动脉全部切断，立即喷出血液，用一块湿纱布不断擦去股动脉切口处的血液和凝块，同时不断用自来水冲洗流血，使股动脉保持通畅，犬就会在 5 分钟内死亡。

（四）断头法

断头法是指用剪刀在动物颈部将其头剪掉，大量失血而死亡。断头法看起来残酷，但因是一瞬间的经过，动物的痛苦时间不长，并且脏器含血量少，便于采样检查，所以也被列为安乐死方法的一种。断头法适用于小鼠、大鼠、沙鼠等动物。

1. 小鼠、沙鼠的断头方法　实验时，用左手拇指和示指夹住小鼠或沙鼠的肩胛部，固定、右手持剪刀垂直剪去其头部。

2. 大鼠的断头方法　操作者戴上棉纱手套，用右手握住大鼠头部，左手握住背部，露出颈部，助手用剪刀在鼠颈部将鼠头剪掉。

（五）药物法

1. 药物吸入法　药物吸入是将有毒气体或挥发性麻醉剂，被动物经呼吸道吸入体内而致死。药物吸入法也是安乐死常用方法，适用小鼠、大鼠、沙鼠、豚鼠等小动物。药物吸入常用的气体、麻醉剂有：CO_2、CO、乙醚、氯仿等。现以 CO_2 为例介绍药物吸入法。

操作时，准备 5 倍笼盒大小的透明塑料袋或专用容器，将装动物的笼盒放入透明塑料袋内，把塑料袋包紧、封好，并且将输送 CO_2 用的胶管末端放入塑料袋内。塑料袋内充满气体后，动物很快就会被麻醉而倒下，继续充气 15 秒，然后将胶管拔出，封好袋口，放置一段时间后确定动物是否死亡。放 CO_2 气体时，不宜过快，过快会冻结，致死效果就会减弱。使用固体 CO_2 时，将凝固块放入塑料袋内，使 CO_2 气体蒸发，动物吸入后立即死亡。

由于 CO_2 的比重是空气的 1.5 倍，不燃，无气味，对操作者很安全，动物吸入后没有兴奋期即死亡，处死动物效果确切，所以对各种小动物特别适用。一般使用市售液体 CO_2，高压瓶或者固体 CO_2。

2. 药物注射法　将药物通过注射的方式注入动物体内，使动物死亡。药物注射法常用于较大的动物，如豚鼠、兔、猫、犬等。药物注射常用的药物有氯化钾、巴比妥类麻醉剂、DDT 等。

（1）氯化钾多用于兔、犬，采取静脉注射的方式，使动物心肌失去收缩能力，心脏急性扩张，致心脏弛缓性停跳而死亡。每只成年兔由耳缘静脉注入 10% 氯化钾溶液

5～10 ml；每条成年犬由前肢或后肢下静脉注入 10% 氯化钾溶液 20～30 ml，即可致死。

（2）巴比妥类麻醉剂多用于兔、豚鼠，一般使用苯妥英钠，也可使用硫喷妥钠、戊巴比妥等麻醉剂。用药量为深麻醉剂量的 25 倍左右。豚鼠常用静脉和心脏内给药，也可腹腔内给药，一般 90 mg/kg 的剂量，约 15 分钟内死亡。

（3）DDT 多用于豚鼠、兔、犬。豚鼠皮下注射 0.9 g/kg 体重。兔皮下注射 0.25 g/kg 体重，静脉注射 43 mg/kg 体重。犬静脉注射 67 mg/kg 体重。

六、细胞计数

（一）红细胞计数的方法

【实验原理】

用等渗稀释液将血液稀释一定倍数，充入血细胞计数池，计数一定体积内的红细胞数量，经换算求出每升血液中红细胞数量。

【实验操作】

1. 取中号试管 1 支，加红细胞稀释液 2.0 ml。

2. 用清洁干燥微量吸管取末梢血 10 μl，擦去管外余血后加至红细胞稀释液底部，再轻吸上层清洗吸管 2～3 次立即混匀。

3. 混匀后，用干净微量吸管将红细胞悬液充入计数池，不得有空泡或外溢，充池后静置 2～3 min 后计数。

4. 高倍镜下依次计数中央大方格内四角和正中共 5 个中方格内的红细胞。对压线细胞按"数上不数下、数左不数右"的原则进行计数。见附录图 -1

【实验计算】

红细胞数 /L=5 个中方格内红细胞数 $\times 5 \times 10 \times 200 \times 10^6$=5 个中方格内红细胞数 $\times 10^{10}$

公式中：

$\times 5$　5 个中方格换算成 1 个大方格；

$\times 10$　1 个大方格容积为 0.1 μl，换算成 1.0 μl；

$\times 200$　血液的实际稀释倍数应为 201 倍，按 200 是便于计算；

$\times 10^6$　由 1 μl 换算成 1 L。

（二）白细胞计数

【实验原理】

用等渗稀释液将血液稀释一定倍数，充入血细胞计数池，计数一定体积内的白细胞数量，经换算求出每升血液中白细胞的数量。

【实验操作】

1. 取小试管 1 支，加白细胞稀释液 0.38 ml。

2. 用微量吸管准确吸取血样 20 μl，擦去管外多余血液，将吸管插入小试管中稀释液的底部，轻轻将血放出，并吸取上清液清洗吸管两次，混匀。

3. 待红细胞完全被破坏，再次混匀后，用微量吸管吸取混匀液 10 μl 充入计数池，静置 2～3 min，待白细胞下沉。

4. 用低倍镜计数四角大方格内的白细胞数，对压线细胞按"数上不数下、数左不数右"的原则进行计数。见附录图 -1。

【实验计算】

白细胞数 /L=N/4 × 10 × 20 × 10^6=N/20 × 10^9

式中：

N　4 个大方格中白细胞的总数；

÷4　为每个大方格（即 0.1 μl）内白细胞平均数；

×10　1 个大方格容积为 0.1 μl，换算为 1.0 μl；

×20　血液稀释倍数；

10^6　由 1 μl 换算成 1 L。

【实验矫正】

一些贫血患者血液中有核红细胞增多，会计数在白细胞总数内，应进行校正。

校正公式：白细胞校正数 /L=M × （100/100+N）。

公式中，M 表示未校正前白细胞数，N 表示未在白细胞分类时，计数 100 个白细胞的同时计数到的有核红细胞数。

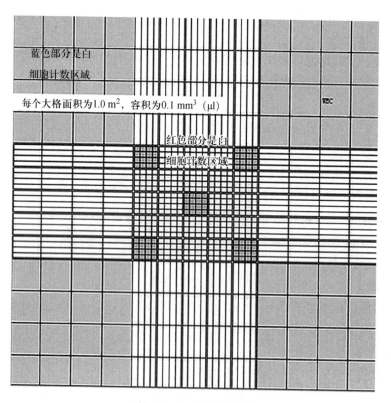

附录图 -1　计数板方法

七、细胞培养

细胞培养（cell culture）是指细胞（包括单个细胞）在体外适宜条件下的生长。细胞培养多在玻璃或一次性塑料器皿中进行。体外细胞培养所需的营养物质与体内基本相同。另外，细胞培养所需的环境，如温度、气体、水质、pH 值、渗透压等均有严格的要求。根据细胞生物学的特点，细胞培养可分为原代培养（primary culture）和传代培养（passage culture）。

（一）细胞培养的基本条件

细胞培养的首要条件是保证细胞培养环境中不存在细菌、真菌、支原体等其他微生物。换句话说，无菌是细胞培养的首要条件。细胞生存所需要的营养和环境则是细胞培养的基本条件。

1. 营养　能进入细胞内被细胞利用并参与细胞代谢活动的物质属细胞营养物质，主要有糖、氨基酸和维生素三大类。培养细胞的过程有氧氧化和无氧酵解的强度都很大，六碳糖是其主要的能源，也是合成某些氨基酸的原糖，经乙酰 CoA 可合成脂肪，经糖酵解通路能合成核酸。

所有细胞都需要以下 12 种氨基酸：精氨酸、胱氨酸、异亮氨酸、亮氨酸、赖氨酸、蛋氨酸、苯丙氨酸、苏氨酸、色氨酸、组氨酸、酪氨酸和缬氨酸。它们都是细胞用以合成蛋白质的必需原料。另外，还需要谷氨酸，它能促进各种氨基酸通过细胞膜。

培养细胞还需要多种维生素，如生物素、叶酸、烟酰胺、泛酸、吡哆酸、核黄素、硫胺素以及维生素 B_{12}、维生素 C 等。这些维生素在很多常用的合成培养液中均作为组成成分。脂溶性维生素对细胞生长也有作用。

除了基本营养物质外，细胞生长还需要一些基本元素，如钠、钾、钙、镁、氮和磷，还有一些微量元素，如铁、锌、硒、铜和锰。

营养液常配制成成品出售，如 RPMI-1640，DMEM、TC199、Eagle's MEM 等多种培养液。但是，在使用合成培养液时，仍需要加入一些天然成分的营养物，如人和动物的血清、血浆和鸡胚浸液等。目前，常用的血清以胎牛血清或新生小牛血清为主。

2. 环境　体外细胞培养所需的环境要求与体内环境相近，首要条件是培养细胞生存的环境必须保证无毒和无菌。在体内由于有强大的免疫系统，对侵入体内的有害物质可进行抵抗和清除，使细胞不受危害。但当细胞被置于体外培养后，便失去了对微生物和有害物质的防御能力，一旦被污染即可导致细胞的死亡。因此，在体外培养细胞过程中，保证细胞生存环境无任何污染是维持细胞生存的基本条件。细胞培养还必须具有适宜的温度、湿度，气体环境和氢离子浓度，即 pH 值。

（二）细胞培养用器材的准备

1. 单蒸馏水蒸馏器、双蒸馏水蒸馏器、酸缸、烤箱、高压锅、储品柜（放置未消毒物品）、储品柜（放置消毒过的物品）、包装台。

2. 配液室的设备：扭力天平和电子天平（称量药品）、pH 计（测量培养液 pH 值）、磁力搅拌器（用于配置溶液室搅拌溶液）。

3. 培养室的设备：液氮罐、储品柜（存放杂物）、日光灯和紫外线灯、空气净化器系统、低温冰箱（-80 ℃）、空调、二氧化碳缸瓶、边台（书写实验记录）。

4. 无菌间的设备：离心机（收集细胞）、超净工作台、倒置显微镜、CO_2 孵箱（孵育培养物）、水浴锅、三氧消毒杀菌机、4 ℃冰箱（放置血清和培养液）。

（三）无菌室的灭菌

1. 定期打扫无菌室　每周打扫一次，先用自来水拖地、擦桌子、超净工作台等，然后用 3‰甲酚皂液或者苯扎溴铵或者 0.5% 过氧乙酸擦拭。

2. CO_2 孵箱（培养箱）灭菌　先用 3‰苯扎溴铵擦拭，然后用 75% 乙醇擦拭或者 0.5% 过氧乙酸，再用紫外灯照射。

3. 实验前灭菌　打开紫外线灯、三氧杀菌机、空气净化器系统各 20 ~ 30 min。

4. 实验后灭菌　用 75% 乙醇（或 3‰苯扎溴铵）擦拭超净台、边台、倒置显微镜的载物台。

（四）实验人员的无菌准备

1. 肥皂洗手。

2. 穿好隔离衣、戴好隔离帽、口罩、放好拖鞋。

3. 用 75% 乙醇棉球擦净双手。

（五）无菌操作的演示

1. 凡是带入超净工作台内的乙醇、PBS、培养液、胰蛋白酶的瓶子均要用 75% 乙醇擦拭瓶子的外表面。

2. 靠近酒精灯火焰操作。

3. 器皿使用前过火灭菌。

4. 继续使用的器皿（如瓶盖、滴管）要放在高处，使用时仍要过火。

5. 各种操作要靠近酒精灯，动作要轻、准确，不能乱碰。如吸管不能碰到废液缸。

6. 吸取两种以上的使用液时要注意更换吸管，防止交叉污染。

◆ 实验一　原代细胞培养 ◆

原代细胞培养即为初代细胞培养，是从供体直接取材获取细胞后接种培养到第一次传代，一般持续 1 ~ 4 周。体内细胞生长在动态平衡环境中，而体外细胞培养的生存环境是平皿，培养瓶或其他容器，其生存空间和营养是有限的，当细胞增殖达到一定密度时，需要分离出一部分细胞和更新营养液，这一过程称为传代（passage or subculture）。在第一次传代之前称为原代细胞培养。在原代培养期间，细胞的生物学性状尚未发生很大变化，仍具有二倍体遗传性，在一定程度上能反映体内状态。此期细胞呈活跃状态，可见细胞分裂但不旺盛。

【实验材料】

1. 材料　培养瓶、试管、移液管、巴斯德吸管、废液缸、75% 乙醇棉球、酒精灯，培养细胞。

2. **药品**　培养液（RPMI-1640 培养液或 DMEM 培养液）、小牛血清或胎牛血清、0.25% 胰蛋白酶、HBSS。

3. **仪器**　CO_2 培养箱、倒置显微镜、超净台。

【**实验操作**】

1. 入无菌室之前用肥皂洗手，用 75% 乙醇擦拭消毒双手。

2. 倒置显微镜下观察细胞形态，确定细胞是否需要传代及细胞需要稀释的倍数。将培养液置 37 ℃下预热。

3. 超净台台面应整洁，用 0.1% 苯扎溴铵溶液擦净。

4. 打开超净台的紫外线灯照射台面 20 min 左右，关闭超净台的紫外线灯，打开抽风机清洁空气，除去臭氧。

5. 点燃酒精灯；取出无菌试管、巴斯德吸管和刻度吸管；安上橡皮头；过酒精灯火焰略烧后插在无菌试管内。

6. 将培养用液瓶口用 75% 乙醇消毒，过酒精灯火焰后斜置于酒精灯旁的架子上。

7. 倒掉培养细胞的旧培养液。酌情可用 2～3 ml HBSS 洗去残留的旧培养液，或用少量胰蛋白酶刷洗一下。

8. 每个大培养瓶加入 1 ml 胰蛋白酶，小瓶用量酌减，盖好瓶盖后在倒置显微镜下观察，当细胞收回突起变圆时立即翻转培养瓶，使细胞脱离胰蛋白酶，然后将胰蛋白酶倒掉。注意勿使细胞提早脱落入消化液中。

9. 加入少量的含血清的新鲜培养液，反复吹打消化好的细胞使其脱壁并分散，再根据分传瓶数补加一定量的含血清的新鲜培养液（7～10 ml/ 大瓶，3～5 ml/ 小瓶）制成细胞悬液，然后分装到新培养瓶中。盖上瓶盖，适度拧紧后再稍回转，以利于 CO_2 气体的进入，将培养瓶放回 CO_2 培养箱。

10. 对悬浮培养细胞，步骤 7～9 不做。可将细胞悬液进行离心去除旧培养液上清，加入新鲜培养液，然后分装到各瓶中。

【**注意事项**】

1. 传代培养时要注意无菌操作并防止细胞之间的交叉污染。所有操作要尽量靠近酒精灯火焰。每次最好只进行一种细胞的操作。每一种细胞使用一套器材。培养液应严格分开。

2. 每天观察细胞形态，掌握好细胞是否健康的标准，即健康细胞的形态饱满，折光性好。生长致密时即可传代。

3. 如发现细胞有污染迹象，应立即采取措施，一般应弃置污染的细胞，如果必须挽救，可加含有抗生素的 HBSS 或培养液反复清洗，随后培养基中加入较大量的抗生素，并经常更换培养基等。

◆ 实验二　细胞传代培养 ◆

【实验原理】

细胞在培养瓶长成致密单层后，已基本上饱和，为使细胞能继续生长，同时也将细胞数量扩大，就必须进行传代（再培养）。

传代培养也是一种将细胞种保存下去的方法。同时也是利用培养细胞进行各种实验的必经过程。悬浮型细胞直接分瓶就可以，而贴壁细胞需经消化后才能分瓶。为了保持细胞正常的二倍体核型，传代培养一般只培养到 10 代。

【实验材料】

1. 细胞　贴壁细胞株。
2. 试剂　0.25% 胰蛋白酶、1640 培养液（含 10% 小牛血清）。
3. 仪器和器材　倒置显微镜、培养箱、培养瓶、吸管、废液缸等。

【实验操作】

1. 将长满细胞的培养瓶中原来的培养液弃去。
2. 加入 0.5 ~ 1 ml 0.25% 胰蛋白酶溶液，使瓶底细胞都浸入溶液中。
3. 瓶口塞好橡皮塞，放在倒置镜下观察细胞。随着时间的推移，原贴壁的细胞逐渐趋于圆形，在还未漂起时将胰蛋白酶弃去，加入 10 ml 培养液终止消化。

观察消化也可以用肉眼，当见到瓶底发白并出现细针孔空隙时终止消化。一般室温消化时间约为 1-3 min。

4. 用吸管将贴壁的细胞吹打成悬液，分到另外 2 ~ 3 瓶中，加入培养液塞好橡皮塞，置 37 ℃下继续培养。第二天观察贴壁生长情况。

【消化液配制方法】

1. 称取 0.25 克胰蛋白酶（活力为 1∶250），加入 100 ml 无 Ca^{2+}、Mg^{2+} 的 HBSS 溶解，滤器过滤除菌，4 ℃保存，用前可在 37 ℃下回温。
2. 胰蛋白酶溶液中也可加入 EDTA，使最终浓度达 0.02%。

◆ 实验三　细胞的冻存与复苏 ◆

细胞冻存是细胞保存的主要方法之一。利用冻存技术将细胞置于 –196 ℃液氮中低温保存，可以使细胞暂时脱离生长状态而将其细胞特性保存起来，这样在需要的时候再复苏细胞用于实验。而且适度地保存一定量的细胞，可以防止因正在培养的细胞被污染或其他意外事件而使细胞丢种，起到了细胞保种的作用。

一、常规解冻

【实验材料】

1. 仪器　净化工作台、离心机、恒温水浴箱、冰箱（4 ℃、–20 ℃、–70 ℃）、倒置相差显微镜、培养箱、液氮冰箱。

2. 玻璃器皿　吸管（弯头、直头）、培养瓶、玻璃瓶（250 ml、100 ml）、废液缸。

3. 塑料器皿　吸头、枪头、胶塞、移液管（10 ml）、15 ml 离心管、冻存管（1~2 ml）。

4. 其他物品　微量加样枪、红细胞计数板、记号笔、医用橡皮膏、移液枪。

5. 试剂　D-HBSS、小牛血清、培养液、双抗（青霉素、链霉素）、胰蛋白酶（0.08%）、1 mol/L HCl、7.4% NaHCO$_3$、DMSO（分析纯）或无色新鲜甘油。

【实验操作】

（一）细胞冻存

1. 配制含 10% DMSO 或甘油、10%~20% 小牛血清的冻存培养液。

2. 取对数生长期的细胞，用含胰蛋白酶消化液把单层生长的细胞消化下来，悬浮生长的细胞则直接将细胞移至 15 ml 离心管中。

3. 离心 1000 r/min，5 min。

4. 去除胰蛋白酶及旧的培养液，加入适量配制好的冻存培养液，用吸管轻轻吹打使细胞均匀，计数，调节冻存液中细胞的最终密度为 5×10^6~1×10^7 个 /ml。

5. 将细胞分装入冻存管中，每管 1~1.5 ml。

6. 在冻存管上标明细胞的名称，冻存时间及操作者。

7. 标准的冻存程序为降温速率 –1~–2 ℃/min；当温度达 –25 ℃以下时，可增至 –5~–10 ℃/min；到 –100 ℃时，则可迅速浸入液氮中。也可将装有细胞的冻存管放入 –20 ℃冰箱 2 h，然后放入 –70 ℃冰箱中过夜，取出冻存管，移入液氮容器内。

（二）细胞复苏

1. 从液氮容器中取出冻存管，直接浸入 37 ℃温水中，并不时摇动令其尽快融化。

2. 从 37 ℃水浴中取出冻存管，打开盖子，用吸管吸出细胞悬液，加到离心管并滴加 10 倍以上培养液，混匀。

3. 离心，1000 r/min，5 min。

4. 弃去上清液，加入含 10% 小牛血清培养液重悬细胞，计数，调整细胞密度，接种培养瓶，37 ℃培养箱静置培养。

5. 次日更换一次培养液，继续培养。

【注意事项】

1. 从增殖期到形成致密的单层细胞以前的培养细胞都可以用于冻存，但最好为对数生长期细胞。在冻存前一天最好更换一次培养液。

2. 将冻存管放入液氮容器或从中取出时，要做好防护工作，以免冻伤。

3. 冻存和复苏最好用新配制的培养液。

二、其他常用冻存和复苏方法

（一）冻存和复苏的原则——慢冻快融

当细胞冷到零度以下，可以产生以下变化：细胞器脱水，细胞中可溶性物质浓度升高，并在细胞内形成冰晶。

如果缓慢冷冻，可使细胞逐步脱水，细胞内不致产生大的冰晶；相反，结晶就大，大结晶会造成细胞膜、细胞器的损伤和破裂。复苏过程应快融，目的是防止小冰晶形成大冰晶，即冰晶的重结晶。

（二）慢冻程序

1. 标准程序　采用细胞冻存器。

当温度在 –25 ℃以上时，1 ~ 2 ℃/min；

当温度达 –25 ℃以下时，5 ~ 10 ℃/min；

当温度达 –100 ℃时，可迅速放入液氮中。

2. 简易程序　将冷冻管（管口要朝上）放入纱布袋内，纱布袋系以线绳，通过线绳将纱布袋固定于液氮罐罐口，按每分钟温度下降 1 ~ 2 ℃的速度，在 40 min 内降至液氮表面过夜，次日清晨投入液氮中。

3. 传统程序　冷冻管置于 4 ℃ 10 min → –20 ℃ 30 min → –80 ℃ 16 ~ 18 h（或隔夜）→ 液氮槽长期储存。

（三）低温保护剂的应用

1. 在细胞冻存时加入低温保护剂，能大大提高冻存效果。

2. 常用的低温保护剂是 DMSO，它是一种渗透性保护剂，可迅速透入细胞，提高细胞膜对水的通透性，降低冰点，延缓冻结过程，能使细胞内水分在冻结前透出细胞外，在胞外形成冰晶，减少胞内冰晶，从而减少冰晶对细胞的损伤。

（四）细胞冻存方法

1. 预先配制冻存液

（1）10% DMSO+ 细胞生长液（20% 血清 + 基础培养液）

（2）10% 甘油 + 细胞生长液（20% 血清 + 基础培养液）

2. 取对数生长期细胞，经胰蛋白酶消化后，加入适量冻存液，用吸管吹打制成细胞悬液（1×10^6 ~ 5×10^6 个细胞 /ml）。

3. 加入 1 ml 细胞于冻存管中，密封后标记冷冻细胞名称和冷冻日期。液氮长期保存。

（五）保存细胞的复苏方法

1. 快速解冻，冻存细胞从液氮中取出后，立即放入 37 ℃水浴中，轻轻摇动冷冻管，使其在 1 分钟内全部融化（不要超过 3 分钟）。

2. 解冻后的细胞可直接接种到含完全生长培养液的细胞培养瓶中直接进行培养，24 小时后再用新鲜完全培养液替换旧培养液，以去除 DMSO。

3. 如果细胞对冷冻保护剂特别敏感，解冻后的细胞应先通过离心去除冷冻保护剂，然后再接种到含完全生长培养液的培养瓶中。

三、消毒灭菌

（一）消毒灭菌的热力灭菌方法

分为干热灭菌法和湿热灭菌法两大类。干热灭菌法有焚烧、烧灼、干烤、红外线灯。湿热消毒灭菌法有：煮沸法、流通蒸汽法、间歇灭菌法、巴氏消毒法、高压蒸汽灭菌法，在同一温度下，湿热的效力比干热大。这是因为：①蛋白质凝固所需的温度与其含水量有关，含水量越大，发生凝固所需温度越低。湿热灭菌的菌体蛋白吸收水分，因此同一温度温度比干热空气中易于凝固。②湿热灭菌过程中蒸汽释放出大量潜热，加速提高湿度。因此湿热灭菌比干热所需温度要低，在同一温度下则湿热灭菌所需时间比干热灭菌短。③湿热的穿透力比干热大，可使深部也能达到灭菌温度。

1. 煮沸法　煮沸消毒法适用于耐湿、耐高温的物品，如金属、搪瓷、玻璃、橡胶等。将水煮沸（100 ℃）后经 5 ~ 10 min，可杀灭细菌繁殖体。在水中加入 1% ~ 2% 碳酸氢钠溶液，沸点可达 105 ℃，并有去污防锈作用。煮前物品洗净，煮时物品完全浸没在水中。水沸后开始计时，若中途加入物品，则在第二次水沸后重新计时。注意事项：玻璃类用纱布包好，冷水或温水时放入；橡胶类用纱布包裹，待水沸后放入；器械的轴节及容器的盖要打开，大小相同的碗、盆不能重叠；较小的物品要用纱布包好使其沉入水中；尖锐器械不宜用此方法，以免受热损坏变钝。

2. 流通蒸汽法　又称常压蒸汽消毒法，是在 101 千帕（1 个标准大气压）下，用 100 ℃左右的水蒸气进行消毒。这种消毒方法常用于不耐高温、高压物品的消毒。流通蒸汽消毒时，消毒时间应从水沸腾后有蒸汽冒出时开始计算。消毒物品包装不宜过大、过紧，吸水物品不要浸湿后放入，在常压下，蒸汽温度达到 100 ℃保持 30 分钟能杀死细菌的繁殖体，但不能杀死细菌的芽孢和真菌孢子。要杀死耐热性的芽孢，必须延长灭菌时间，一般为 6 ~ 8 h。缺点是灭菌时间长，能源消耗量大，稍不注意就有灭菌不彻底的现象发生。

3. 间歇灭菌法　间歇灭菌法是用蒸汽灭菌器或用蒸笼加热至 100 ℃保持 30 min，每日进行 1 次，连续使用 3 天。第一次加热后，细菌的繁殖体即被杀灭，而芽孢还能存活。为了使芽孢发芽成繁殖体，将被消毒的物品过夜，次日再加热 1 次，则可杀死由芽孢生成的繁殖体。为了达到彻底灭菌的目的，按上述方法再进行第 3 次加热，这样所有的芽孢将被杀灭。应用间歇灭菌法，在间歇期必须提供芽孢发芽所需的条件。对不具备芽孢发芽条件的物品，则不能用此法灭菌。

4. 巴氏消毒法　将混合原料加热至 68 ~ 70 ℃，并保持此温度 30 min 后急速冷却到 4 ~ 5 ℃。因为一般细菌的致死点均为温度 68 ℃与时间 30 min 以下，所以将混合原料经此法处理后，可杀灭其中的致病性细菌和绝大多数非致病性细菌；混合原料加热后突然冷却，急剧的冷热变化也可以促使细菌的死亡。

在一定温度范围内，温度越低，细菌繁殖越慢；温度越高，繁殖越快（一般微生物生长的适宜温度为 28 ~ 37 ℃）。但温度太高，细菌就会死亡。不同的细菌有不同的最适生长温度和耐热、耐冷能力。巴氏消毒其实就是利用病原体不是很耐热的特点，用适当的温度和保温时间处理，将其全部杀灭。但经巴氏消毒后，仍保留了小部分无害或有益、较耐热的细菌或细菌芽孢，因此巴氏消毒牛奶要在 4 ℃左右的温度下保存，且只能保存 3 ~ 10 天，最多 16 天。

5. 高压蒸汽灭菌法　利用高温高压蒸汽进行灭菌的方法。高压蒸汽灭菌可以杀死一切微生物，包括细菌的芽孢、真菌的孢子或休眠体等耐高温的个体。灭菌的蒸汽温度随蒸汽压力增加而升高，增加蒸汽压力，灭菌的时间可以大大缩短。因此，它是一种最有效的、使用最广泛的灭菌方法。使用高压蒸汽灭菌时，应注意以下几点：

（1）灭菌锅内的冷气必须排尽。

（2）灭菌锅内的培养基必须排列疏松，使蒸汽畅通。

（3）灭菌完毕，应缓慢减压。

（4）注意棉塞防湿。

6. 干烤灭菌　利用干烤箱加热至 160～180 ℃两小时，可杀灭一切微生物芽孢。主要用于玻璃器皿、瓷器等灭菌。

7. 烧灼和焚烧　烧灼是直接用火焰杀灭微生物，适用于微生物实验室接种针等不怕热的金属器材的灭菌。焚烧是彻底的消毒方法，但仅限于处理废弃的污染物，如无用的衣服、纸张、垃圾等。焚烧应在专用的焚烧炉内进行。

8. 红外线灭菌　红外线是一种 0.77～1000 μm 波长的电磁波，有较好的热效应，由于 1～10 μm 波长的热效应最强也被认为是一种干热灭菌，红外线由红外线灯泡产生不需要经空气传导所以加热速度快，但热效应只能在照射到的物体表面产生。因此，不能使整个物体均匀受热，红外线杀菌作用与干热相似，多用于医疗器械的灭菌。

（二）辐射法

紫外线杀菌灯（紫外线灯）在紫外线波段内，250～270 nm 范围内杀菌力最强。杀菌管能产生 253.7 nm 的紫外线最强，这与 DNA 的吸收光谱范围一致。紫外线主要是通过对微生物（细菌、病毒、芽孢等病原体）的辐射损伤和破坏核酸的功能使微生物致死，从而达到消毒的目的。紫外线对核酸的作用可导致键和链的断裂、股间交联和形成光化产物等，从而改变 DNA 的生物活性，使微生物自身不能复制，这种紫外线损伤也是致死性损伤。紫外线穿透力较弱，普通玻璃、纸张、尘埃、水蒸气等均能阻挡紫外线，故只能用于手术室、传染病房、细菌实验室的空气消毒，或用于不耐热物品的表面消毒。杀菌波长的紫外线对人体皮肤、眼睛有损伤作用，使用时应注意防护。

（三）超声波除菌

频率高于 20 000 Hz 的声波不被人耳感受，称为超声波。超声波可裂解多数细菌，尤其是革兰氏阴性菌更为敏感，但往往有残存者。目前超声波主要用于粉碎细胞，提取细胞组分或制备抗原等。超声波裂解细菌的机制主要是超声波通过水时发生的空（腔）化作用，在液体中造成压力改变，应力薄弱区形成许多小空腔，逐渐增大，最后崩破。崩破时的压力可高达 1000 个大气压。

（四）滤过除菌法

滤过除菌法是用物理阻留的方法将液体或空气中的细菌除去，以达到无菌目的，所用的器具是滤菌器。滤菌器含有微细小孔，只允许液体或气体通过，而大于孔径的细菌等颗粒不能通过。滤过法主要用于一些不耐高温灭菌的血清、毒素、抗生素以及空气等的除菌。滤菌器的除菌性能，与滤器材料的特性、滤孔大小、静电作用等因素有关。滤菌器的种类很多，目前常用的有薄膜滤菌器、硝化纤维素滤膜滤菌器、素陶瓷滤菌器、石棉滤菌器（亦称 Seitz 滤菌器）、烧结玻璃滤菌器等。用最大孔径不超过 1 nm 的过滤器可得到无菌滤液，常用于对热不稳定的物质的除菌。空气或其他气体也可通过棉花或超细纤维膜达到除菌的目的。

（五）化学消毒灭菌法

根据化学结构与性质可以将消毒剂分成酶类、醇类、重金属盐类、氧化剂、表面活性剂、烷化剂、染料、酸碱类等。

常用的化学消毒剂：

1. 卤素化合物是有效的杀菌和灭菌剂，用于水、食品、设施消毒。

2. 聚维酮碘常用于皮肤的除菌。

3. 酚类化合物是强效杀菌剂，通常用于物品消毒，温和酚类复合剂也可用于皮肤和黏膜的除菌。

4. 醇类溶解细胞膜脂质和破坏细胞蛋白，一般起抑菌作用。

5. 过氧化氢具有杀菌效能，用于伤口防腐和器具消毒。高浓度的过氧化氢有杀灭芽孢的性能。

6. 表面活性剂降低细胞膜表面张力，引起细胞破裂，既有清洁作用又有除菌作用，用于皮肤黏膜除菌和器具消毒。

7. 醛类破坏微生物酶系统，有潜在灭菌作用。烷化剂具高效的杀菌性能，是高效杀菌剂，但对组织具有毒性作用和致癌作用。

（梁立春）

◆ 实验四　动物组织基因组 DNA 的提取 ◆

基因组 DNA 的提取通常用于构建基因组文库、Southern 杂交及 PCR 分离基因等。利用基因组 DNA 较长的特性，可以将其与细胞器或质粒等小分子 DNA 分离。不同生物（植物、动物、微生物）的基因组 DNA 的提取方法有所不同；不同种类或同一种类的不同组织因其细胞结构及所含的成分不同，分离方法也有差异。本实验介绍的是针对动物组织的基因组 DNA 提取。

【实验目的】

熟悉动物组织基因组 DNA 提取的原理，熟悉操作方法。

【实验原理】

动物组织 DNA 提取是利用阴离子表面活性剂，溶解膜蛋白而破坏细胞膜，加入苯酚 / 氯仿 / 异戊醇使水相中的 RNA 与变性蛋白相中的蛋白质 DNA 分离。通过加入异丙醇或乙醇，使基因组的大分子 DNA 沉淀形成纤维状絮团飘浮其中，而小分子 DNA 则只形成颗粒状沉淀附于壁上及底部。

【实验材料】

1. 组织　哺乳动物新鲜组织。

2. 设备　移液管、高速冷冻离心机、台式离心机、水浴锅。

3. 试剂

（1）分离缓冲液：10 mmol/L Tris-HCl（pH 7.4），10 mmol/L NaCl，25 mmol/L EDTA。

（2）其他试剂：10% 十二烷基磺酸钠、蛋白酶 K（20 mg/ml 或粉剂）、乙醚、酚：氯仿：异戊醇（25∶24∶1）、无水乙醇及 70% 乙醇、5 mol/L NaCl、3 mol/L 醋酸钠（NaAc）、TE 缓冲液、RNA seA（10 μg/μl）。

【实验操作】

1. 切取组织 5 g 左右，剔除结缔组织，吸水纸吸干血液，剪碎放入研钵。

2. 倒入液氮，磨成粉末，加 10 ml 分离缓冲液。

3. 加 1 ml 10% 十二烷基磺酸钠，混匀，此时样品变得很黏稠。

4. 加 50 ul 或 1 mg 蛋白酶 K，37 ℃保温 1 ~ 2 h，直到组织完全解体。

5. 加 1 ml 5 mol/L NaCl，混匀，5000 r/min 离心数秒钟。

6. 取上清液于新离心管，用等体积酚：氯仿：异戊醇（25∶24∶1）抽提。待分层后，3000 r/min 离心 5 min。

7. 取上层水相至干净离心管，加 2 倍体积乙醚抽提（在通风情况下操作）。

8. 移去上层乙醚，保留下层水相。

9. 加 1/10 体积 3 mol/L NaAc，及 2 倍体积无水乙醇颠倒混合沉淀 DNA。室温下静止 10 ~ 20 min，DNA 沉淀形成白色絮状物。

10. 用玻璃棒钩出 DNA 沉淀，70% 乙醇中漂洗后，在吸水纸上吸干，溶解于 1 ml TE 中，−20 ℃保存。

11. 如果 DNA 溶液中有不溶解颗粒，可在 5000 r/min 短暂离心，取上清；如要除去其中的 RNA，可加 5 μl RNAseA（10 μg/μl），37 ℃保温 30 min，用酚抽提后，按步骤 9-10 重新沉淀 DNA。

【注意事项】

1. 组织中的多糖和酶类物质对随后的酶切、PCR 反应等有较强的抑制作用，因此用富含这类物质的材料提取基因组 DNA 时，应考虑除去多糖和酚类物质。

2. 在提取过程中，染色体会发生机械断裂，产生大小不同的片段，因此分离基因组 DNA 时应尽量在温和的条件下操作，如尽量减少酚 / 氯仿 / 异戊醇抽提时间、混匀过程要轻缓，以保证得到较长的 DNA。一般来说，构建基因组文库，初始 DNA 长度必须在 100 kb 以上，否则酶切后两边都带合适末端的有效片段很少。而进行 PCR 分析，DNA 长度可短至 50 kb。

（商　宇）

附录二

教学仪器的使用方法

一、微量移液器

【使用操作】

1. 微量移液器的选择 根据需求选择相应的微量移液器。通常情况下选择标准使用量 35%～100% 范围进行操作，选择这个量程对操作者的操作技巧依赖较少，同时可保证移液的准确性和精度。

2. 量程的调节 遵循由大到小的原则，当由大量程调至小量程时，通过调节按钮迅速调至需要量程，在接近理想值时，将微量移液器横放调至预定值。当由小量程调至大量程时，需注意旋转超过预定值，再回调到预定值。

3. 安装吸头 采用旋转安装法，将微量移液器端垂直插入吸头，轻轻用力压，逆时针旋转 180° 安装，切勿用力过猛。

4. 预洗吸头 先吸取样品，然后排回样品容器，重复 4～6 次。

5. 吸液 洗液前排空吸头，将微量移液器按至第一停点，吸液时缓慢松开，切勿用力过猛，停留靠壁 1～2 秒。

6. 放液 放液时吸头紧贴容器内壁并倾斜 10°～40°，尽可能地放于容器底端，先将排放按钮按至第一停点，稍微停顿 1 秒后，待剩余液体聚集后，再按至第二停点将剩余液体全部压出。

7. 卸去吸头 将吸头用微量移液器指定按钮退下，放入盛有消毒液的容器中。

8. 将微量移液器旋至最大量程。

9. 将微量移液器挂在移液器架上。

【注意事项】

1. 使用前，要注意检查是否有漏液现象。

2. 不要用大量程的移液器移取小体积的液体，应该选择合适的量程范围以免影响准确度。

3. 吸液时，移液器本身不要倾斜，应该垂直吸液，慢吸慢放。

4. 装配吸头时，应选择与移液器匹配的吸头；力量要适中，如果用力过猛会导致吸头难以脱卸。

5. 带有残余液体吸头的移液器应当挂在移液器架上，不能平放。

6. 不要直接按到第二档吸液，一定要按到第一档垂直进入液面几毫米吸液。

7. 不要使用丙酮或强腐蚀性的液体清洗移液器。

【日常维护】

1. 定期清洁移液器，用酒精棉擦拭手柄、弹射器及白套筒外部，降低对样品产生污染的可能性。

2. 严禁用气垫式活塞移液器吸取强挥发性、强腐蚀性的液体（浓酸、浓碱、有机物等）。在吸取高挥发、高腐蚀液体后，应将整支移液器拆开，用蒸馏水冲洗活塞杆及白套筒内壁，并在晾干后安装使用。

3. 严禁用移液器吹打混匀液体。

4. 所设量程在移液器量程范围内，不要将按钮旋出量程，否则会卡住机械装置，损坏移液器。

5. 吸有液体的移液器不应平放，否则枪头内的液体很容易污染枪内部，可能导致枪的弹簧生锈。

6. 移液器在每次实验后应将刻度调至最大，让弹簧回复原型以延长移液器的使用寿命

二、显微镜的使用

（一）普通光学显微镜

【使用操作】

取镜和安放

1. 右手握住镜臂，左手托住镜座，使镜体保持直立。桌面要清洁、平稳，要选择临窗或光线充足的地方。

2. 把显微镜放在实验台上，略偏左（显微镜放在距实验台边缘 7 cm 左右处）。安装好目镜和物镜，检查显微镜是否有毛病，是否清洁，镜身机械部分可用干净软布擦拭。透镜要用擦镜纸擦拭，如有胶或粘污，可用少量二甲苯清洁。

3. 对光。

4. 转动转换器，使低倍物镜对准通光孔（物镜的前端与载物台要保持 2 cm 的距离）。

5. 镜筒升至距载物台 1～2 cm 处，低倍镜对准通光孔。调节光圈和反光镜，光线强时用平面镜，光线弱时用凹面镜，反光镜要用双手转动。若使用的为带有光源的显微镜，可省去此步骤，但需要调节光亮度的旋钮。

6. 安装标本　将玻片放在载物台上，注意有盖玻片的一面一定朝上。用弹簧夹将玻

片固定，转动平台移动器的旋钮，使要观察的材料对准通光孔中央。

7. 调焦时，先旋转粗调焦旋钮慢慢降低镜筒，并从侧面仔细观察，直到物镜贴近玻片标本，然后左眼自目镜观察，左手旋转粗调焦旋钮抬升镜筒，直到看清标本物像时停止，再用细调焦旋钮回调清晰。

操作注意：不应在高倍镜下直接调焦；镜筒下降时，应从侧面观察镜筒和标本间的间距；要了解物距的临界值。

若使用双筒显微镜，如观察者双眼视度有差异，可靠视度调节圈调节。另外双筒可相对平移以适应操作者两眼间距。

8. 若使用单筒显微镜，两眼自然张开，左眼观察标本，右眼观察记录及绘图，同时左手调节焦距，使物象清晰并移动标本视野。右手记录、绘图。镜检时应将标本按一定方向移动视野，直至整个标本观察完毕，以便不漏检，不重复。

光强的调节：一般情况下，染色标本光线宜强，无色或未染色标本光线宜弱；低倍镜观察光线宜弱，高倍镜观察光线宜强。除调节反光镜或光源灯以外，虹彩光圈的调节也十分重要。

9. 观察

（1）低倍镜观察：观察任何标本时，都必须先使用低倍镜，因为其视野大，易发现目标和确定要观察的部位。

（2）高倍镜观察：①从低倍镜转至高倍时，只需略微调动细调焦旋钮，即可使物像清晰。②使用高倍镜时切勿使用粗调焦旋钮，否则易压碎盖玻片并损伤镜头。③转动物镜转换器时，不可用手指直接推转物镜，这样容易使物镜的光轴发生偏斜，造成转换器螺纹受力不均匀而破坏，最后导致转换器报废。

（3）油镜的观察：先用低倍镜及高倍镜将被检物体移至视野中央后，再换油镜观察。油镜观察前，应将显微镜亮度调整至最亮，光圈完全打开。使用油镜时，先在盖玻片上滴加一滴香柏油（镜油），然后降低镜筒并从侧面仔细观察，直到油镜浸入香柏油并贴近玻片标本，然后用目镜观察，并用细调焦旋钮抬升镜筒，直到看清标本时停止并调节清晰。香柏油滴加要适量。油镜使用完毕后高倍镜头一定要用擦镜纸蘸取二甲苯擦去香柏油，再用干的擦镜纸擦去多余二甲苯。

（4）实验完毕，把显微镜的外表擦拭干净。转动转换器，把两个物镜偏到两旁，并将镜筒缓缓下降到最低处，反光镜竖直放置。最后把显微镜放进镜箱里，送回原处。

【注意事项】

1. 切忌单手提取显微镜。

2. 若须移动显微镜，务必将显微镜提起再放至适当位置，严禁推动显微镜（推动时造成的震动可能会导致显微镜内部零件的松动），使用显微镜请务必小心轻放。

3. 使用显微镜时坐椅的高度应适当，观察时更应习惯两眼同时观察，且光圈及光源亮度皆应适当，否则长时间观察时极易感觉疲劳。

4. 转动旋转盘时务必将载物台降至最低点，以免因操作不当而刮伤接目镜镜头。

5. 标本染色或其他任何操作皆应将玻片取下，操作完成后再放回载物台观察，切勿在载物台上操作，以免染色剂或其他液体流入显微镜内部或伤及镜头。

6. 观察完一种材料，欲更换另一种材料时，务必将载物台下降至最低点，换好玻片后再依标准程序重新对焦，切勿直接抽换标本，以免刮伤镜头或玻片标本。

7. 用毕显微镜应将载物台下降至最低点，并将低倍镜对准载物台中央圆孔处，将电源线卷好，盖上防尘罩，并收入存放柜中。

（二）荧光显微镜使用

荧光显微镜（fluorescence microscope）：荧光显微镜是以紫外线为光源，用以照射被检物体，使之发出荧光，然后在显微镜下观察物体的形状及其所在位置。

【标本制作】

荧光显微镜的要求

1. 载玻片　载玻片厚度应在 0.8 ~ 1.2 mm 之间。太厚的玻片，一方面光吸收多，另一方面不能使激发光在标本上聚集。载玻片必须光洁，厚度均匀，无明显自发荧光。有时需用石英玻璃载玻片。

2. 盖玻片　盖玻片厚度在 0.17 mm 左右，光洁。为了加强激发光，也可用干涉盖玻片，这是一种特制的表面镀有若干层对不同波长的光起到不同干涉作用的物质（如氟化镁）的盖玻片，它可以使荧光顺利通过，而反射激发光，这种反射的激发光可激发标本。

3. 标本　组织切片或其他标本不能太厚，若太厚激发光大部分消耗在标本下部，而物镜直接观察到的上部不充分激发。另外，细胞重叠或杂质掩盖，也会影响判断。

4. 封裱剂　封裱剂常用甘油，必须无自发荧光，无色透明，荧光的亮度在 pH 8.5 ~ 9.5 时较亮，不易很快褪去。

5. 镜油　一般暗视野荧光显微镜和用油镜观察标本时，必须使用镜油，最好使用特制的无荧光镜油，也可用甘油代替，液状石蜡也可用，只是折光率较低，对图像质量略有影响。

【使用方法】

1. 打开灯源，超高压汞灯要预热 15 min 才能达到最亮点。

2. 透射式荧光显微镜需在光源与暗视野聚光器之间装上所要求的激发滤片，在物镜的后面装上相应的压制滤片。落射式荧光显微镜需在光路的插槽中插入所要求的激发滤片、双色束分离器、压制滤片的插块。

3. 用低倍镜观察，根据不同型号荧光显微镜的调节装置，调整光源中心，使其位于整个照明光斑的中央。

4. 放置标本片，调焦后即可观察。

5. 观察　例如：在荧光显微镜下用蓝紫光滤光片，观察到经 0.01% 吖啶橙荧光染料染色的细胞，细胞核和细胞质被激发产生两种不同颜色的荧光（暗绿色和橙红色）。

【注意事项】

1. 严格按照荧光显微镜出厂说明书要求进行操作，不要随意改变程序。

2. 应在暗室中进行检查。进入暗室后，接上电源，点燃超高压汞灯5~15 min，待光源发出强光稳定后，眼睛完全适应暗室，再开始观察标本。

3. 防止紫外线对眼睛的损害，在调整光源时应戴上防护眼镜。

4. 每次检查时间以1~2 h为宜，超过90 min，超高压汞灯发光强度逐渐下降，荧光减弱；标本受紫外线照射3~5 min后，荧光也明显减弱；所以，最多不得超过2~3 h。

5. 荧光显微镜光源寿命有限，标本应集中检查，以节省时间，保护光源。天热时，应加电扇散热降温，新换灯泡应从开始就记录使用时间。灯熄灭后欲再用时，须待灯泡充分冷却后才能点燃。一天中应避免数次点燃光源。

6. 标本染色后立即观察，因时间久了荧光会逐渐减弱。若将标本放在聚乙烯塑料袋中4℃保存，可延缓荧光减弱时间，防止封裱剂蒸发。长时间的激发光照射标本，会发生荧光衰减和消失现象，故应尽可能缩短照射时间。暂时不观察时可用挡光板遮盖激发光。

7. 标本观察时应采用无荧光油，应避免眼睛直视紫外光源。

8. 电源应安装稳压器，电压不稳会降低荧光灯的寿命。

（三）倒置显微镜使用

倒置显微镜的构造主要分为三部分：机械部分、照明部分和光学部分。

1. 机械部分

（1）镜座：是显微镜的底座，用以支持整个镜体。

（2）镜柱：是镜座上面直立的部分，用以连接镜座和镜臂。

（3）镜臂：一端连于镜柱，一端连于镜筒，是取放显微镜时手握部位。

（4）镜筒：连在镜臂的前上方，镜筒上端装有目镜，下端装有物镜转换器。

（5）物镜转换器（旋转器）：接于棱镜壳的下方，可自由转动，盘上有3~4个圆孔，是安装物镜部位，转动转换器，可以调换不同倍数的物镜，当听到碰叩声时，方可进行观察，此时物镜光轴恰好对准通光孔中心，光路接通。

（6）镜台（载物台）：在镜筒下方，形状有方、圆两种，用以放置玻片标本，中央有一通光孔，我们所用的显微镜其镜台上装有玻片标本推进器（推片器），推进器左侧有弹簧夹，用以夹持玻片标本，镜台下有推进器调节轮，可使玻片标本作左右、前后方向的移动。

（7）调节器：是装在镜柱上的大小两种螺旋，调节时使镜台作上下方向的移动。①粗调节器（粗螺旋）：大螺旋称粗调节器，移动时可使镜台作快速和较大幅度的升降，所以能迅速调节物镜和标本之间的距离使物象呈现于视野中，通常在使用低倍镜时，先用粗调节器迅速找到物象。②细调节器（细螺旋）：小螺旋称细调节器，移动时可使镜台缓慢地升降，多在运用高倍镜时使用，从而得到更清晰的物象，并借以观察标本的不同层次和不同深度的结构。

2. 照明部分

装在镜台下方，包括反光镜、集光器。

（1）反光镜：装在镜座上面，可向任意方向转动，它有平、凹两面，其作用是将光源光线反射到聚光器上，再经通光孔照明标本，凹面镜聚光作用强，适于光线较弱的时候使用，平面镜聚光作用弱，适于光线较强时使用。

（2）集光器（聚光器）：位于镜台下方的集光器架上，由聚光镜和光圈组成，其作用是把光线集中到所要观察的标本上。

①聚光镜：由一片或数片透镜组成，起汇聚光线的作用，加强对标本的照明，并使光线射入物镜内，镜柱旁有一调节螺旋，转动它可升降聚光器，以调节视野中光亮度的强弱。

②光圈（虹彩光圈）：在聚光镜下方，由十几张金属薄片组成，其外侧伸出一柄，推动它可调节其开孔的大小，以调节光量。

3. 光学部分

（1）目镜：装在镜筒的上端，通常备有 2 ~ 3 个，上面刻有 5×、10× 或 15× 符号以表示其放大倍数，一般装的是 10× 的目镜。

（2）物镜：装在镜筒下端的旋转器上，一般有 3 ~ 4 个物镜，其中最短的刻有"10×"符号的为低倍镜，较长的刻有"40×"符号的为高倍镜，最长的刻有"100×"符号的为油镜，此外，在高倍镜和油镜上还常加有一圈不同颜色的线，以示区别。

显微镜的放大倍数是物镜的放大倍数与目镜的放大倍数的乘积，如物镜为 10×，目镜为 10×，其放大倍数就为 10×10=100 倍。

【操作步骤】

1. 倒置显微镜中最常用的观察方法就是相差。由于这种方法不要求染色，是观察活细胞和微生物的理想方法。通过提供各种聚光器来满足需要，这种方法提供带有自然背景色的、高对比度的、高清晰度的图像。

2. 开机接连电源，打开镜体下端的电控开关。

3. 使用

（1）准备：将待观察对象置于载物台上。旋转三孔转换器，选择较小的物镜。观察，并调节铰链式双目目镜，以舒适为宜。

（2）调节光源：推拉调节镜体下端的亮度调节器至适宜。通过调节聚光镜下面的光栅来调节光源的大小。

（3）调节像距：转三孔转换器，选择合适倍数的物镜；更换并选择合适的目镜；同时调节升降，以消除或减小图像周围的光晕，提高图像的衬度。

（4）观察：通过目镜进行观察结果；调整载物台，选择观察视野。

4. 关机 取下观察对象，推拉光源亮度调节器至最暗。关闭镜体下端的开关，并断开电源。旋转三孔转换器，使物镜镜片置于载物台下侧，防止沾染灰尘。

【注意事项】

1. 所有镜头表面必须保持清洁，落在镜头表面的灰尘，可用洗耳球吹去，也可用软毛刷轻轻掸去。

2. 当镜头表面沾有油污或指纹时，可用脱脂棉蘸少许无水乙醇和乙醚的混合液（3∶7）轻轻擦拭。

3. 不能用有机溶液擦洗其他部件表面，特别是塑料零件，可用软布蘸少量中性洗涤剂清擦。

4. 在任何情况下操作人员不能用棉团、干布块或干镜头纸擦拭镜头表面，否则会刮伤镜头表面，严重损坏镜头，也不要用水擦拭镜头，这样会在镜头表面残留一些水迹，因而可能滋生霉菌，严重损坏显微镜。

5. 仪器工作的间歇期间，为了防止灰尘进入镜筒或透镜表面，可将目镜留在镜筒上盖上防尘塞，或用防尘罩将仪器罩住。

6. 显微镜尽可能不移动，若需移动应轻拿轻放，避免碰撞。

7. 不允许随意拆卸仪器，特别是中间光学系统或重要的机械部件，以免降低仪器的使用性能。

三、离心机的使用

【使用方法】

1. 为了确保安全和离心效果，仪器必须放置在坚固的水平台面上，工程塑料盖门上不得放置任何物品；样品必须对称放置，并在开机前确保已拧紧螺母。

2. 使用前应检查转子是否有伤痕、腐蚀等现象，同时应对离心杯做裂纹、老化等方面的检查，发现有疑问立即停止使用，并与厂方联系；开机运转前请务必拧紧转头的压紧螺帽，以免高速旋转的转头飞出造成事故。

3. 按功能选择键，设置各项要求：温度、速度、时间、加速度及减速度，带电脑控制的机器还需按储存键，以便存储输入的各项信息。

4. 按启动键，离心机将执行上述参数进行运作，到预定时间自动关机。

5. 待离心机完全停止转动后打开机盖，取出离心样品，用柔软干净的布擦净转头和机腔内壁，待离心机腔内温度与室温平衡后方可盖上机盖。

6. 不得在机器运转过程中或转子未停稳的情况下打开盖门，以免发生事故。

【注意事项】

1. 机体应始终处于水平位置，外接电源系统的电压要匹配，并要求有良好的接地线。

2. 开机前应检查转头安装是否牢固，机腔有无异物掉入。

3. 样品应预先平衡，使用离心筒离心时离心筒与样品应同时平衡。

4. 挥发性或腐蚀性液体离心时，应使用带盖的离心管，并确保液体不外漏，以免腐蚀机腔或造成事故。

5. 擦拭离心机腔时动作要轻，以免损坏机腔内温度感应器。

6. 每次操作完毕应作好使用情况记录，并定期对机器各项性能进行检修。

7. 离心机一次运行最好不要超过 60 分钟。

8. 离心机必须可靠接地；机器不使用，请拔掉电源插头。

9. 离心过程中若发现异常现象，应立即关闭电源，报请有关技术人员检修。

四、电泳仪的使用

电泳仪通常的组成为电源、电泳槽、检测单元等。因为不同物质有不同的分子量和带有不同的电荷，所以它们在电场中运动速度也不一致，根据上述特征，能够定性或定量分析不同物质，或者对一定混合物进行组分分析，及单个组分的提取制备。

电泳一般分为自由界面电泳和区带电泳两大类，自由界面电泳不需支持物，如等电聚焦电泳、等速电泳、密度梯度电泳及显微电泳等，这类电泳目前已很少使用，而区带电泳则需用各种类型的物质作为支持物，常用的支持物有滤纸、醋酸纤维薄膜、非凝胶性支持物、凝胶电泳仪等。

分子生物学领域中最常用的是琼脂糖凝胶电泳，所谓电泳，是指带电粒子在电场中的运动，不同物质由于所带电荷及分子量的不同，其在电场中运动速度不同，根据这一特征，应用电泳法便可以对不同物质进行定性或定量分析，或将一定混合物进行组分分析或单个组分提取制备，这在临床检验或实验研究中具有极其重要的意义，电泳仪正是基于上述原理设计制造的。

【使用方法】

1. 首先用导线将电泳槽的两个电极与电泳仪的直流输出端连接，注意极性不要接反。

2. 电泳仪电源开关调至关的位置，电压旋钮转到最小，根据工作需要选择稳压稳流方式及电压电流范围。

3. 接通电源，缓缓旋转电压调节钮直到达到所需电压为止，设定电泳终止时间，此时电泳即开始进行。

4. 工作完毕后，应将各旋钮、开关旋至零位或关闭状态，并拔出电泳插头。

【注意事项】

1. 电泳仪通电进入工作状态后，禁止人体接触电极、电泳物及其他可能带电的部分，也不能到电泳槽内取放东西，如需要应先断电，以免触电。同时要求仪器必须有良好接地端，以防漏电。

2. 仪器通电后，不要临时增加或拔除输出导线插头，以防短路现象发生，虽然仪器内部附设有保险丝，但短路现象仍有可能导致仪器损坏。

3. 由于不同介质支持物的电阻值不同，电泳时所通过的电流量也不同，其泳动速度及泳至终点所需时间也不同，故不同介质支持物的电泳不要同时在同一电泳仪上进行。

4. 在总电流不超过仪器额定电流时（最大电流范围），可以多槽关联使用，但要注意不能超载，否则容易影响仪器寿命。

5. 某些特殊情况下需检查仪器电泳输入情况时，允许在稳压状态下空载开机，但在稳流状态下必须先接好负载再开机，否则电压表指针将大幅度跳动，容易造成不必要的人为机器损坏。

6. 使用过程中发现异常现象，如较大噪声、放电或异常气味，须立即切断电源，进行检修，以免发生意外事故。

五、分光光度计的使用

分光光度法则是通过测定被测物质在特定波长处或一定波长范围内光的吸收度，对该物质进行定性和定量分析。常用的波长范围为：① 200 ~ 400 nm 的紫外光区；② 400 ~ 760 nm 的可见光区；③ 2.5 ~ 25 μm（按波数计为 4000 cm < –1 > ~ 400 cm < –1 >）的红外光区。所用仪器为紫外分光光度计、可见光分光光度计（或比色计）、红外分光光度计或原子吸收分光光度计。为保证测量的精密度和准确度，所有仪器应按照国家计量检定规程定期进行校正检定。

【使用方法】

1. 接通电源，打开仪器开关，掀开样品室暗箱盖，预热 10 分钟。

2. 将灵敏度开关调至"1"档（若零点调节器调不到"0"时，需选用较高档）。

3. 根据所需波长转动波长选择钮。

4. 将空白液及测定液分别倒入比色杯 3/4 处，用擦镜纸擦清外壁，放入样品室内，使空白管对准光路。

5. 在暗箱盖开启状态下调节零点调节器，使读数盘指针指向 $t=0$ 处。

6. 盖上暗箱盖，调节"100"调节器，使空白管的 $t=100$，指针稳定后逐步拉出样品滑杆，分别读出测定管的光密度值，并记录。

7. 比色完毕，关上电源，取出比色皿洗净，样品室用软布或软纸擦净。

【注意事项】

1. 该仪器应放在干燥的房间内，使用时放置在坚固平稳的工作台上，室内照明不宜太强。热天时不能用电扇直接向仪器吹风，防止灯泡灯丝发亮不稳定。

2. 使用本仪器前，使用者应该首先了解本仪器的结构和工作原理，以及各个操纵旋钮的功能。在未接通电源之前，应该对仪器的安全性能进行检查，电源接线应连接牢固，通电要良好，各个调节旋钮的起始位置应该正确，然后再按电源开关。

3. 在仪器尚未接通电源时，电表指针必须处于"0"刻线上，若不是这种情况，则可以用电表上的校正螺丝进行调节。

六、酶标仪的使用

【构造及原理】

酶标比色仪（即酶标仪）是 ELISA 定量检测的主要仪器，其原理和分光光度计相似，均利用朗伯 - 比尔定律，当特定波长的光源通过有色溶液时，其强度会被溶液吸收，再通过"检光仪"测定出溶液的光密度值，通过计算阴性对照和阳性对照的光密度值，来判断结果。当光通过被检测物，前后的能量差异即是被检测物吸收掉的能量。在特定波长下，同一种被检物的浓度与被吸收的能量成定量关系，这是酶标仪定量检测的基础。酶标仪检测单位用 OD 值表示，OD 是 optical density（光密度）的缩写，表示被检测物吸收掉的光密度，OD=log（l/trans），其中 trans 为检测物的透光值。

酶标仪测定每一种物质都有其特定的波长，在此波长下，此物质能够吸收最多的光能量。如果选择其他的波长段，就会造成检测结果不准确。因此，在测定检测物时，选择特定的波长进行检测，称为测量波长。但是每一种物质对光能量还存在一定的非特异性吸收，为了消除这种非特异性吸收效应，再选取一个参照波长，以消除这个不准确性。在参照波长下，检测物光的吸收最小。检测波长和参照波长的光密度之差可以消除非特异性吸收。

全自动酶标仪的所有操作都是自动化的和可编程的，如可自动阅读标本条形码、稀释样本、试剂分类、孵化（从室温到 45 ℃，在两个独立的孵育器里，可持续摇动或者不持续摇动）、洗涤、读数等，可帮助使用者同时完成多项数据分析和打印输出。

【使用方法】

全自动酶标仪的所有操作都是自动化的和可编程的，如可自动阅读标本条形码、稀释样本、试剂分类、孵化（从室温到 45 ℃，在两个独立的孵育器里，可持续摇动或者不持续摇动）、洗涤、读数等，可帮助使用者同时完成多项数据分析和打印输出。

1. 实验室的湿度在 65% 以下，保持环境清洁。

2. 定期清洁仪器外壳以保持良好的外观，特别重要的是保持酶标板架滑道的清洁干燥以防止堵塞。用温度适中的中性洗涤液浸湿柔软的布后即可擦拭。如果仪器表面有生物危险物质污染，请用中性消毒液清洁。

3. 开机。预热 20 min，使仪器达到稳定状态。

4. 严格按照试剂盒的说明书操作，反应时间准确。

5. 放板要注意酶标板摆放位置正确和平整，避免出现卡板。如果出现卡板，第一时间切断电源，停止操作。按照使用说明书操作，仍无法排除故障，联系厂家技术人员进行故障分析和处理。

6. 小心操作，避免将试液洒漏在仪器上。一旦有试剂或血清溅落在酶标仪上，应立即清理干净。

7. 实验完成后，务必取出孔板。如不关机，勿将抽屉留在仪器外面，灰尘会导致读数不准。

8. 在常规消毒时，不能使用甲醛，因为即使微量的甲醛也会对微孔 ELISA 测试中使用的酶产生不良影响，最终导致不正确的实验结果。

9. 不建议频繁开关机，影响仪器及光源——卤素灯寿命。

【临床应用】

全自动酶标仪被广泛应用在临床检验、生物学研究、农业科学、食品和环境科学中。特别在近几年中，由于大量的酶联免疫检测试剂盒的应用，酶标仪在生殖保健领域中应用越来越广泛，同时促进了生殖健康技术水平的提高。

（梁立春）

免疫学实验试剂的配制

高等学校实验室危险化学品安全管理工作的通知（摘录）

1. 进一步严格管理实验室危险化学品。健全实验室危险化学品管理制度，制定并完善实验室危险化学品保管、使用、处置等各个环节的规章制度。严格分库、分类存放，严禁混放、混装，做到规范操作、相互监督。要建立购置管理的规范，对使用情况和存量情况进行检查监督，使各类危险化学品在整个使用周期中处于受控状态，建立从请购、领用、使用、回收、销毁的全过程的记录和控制制度，确保物品台账与使用登记账、库存物资之间的账账相符、账实相符。

2. 进一步明确实验室危险化学品的安全管理责任。危险化学品管理必须做到"四无一保"，即无被盗、无事故、无丢失、无违章、保安全。对于危险化学品中的毒害品，要参照对剧毒化学品的管理要求，落实"五双"即"双人保管、双人领取、双人使用、双把锁、双本账"的管理制度。将实验室危险化学品安全管理纳入工作业绩考核，确保实验室安全责任层层落实到位。

3. 进一步加大对废弃实验室处理的审批、监管力度。对于搬迁或废弃的实验室，要彻底清查废弃实验室存在的易燃易爆等危险品，严格按照国家相关要求及时处理，消除各种安全隐患。

常用医学免疫学试剂的配制

一、酸碱溶液的配制

名称	相对分子质量	密度（g/cm³ 20 ℃）	浓度		配制 1 mol/L 溶液的加入量（ml/L）
			%（质量分数）	mol/L	
冰乙酸	60.05	1.05	99.5	17.4	57.5

名称	相对分子质量	密度（g/cm³20℃）	浓度		配制 1 mol/L 溶液的加入量（ml/L）
			%（质量分数）	mol/L	
乙酸	60.05	1.045	36	6.27	159.5
甲酸	46.03	1.22	90	23.6	42.4
		（1.20）	（90）	（23.4）	（42.7）
			98	25.9	38.5
盐酸	36.46	1.18	36	11.6	85.9
硝酸	63.02	1.42	71	15.99	62.5
		1.40	67	14.9	67.1
		1.37	61	13.3	75.2
磷酸	98.00	1.7	85	14.7	67.8
硫酸	98.07	1.84	96	18.3	54.5
高氯酸（$HClO_4$）	100.46	1.67	70	11.65	85.8
		1.54	60	9.2	108.7
丁酸	88.09	0.96	95	10.3	96.6
乳酸	90.08	1.20	85	11.3	88.3
氢碘酸	127.91	1.70	57	7.6	132.0
氢溴酸	80.91	1.50	48	8.9	112.4
氢氟酸	20.01	1.17	55	32.1	31.1
氨水	17.03	0.91	25	13.3	75.1
		0.898	28	14.8	67.6
		0.88	35	18.1	55.2

二、缓冲液的配制

1. 标准缓冲液的配制（用于校正 pH 计的标准缓冲液）

	酒石酸盐	邻苯二甲酸盐	中性磷酸盐	硼酸盐
缓冲物	$KHC_4H_4O_6$	$KHC_8H_4O_4$	KH_2PO_4（a） Na_2HPO_4（b）	$Na_2B_4O_7 \cdot 10H_2O$
g/L 溶液（25℃）	25℃饱和	10.12	a：3.39 b：3.53	3.80
mol/L	0.034	0.04958	0.02490*	0.009971
密度（g/L）	1.0036	1.0017	1.0028	0.9996
pH（25℃）	3.557	4.008	6.865	9.180

续表

	酒石酸盐	邻苯二甲酸盐	中性磷酸盐	硼酸盐
稀释值 Δ pH1/2	+0.049	+0.052	+0.080	+0.01
缓冲容量 β	0.027	0.016	0.029	0.020
温度系数 Δt℃	-0.0014	+0.0012	-0.0028	-0.0082

*：a、b 均为此浓度。

2. 0.2 mol/L 醋酸缓冲液的配制

pH (18 ℃)	0.2 mol/L NaAc (ml)	0.2 mol/L HAc (ml)	pH (18 ℃)	0.2 mol/L NaAc (ml)	0.2 mol/L HAc (ml)
3.6	7.5	92.5	4.8	59.0	41.0
3.8	12.0	88.0	5.0	70.0	30.0
4.0	18.0	82.0	5.2	79.0	21.0
4.2	26.5	73.5	5.4	86.0	14.0
4.4	37.0	63.0	5.6	91.0	9.0
4.6	49.0	51.0	5.8	94.0	6.0

注：NaAc·3H$_2$O 相对分子质量为 136.09；0.2 mol/L 溶液含 27.22 g/L。

3. Na$_2$HPO$_4$- 柠檬酸缓冲液的配制

pH	Na$_2$HPO$_4$ 0.2 mol/L (ml)	柠檬酸 0.1 mol/L (ml)	pH	Na$_2$HPO$_4$ 0.2 mol/L (ml)	柠檬酸 0.1 mol/L (ml)
2.2	4.0	196.0	5.2	107.2	92.8
2.4	12.4	187.6	5.4	111.5	88.5
2.6	21.8	178.2	5.6	116.0	84.0
2.8	31.7	168.3	5.8	120.9	79.1
3.0	41.1	158.9	6.0	126.3	73.7
3.2	49.4	150.6	6.2	132.2	67.8
3.4	57.0	143.0	6.4	138.5	61.5
3.6	64.4	135.6	6.6	145.5	54.5
3.8	71.0	129.0	6.8	154.5	45.5
4.0	77.1	122.9	7.0	164.7	35.3
4.2	82.8	117.2	7.2	173.9	26.1
4.4	88.2	111.8	7.4	181.7	18.3
4.6	93.5	106.5	7.6	187.3	12.7
4.8	98.6	101.4	7.8	191.5	8.5
5.0	103.0	97.0	8.0	194.5	5.5

注：Na$_2$HPO$_4$·2H$_2$O 相对分子质量为 178.05；0.2 mol/L 溶液含 35.61 g/L
柠檬酸·H$_2$O 相对分子质量为 210.14；0.1 mol/L 溶液含 21.01 g/L

4. 1/15 mol/L 磷酸缓冲液配制

pH	Na_2HPO_4 1/15 mol/L（ml）	KH_2PO_4 1/15 mol/L（ml）	pH	Na_2HPO_4 1/15 mol/L（ml）	KH_2PO_4 1/15 mol/L（ml）
5.2	1.8	98.2	6.9	55.2	44.8
5.3	2.6	97.4	7.0	61.1	38.9
5.4	3.6	96.4	7.1	66.6	33.4
5.5	4.2	95.8	7.2	72.0	28.0
5.6	5.2	94.8	7.3	76.8	23.2
5.7	6.7	93.3	7.4	80.8	19.2
5.8	8.4	91.6	7.5	84.1	15.9
5.9	10.0	90.0	7.6	87.0	13.0
6.0	12.3	87.7	7.7	89.4	10.6
6.1	16.0	84.0	7.8	91.5	8.5
6.2	19.1	80.9	7.9	93.1	6.9
6.3	22.6	77.4	8.0	94.4	5.6
6.4	27.0	73.0	8.1	95.7	4.3
6.5	31.8	68.2	8.2	96.8	3.2
6.6	37.0	63.0	8.3	97.5	2.5
6.7	43.4	56.6	8.4	98.0	2.0
6.8	49.2	50.8			

5. 0.1 mol/L 磷酸缓冲液的配制

pH	NaH_2PO_4 0.1 mol/L（ml）	Na_2HPO_4 0.1 mol/L（ml）	pH	NaH_2PO_4 0.1 mol/L（ml）	Na_2HPO_4 0.1 mol/L（ml）
5.7	93.5	6.5	6.9	45.0	55.0
5.8	92.0	8.0	7.0	39.0	61.0
5.9	90.0	10.0	7.1	33.0	67.0
6.0	87.7	12.3	7.2	28.0	72.0
6.1	85.0	15.0	7.3	23.0	77.0
6.2	81.5	18.5	7.4	19.0	81.0
6.3	77.5	22.5	7.5	16.0	84.0
6.4	73.5	26.5	7.6	13.0	87.0
6.5	68.5	31.5	7.7	10.5	89.5
6.6	62.5	37.5	7.8	8.5	91.5
6.7	56.5	43.5	7.9	7.0	93.0
6.8	51.0	49.0	8.0	5.3	94.7

6. 0.1 mol/L 巴比妥钠 -HCl 缓冲液的配制

pH	巴比妥钠 0.1 mol/L（ml）	HCl 0.1 mol/L（ml）	pH	巴比妥钠 0.1 mol/L（ml）	HCl 0.1 mol/L（ml）
6.8	52.2	47.8	8.4	82.3	17.7
7.0	53.6	46.4	8.6	87.1	12.9
7.2	55.4	44.6	8.8	90.8	9.2
7.4	58.1	41.9	9.0	93.6	6.4
7.6	61.5	38.5	9.2	95.2	4.8
7.8	66.2	33.8	9.4	97.4	2.6
8.0	71.6	28.4	9.6	98.5	1.5
8.2	76.9	23.1			

注：巴比妥钠相对分子质量为 206.2；0.1 mol/L 溶液含 20.62 g/L。

7. 0.1 mol/L 碳酸盐缓冲液的配制（Ca^{2+}、Mg^{2+} 存在时不得使用）

pH 20 ℃	pH 37 ℃	Na_2CO_3 0.1 mol/L（ml）	$NaHCO_3$ 0.1 mol/L（ml）	pH 20 ℃	pH 37 ℃	Na_2CO_3 0.1 mol/L（ml）	$NaHCO_3$ 0.1 mol/L（ml）
9.16	8.77	10	90	10.14	9.90	60	40
9.40	9.12	20	80	10.28	10.08	70	30
9.51	9.40	30	70	10.53	10.28	80	20
9.78	9.50	40	60	10.83	10.57	90	10
9.90	9.72	50	50				

注：$NaCO_3 \cdot 10H_2O$ 相对分子质量为 286.2；0.1 mol/L 溶液含 28.62 g/L。
  $NaHCO_3$ 相对分子质量为 84.0；0.1 mol/L 溶液含 8.40 g/L。

三、其他试剂溶液的配制

1. 阿氏（Alsever）血液保存液

葡萄糖	2.05 g
柠檬酸钠 · $5H_2O$	0.80 g
柠檬酸 · H_2O	0.55 g
NaCl	0.42 g

加蒸馏水至 100 ml，溶解后过滤，分装，115 ℃灭菌 10 min，4 ℃保存。血液与阿氏液混合比例为 1∶1 ～ 1∶2。

2. HBSS

A 液： NaCl	80 g
KCl	4 g
$CaCl_2$	1.4 g

	$MgSO_4 \cdot 7H_2O$	2 g
	双蒸水	约 450 ml
B 液：	$Na_2HPO_4 \cdot 12H_2O$	1.52 g
	KH_2PO_4	0.6 g
	葡萄糖	10 g
	双蒸水	约 450 ml
C 液：	1% 酚红溶液	16 ml

将 B 液缓慢加入 A 液中，边加边搅匀。然后加入 C 液，补足双蒸水至 1000 ml。此为 10 倍浓缩的 HBSS 母液。加入氯仿 2 ml 防腐，置 4 ℃备用。

应用液的制备：母液 1 份加双蒸水 9 份，混匀，分装，115 ℃灭菌 10 min。置室温或 4 ℃保存。临用前用 $NaHCO_3$ 调 pH 至 7.2 ~ 7.4。

注意所用试剂要纯；试剂要按配方顺序逐个溶解后再依次加入，以免起化学反应产生沉淀；高压灭菌不要超过 115 ℃。

3. 无 Ca^{2+}、Mg^{2+} HBSS

NaCl	8 g
KCl	0.4 g
$Na_2HPO_4 \cdot 12H_2O$	0.152 g
KH_2PO_4	0.06 g
$NaHCO_3$	0.175 g
葡萄糖	1 g

加蒸馏水 1000 ml。溶解后 115 ℃灭菌 10 min，置室温或 4 ℃保存备用。

4. 1% 酚红

取 1 g 酚红置于乳钵中，加入少量 1 mol/L NaOH 溶液研磨，将溶解溶液移至 100 ml 容量瓶中。分批加入 1 mol/L NaOH 研磨，直至酚红溶解，所得染液都移入容量瓶中，NaOH 的用量不能超过 7 ml。加双蒸水至 100 ml，过滤，置室温或 4 ℃保存。

5. 碳酸氢钠液

调 pH 值常用浓度有 7.5%、5.6%、3.7% 三种。用双蒸水（或去离子水）配制，无菌过滤除菌，小量分装。或 110 ℃灭菌 10 min，分装，置 4 ℃保存。

6. 肝素抗凝剂

取肝素用 HBSS（或溶剂）稀释至终浓度为 250 U/ml，112 ℃灭菌 15 min（或 115 ℃ 10 min）后分装，–20 ℃保存。用时按每毫升血液加 0.1 ~ 0.2 ml 肝素抗凝。或按实验要求浓度配制、使用。

7. 吉姆萨（Giemsa）染液

吉姆萨染料	0.8 g
甘油	50 ml
甲醇	50 ml

将 0.8 g 染料加到 50 ml 甘油中，混匀，置 60 ℃ 2 h，不时搅拌。取出凉至与室温相同时加入甲醇 50 ml，用磁力搅拌过夜。用滤纸过滤，滤液即为原液。应用时用 PBS（1/15 mol/L，pH 6.4 ~ 6.8）或蒸馏水稀释 10 倍。

8. 瑞特（Wright）染液

瑞特染料	1.8 g
纯甲醇	600 ml

将 1.8 g 染料置于乳体中，加入少量纯甲醇研磨，将溶解的染液移至洁净的棕色玻璃瓶中。分批加入甲醇研磨，直到染料全部溶解。配制的染液置室温 1 周后即可使用。新鲜配制的染液偏碱，放置后可显酸性。染液储存越久，染色越好。要密封保存，以免吸收水分影响染色效果。也可加入 30 ml 中性甘油，染色效果更好。

9. 瑞特 - 吉姆萨染液

取瑞特染液 5 ml，吉姆萨原液 1 ml，加蒸馏水或 PBS（pH 6.40 ~ 6.98）6 ml。如沉淀生成须重新配制。或按以下方法配制：

瑞氏染料	0.3 g
吉姆萨染料	0.03 g
甲醇	100 ml

配制方法同瑞特染液。

10. 0.5% 台盼蓝（trypan blue）

台盼蓝	1.0 g
双蒸水	100 ml

将台盼蓝加入双蒸水中充分溶解（配制方法同瑞氏染液），过滤去沉淀，置 4 ℃ 或室温保存。临用时用 18 g/L NaCl 盐水 1∶1 稀释后即可应用。

11. 0.2% 伊红 Y（eosin Y）

伊红 Y	0.4 g
双蒸水	100 ml

配制方法及使用同 0.5% 台盼蓝。

12. 0.1% 中性红（neutral red）

中性红	1 g
双蒸水	100 ml

配制方法同 0.5% 台盼蓝。临用前用 HBSS 稀释 10 倍即可用于染色。

13. PRMI-1640 培养液

（1）RPMI-1640：20.8 g、三蒸水：1800 ml

（2）1 mol/L HEPES 缓冲液

HEPES	11.915 g
三蒸水	50 ml

注：HEPES，N-2-hydroxyethylpiperagine-N′-2-ethanesulfonic acid 为 N-2- 羟乙基哌嗪 -N′-

2- 乙磺酸，相对分子质量 238.2。

（3）将（1）和（2）分别溶解后混合在一起，补充三蒸水至 1920 ml。混合后用 0.22 μm 或更小孔径的微孔滤膜过滤除菌。分装 100 ml/瓶，4 ℃保存。

14. 200 mmol/L L- 谷氨酰胺溶液

L- 谷氨酰胺	2.922 g
三蒸水	100 ml

溶解后过滤除菌，分装 10 ml/瓶，–20 ℃保存。

15. 抗生素配制（1 万单位 /ml）

青霉素	100 万 U
链霉素	100 万 μg
无菌三蒸水	100 ml

溶解后无菌操作分装 1 ml/瓶，–20 ℃保存。

16. 两性霉素 B 配制（25 μg/ml）

两性霉素 B	2.5 mg
三蒸水	100 ml

过滤除菌，分装 1 ml/瓶，–20 ℃保存。

17. RPMI-1640 完全培养液

RPMI-1640 培养液	100 ml
L- 谷氨酰胺（200 mmol/L）	1 ml
抗生素（青、链霉素）	1 ml
两性霉素 B（25 μg/L）	1 ml
7.5% $NaHCO_3$	2.8 ml
灭活小牛血清	15 ml

混匀后即可使用。

18. 无血清 RPMI-1640 培养液

RPMI-1640 培养液	100 ml
L- 谷氨酰胺（200 mmol/L）	1 ml
抗生素（青、链霉素）	1 ml
7.5% $NaHCO_3$	2.8 ml

混匀后即可使用。

19. TC 199 培养液

TC 199 培养基	9.9 g
三蒸水	1000 ml

加温溶解，加入 $NaHCO_3$ 1.0 g，使 pH 调至 7.2，过滤除菌，分装，4 ℃保存。

20. Eagle's MEM（minium essential medium）培养液

（1）将 MEM（标准包装）干粉倒入 500 ml 三蒸水（温度为 18 ~ 20 ℃）中，用另外 500 ml 三蒸水冲洗 EME 包装内剩余的粉末。将二者合并,搅拌至完全溶解呈透明状。

(2)每升 MEM 加入 2.2 g $NaHCO_3$(或 7.5% $NaHCO_3$ 溶液 29.3 ml)。同时,也可加入补充物如抗生素、HEPES 等。

(3)用 1 mol/L NaOH 或 1 mol/L HCl 调 pH 值,pH 可比需要值高出 0.1。

(4)过滤除菌,分装,置 4 ℃保存。

21. pH 7.4 巴比妥缓冲液(BBS)

NaCl	85 g
巴比妥	5.75 g
巴比妥钠	3.75 g
$MgCl_2$	1.017 g
$CaCl_2$	0.166 g

逐一加入热蒸馏水中溶解,冷却后加蒸馏水至 2000 ml,制成贮存液,4 ℃保存。应用时,取 1 份贮存液加 4 份蒸馏水稀释配制成应用液,当日使用。

22. 淋巴细胞分离液(密度 1.077 ± 0.001)

(1)用双蒸水将 400 g/L 葡聚糖(Ficoll,相对分子质量 40 万)溶液或干粉配成 60 g/L 溶液,其密度为 1.020。

(2)用生理盐水将 600 g/L 或 750 g/L 泛影葡胺(Hypaque)配成 340 g/L 溶液,其比重为 1.200。

(3)取 2 份 60 g/L 葡聚糖与 1 份 340 g/L 泛影葡胺混合,pH 应为 7.2 ~ 7.4;一般偏酸,可用 $NaHCO_3$ 调节。

(4)用波美比重计测密度应为 1.077 ± 0.001,如超出 1.078,用 60 g/L 葡聚糖溶液调节,如低于 1.076,用 340 g/L 泛影葡胺溶液调节。

(5)过滤除菌,或 112 ℃灭菌 15 min。置 4 ℃保存备用,一般可保存 3 个月。

四、洗液的配制

重铬酸钾与硫酸组成的洗液氧化力强,是实验室最常用的强氧化洗液。洗液的配方较多,可自行选择。配合比例中硫酸含量高的洗涤效果好。

重铬酸钾(g)	自来水(ml)	浓硫酸(ml)	氧化去污能力
63	50	1000	高强度
60	300	460	中强度
80	1000	100	低强度

重铬酸钾与浓硫酸均用工业用品。将重铬酸钾放于热水中溶化,完全溶解后边搅拌边缓慢加入硫酸,容器应用耐酸的塑料、玻璃或陶制品。配制好的洗液呈深橙红色,经长期使用后若变绿,表明已失效。由于洗液有腐蚀性,操作时要特别注意防护。

五、免疫组织化学技术常用试剂的配制

1. 缓冲液

（1）0.01 mol/L PBS（pH 7.2）

NaCl	8 g
Na_2HPO_4	1.15 g
KH_2PO_4	0.2 g（NaH_2PO_4）

加双蒸水至 1000 ml

（2）0.05 mol/L TBS（pH 7.4）液

Tris（三羟甲基胺基甲烷）	12.1 g
NaCl	17.5 g

加双蒸水至 1500 ml，在搅拌下加浓盐酸至 pH 7.4，再加双蒸水至 2000 ml。

（3）0.02 mol/L TBS（pH 8.2）液

Tris	4.84 g
NaCl	17.5 g
BSA	2.0 g
NaN_3	1.0 g

加双蒸水至 1500 ml，在搅拌下加浓盐酸至 pH 8.2，再加双蒸水至 2000 ml。

（BSA—牛血清白蛋白；NaN_3—叠氮钠，为防腐剂）。

（4）0.05 mol/L TB 液（pH 7.6）

先配制 0.05 mol/L TB 液

Tris	60.75 g
1 mol/L HCl	约 420 ml
双蒸水	至 1000 ml

配制方法：先以少量双蒸水（300 ml）溶解 Tris，加入 HCl 后，再用 1 mol/L HCl 或 1 mol/L NaOH 将 pH 值调至 7.6，再加双蒸水至 1000 ml。用时将 0.5 mol/L TB 稀释 10 倍，即为 0.05 mol/L TB 液（pH 7.6）液。

（5）0.05 mol/L 乙酸缓冲液（pH 3.5）

先配制 0.1 mol/L 的醋酸和乙酸钠溶液

0.1 mol/L 乙酸液：	冰乙酸	5.75 ml
	双蒸水	加至 1000 ml
0.1 mol/L 乙酸钠液：	乙酸钠	13.61 g
	双蒸水	1000 ml

再配制 0.1 mol/L 醋酸缓冲液：

0.1 mol/L 乙酸	210 ml
0.1 mol/L 乙酸钠	790 ml

混合即可。用时将 0.1 M 的醋酸缓冲液稀释 5 倍,即为 0.05 M 醋酸缓冲液(pH 5.2)。

(6)柠檬酸缓冲液

① pH 3.5

柠檬酸	2.55 g
柠檬酸钠	2.35 g
双蒸水	加至 100 ml

② pH 6.0

21.01 g 柠檬酸加入蒸馏水 1000 ml	0.1 mol/L 柠檬酸
29.41 g 柠檬酸钠加入蒸馏水 1000 ml	0.1 mol/L 柠檬酸钠

使用时取 0.1 M 柠檬酸 9 ml 和 0.1 M 柠檬酸钠 41 ml,再加入蒸馏水 450 ml,即配成 0.01 M 的柠檬酸缓冲液(pH 6.0 ± 0.1)。用于微波修复抗原时。

2. 显色液

(1)DAB(diaminobenzidine)显色液

DAB(3.3—二氨基联苯胺四盐酸盐)	50 mg
0.05 M TB(或 0.01MPBS)	100 ml
30% H_2O_2	30 ~ 40 μl

配制方法:先以少量 0.05MTB(或 0.01MPBS)溶解 DAB,充分溶解后加入剩余的 TB 或 PBS,摇匀后(避光)过滤,显色前加入 30% H_2O_2,宁少勿多,便于掌握反应过程。阳性为棕黄色颗粒。

DAB 有致癌作用,操作时应格外小心,避免直接与皮肤接触,用后的器皿应充分冲洗,用后的 DAB 液不应冲入下水道,应集中深埋或清洁液处理后弃之。

(2)AEC(3-amino-9-ethylcarbozloe)显色液

AEC(3- 氨基 - 9- 乙基卡巴唑)	20 mg
二甲酰胺(DMF)	2.5 ml
0.05 mol/L 乙酸缓冲液(pH 5.5)	50 ml
30% H_2O_2	25 μl

配制方法:先将 AEC 溶于 DMF 中,再加入醋酸缓冲液充分混匀。临显色前加入30% H_2O_2 液。镜下控制显色时间。阳性为深红色颗粒。

(3)4- 氯 -1 萘酚(4-Cl-1-NapHthol)显色液

4- 氯 -1 萘酚	100 mg
无水乙醇	10 ml
0.05 mol/L TB(pH 7.6)	190 ml
30% H_2O_2	10 μl

配制方法:先将 4- 氯 -1 萘酚溶于无水乙醇中,然后再加入 TB 190 ml,用前加入30% H_2O_2,显色时间 5 ~ 20 min。阳性结果为蓝或深蓝色。

（4）α-萘酚显色液 1

α-萘酚 AS-BI 磷酸盐	1 mg
坚固红 TR 盐	2 mg
底物缓冲液	2 ml
二甲基甲酰胺（DMF）	40 μl

配制方法：先将 α-萘酚 AS-BI 磷酸盐溶于 40 μl DMF 中，再加入底物缓冲液 2 l，临用前 10 min 加坚固红 TR 盐。

底物缓冲液（pH 8.2～8.3）

0.2 mol/L Tris	50 ml
0.1 mol/L HCl	40 ml
$MgCl_2 \cdot 6H_2O$	20.3 mg
左旋咪唑	20.4 mg
双蒸水	加至 100 ml

结果为玫瑰红色，若在底物显色液中用坚固蓝 BB 盐代替坚固红 TR 盐，终产物为深蓝色。

（5）α-萘酚显色液 2

α-萘酚 AS-BI 磷酸盐	5 mg
DMF	0.05 ml
丙二醇缓冲液（0.05 mol/L，pH 9.8）	5 ml
坚牢蓝 BB	2 mg

配制方法：先将 α-萘酚溶于 DMF 中，然后加入丙二醇缓冲液，临用前加入坚牢蓝 BB，溶解过滤后使用。

丙二醇缓冲液（储备液）2 mol/L：

2-氨基-2-甲基-1.3 丙二醇	35.64 g
6 mol/L HCl	32 ml
0.005 mol/L $MgCl_2$	4 ml
左旋咪唑	480 mg
双蒸水	加至 200 ml

用盐酸或 NaOH 调 pH 至 9.8。取上述储备液 1 ml 用双蒸水稀释至 40 ml 备用。

阳性结果为蓝色颗粒。

（6）α-萘酚显色液 3

α-萘酚	15 mg
DMF	0.5 ml
坚固蓝 BB 盐	30 mg
0.05 M Tris-HCl（pH 9.1）	50 ml
左旋咪唑	12 mg

配制方法：先将 α- 萘酚溶于 DMF 中，加入坚固蓝，再加入 Tris-HCl 缓冲液，最后加入左旋咪唑，完全溶解过滤后立即使用。显色为 37 ℃，15～30 min，用 0.1% 中性红复染 30 s～1 min 自来水冲洗，丙酮分化 5 s，流水冲洗。

阳性结果为蓝色，细胞核为红色或紫色。

（7）银显色液

硝酸银显色液：1）2% 明胶（或 25% 阿拉伯胶水溶液）　　60 ml
　　　　　　　2）柠檬酸缓冲液（pH 3.5）　　　　　　　10 ml
　　　　　　　3）对苯二酚　　　　　　　　　　1.7 g　　加双蒸水至 10 ml
　　　　　　　4）硝酸银　　　　　　　　　　　50 mg　　加双蒸水至 2 ml

1）～3）液用前依次混合，最后加入 4）液，注意避光。

乳酸银显色液：1）20% 阿拉伯胶　　　　　　　60 ml
　　　　　　　2）柠檬酸缓冲液（pH 3.5）　　10 ml
　　　　　　　3）对苯二酚　　　　　　　　　0.85 g/15 ml
　　　　　　　4）乳酸银　　　　　　　　　　110 mg/15 ml

以上 1）～3）液用前依次混合，最后加入 4）液，注意避光。

上述两种显色液的 25% 阿拉伯胶可用双蒸水代替，但此时反应明显加快，要在镜下密切观察。

醋酸银显色液：1）硝酸银　　　　　　　　　100 mg/50 ml 双蒸水
　　　　　　　2）10% 明胶　　　　　　　　10 ml
　　　　　　　3）柠檬酸缓冲液（pH 3.5）　　1.7 g　　加双蒸水至 10 ml
　　　　　　　4）对苯二酚　　　　　　　　　600 mg

配制方法：将对苯二酚溶于③液，然后将②③液混合过滤，再加入①液。

六、ELISA 试剂

1. 包被液：pH 9.6，0.05 mol/L 碳酸盐缓冲液。

Na_2CO_3	2.9 g
$NaHCO_3$	2.9 g
NaN_3	0.2 g　加双蒸水至 1000 ml

2. 标本稀释液：PBS Tween-20（此溶液用于稀释血清标本）

NaCl	8 g
KH_2PO_4	0.2 g
$Na_2HPO_4 \cdot 12H_2O$	2.9 g
KCl	0.2 g
Tween-20	0.5 ml
加双蒸水	至 1000 ml

调 pH 7.4，置 4 ℃冰箱保存，用前根据需要按终浓度 10% 加入正常人血清 / 小牛血清。

3. 洗涤液：0.02 mol/L pH 7.4 Tris-HCl-Tween-20

Tris	2.42 g
1 mol/L HCl	13.0 ml
Tween-20	0.5 ml
加双蒸水	至 1000 ml

4. 底物稀释液：

柠檬酸（19.2 g/L）	48.6 ml
$Na_2HPO_4 \cdot 12H_2O$（71.7 g/L）	51.4 ml

5. 邻苯二胺底物溶液（临用配制，信者于棕色瓶中）

邻苯二胺	40 mg
底物稀释液	100 ml
30% H_2O_2	0.15 ml

（徐秀芳）

参考文献

［1］曹雪涛.医学免疫学.7版.北京：人民卫生出版社，2018.

［2］安云庆，姚智，李殿俊.医学免疫学.北京：北京大学医学出版社，2019.

［3］曹雪涛.免疫学技术及其应用.北京：科学出版社，2021.

［4］柳忠辉，吴雄文.医学免疫学实验技术.3版.北京：人民卫生出版社，2020.

［5］邬于川.医学基础实验教程—病原生物学与免疫学实验分册.北京：人民卫生出版社，2013.

［6］王智彪，李刚.医学仪器原理与应用.北京：人民卫生出版社，2020.

［7］宋文刚，李雅林，徐英萍.医学免疫学实验.北京：科学出版社，2014.

［8］盛静浩，史明.现代分子生物学导论.杭州：浙江大学出版社，2020.

［9］曾常茜，张庆镐.医学免疫学实验.北京：科学出版社，2021.

［10］钟禹霖.免疫学检验技术.北京：人民卫生出版社，2016.

［11］高虹，邓巍.动物实验操作技术手册.北京：科学出版社，2022.

［12］沈关心，周汝麟.现代免疫学实验技术.武汉：湖北科学技术出版社，2002.

［13］李会强，曾常茜，王辉.标记免疫诊断试剂制备技术.北京：科学出版社，2020.

［14］王智彪，李刚.医学仪器原理与应用.北京：人民卫生出版社，2020.